融合型·新形态教材
复旦学前云平台 fudanxueqian.com

婴幼儿托育·早期教育系列教材

U0731054

婴幼儿健康管理

主　　编　付奎亮

副 主 编　李欢欢　孙云霞

编　　委　孙云霞　付奎亮　郭淑伟

　　　　　朱箐竹　耿　秀　李欢欢

编写单位　南京城市职业学院　神木职业技术学院　山东劳动职业技术学院

　　　　　徽商职业学院　聊城大学

复旦大學 出版社

内容简介

本书立足于高职高专教学需求，遵循健康管理实务基本流程，内容涵盖国家基本公共卫生服务项目中新生儿与婴幼儿健康管理基本内容，涉及家庭、托育机构、社区三大场景。主要内容包括婴幼儿健康信息采集与管理，风险评估与分析，家庭、托育机构、社区婴幼儿康管理，智慧化健康管理以及婴幼儿健康管理实训。本书特色：一是体现课程思政内容，二是对标行业要求，三是覆盖典型工作场景，四是体现职业教育特色，五是突出智慧健康管理。

本书配套资源丰富，含有课件、习题答案、教案等，可登录复旦学前云平台（www.fudanxueqian.com）查看、获取。课件、教案仅限教师使用。每一个模块后配有在线测试题，学习者可以及时检验自己的学习情况。

本书可以作为婴幼儿托育相关专业的核心课程教材，也可以作为学前教育专业、早期教育专业、幼儿保育专业师生的教材使用，还可作为从事幼儿生活保建的托幼机构园长、保健人员以及教师的参考书。

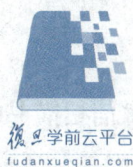

复旦学前云平台
数字化教学支持说明

　　为提高教学服务水平，促进课程立体化建设，复旦大学出版社学前教育分社建设了"复旦学前云平台"，为师生提供丰富的课程配套资源，可通过"电脑端"和"手机端"查看、获取。

【电脑端】

　　电脑端资源包括 PPT 课件、电子教案、习题答案、课程大纲、音频、视频等内容。可登录"复旦学前云平台"www.fudanxueqian.com 浏览、下载。

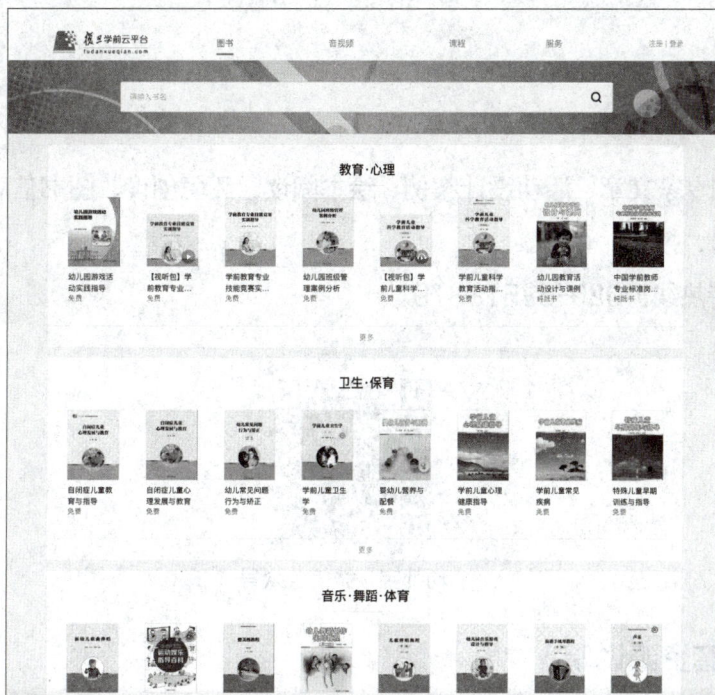

Step 1　登录网站"复旦学前云平台"www.fudanxueqian.com，点击右上角"登录 / 注册"，使用手机号注册。

Step 2　在"搜索"栏输入相关书名，找到该书，点击进入。

Step 3　点击【配套资源】中的"下载"（首次使用需输入教师信息），即可下载。音频、视频内容可通过搜索该书【视听包】在线浏览。

【手机端】

PPT 课件、音视频、阅读材料：用微信扫描书中二维码即可浏览。

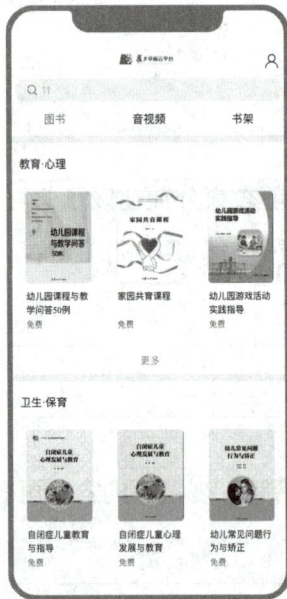

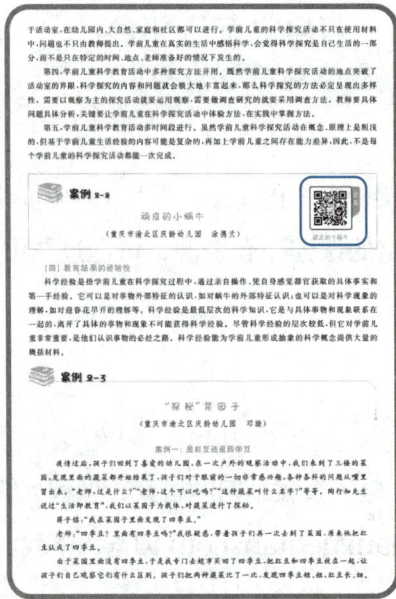

扫码浏览

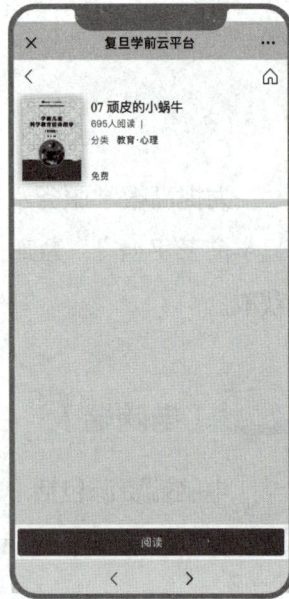

【更多相关资源】

更多资源，如专家文章、活动设计案例、绘本阅读、环境创设、图书信息等，可关注"幼师宝"微信公众号，搜索、查阅。

平台技术支持热线：029-68518879。

"幼师宝"微信公众号

【本书配套资源说明】

1. 刮开书后封底二维码的遮盖涂层。

2. 使用手机微信扫描二维码，根据提示注册登录后，完成本书配套在线资源激活。

3. 本书配套的资源可以在手机端使用，也可以在电脑端用刮码激活时绑定的手机号登录使用。

4. 如您的身份是教师，需要对学生使用本书的配套资料情况进行后台数据查看、监督学生学习情况，我们提供配套教师端服务，有需要的老师请登录复旦学前云平台官方网址：www.fudanxueqian.com，进入"教师监控端申请入口"提交相关资料后申请开通。

前 言

党的二十大报告提出,要"优化人口发展战略,建立生育支持政策体系,降低生育、养育、教育成本"。婴幼儿安全健康成长是所有家长的希望,也是国家发展的要求。国家卫生健康委员会《托育机构保育指导大纲(试行)》指出,最大限度地保护婴幼儿的安全和健康,是婴幼儿托育服务与管理应遵循的基本原则之一。《婴幼儿健康管理》是婴幼儿托育服务与管理专业核心课程的配套教材,旨在使学习者掌握婴幼儿健康管理的基本知识和基本技能,可以作为婴幼儿托育相关专业、学前教育专业、早期教育专业师生的教学用书,也可供托育服务行业从业人员继续教育和培训使用,并为家庭婴幼儿照护者提供指导。

本教材遵循健康管理实务基础流程,内容涵盖国家基本公共卫生服务项目中新生儿与婴幼儿健康管理基本内容,涉及家庭、托育机构、社区三大场景。《婴幼儿健康管理》是根据婴幼儿托育从业人员掌握健康管理的相关知识要求,依据教育部新颁布的婴幼儿托育服务与管理专业简介和教学标准、健康管理师职业技能标准等开发的课证融通教材。教材内容主要包括婴幼儿健康管理基础、婴幼儿健康信息采集与管理、婴幼儿健康风险评估与分析、家庭婴幼儿健康管理、托育机构婴幼儿健康管理、社区婴幼儿健康管理、婴幼儿健康教育、婴幼儿智慧化健康管理、婴幼儿健康管理实训九个模块,共二十五个学习任务。

本教材主要特点与创新点包括以下五个方面。

一是体现课程思政。教材对标托育服务行业,突出立德树人,创新了课程思政案例导入的新模式,内容中渗透托育从业人员必备的职业素养要求,让学习者在学习知识的同时,潜移默化地养成职业素养。

二是对标行业要求。教材以健康管理师典型任务为工作流程,包括采集婴幼儿健康信息、管理婴幼儿健康信息、婴幼儿健康风险评估与分析等基本环节。同时融入托育服务行业及机构安全照护最新知识、技能及新发展。

三是典型工作场景。根据典型岗位任务分析,将婴幼儿健康管理划分为家庭、托育机构、社区三个场景。学习者可以引导托育机构与家庭、社区密切合作,充分整合各方健康管理资源支持托育机构保育工作,向家庭、社区宣传科学的育儿理念和方法,提供照护服务和指导服务,帮助家庭增强科学育儿能力。

四是体现职教特色。教材突出职业教育的类型特色,编写了六个典型的健康管理实训任务。实训任务以职业认知、职业素养和职业标准能力培养为本位,每一个实训任务包括实训目的、实训资料、实训要求、实训形式等设计内容,引导学习者系统全面掌握专业知识框架,提高综合职业能力水平,建立专业认同感和婴幼儿健康管理职业意识。

五是智慧健康管理。教材顺应智慧化发展潮流,探索新时代婴幼儿健康管理模式。同时,本书是集教材编写、课程建设、配套资源开发及信息技术应用统筹推进的新形态一体化教材,数字资源以思维导图、二维码关联技术呈现,实现多媒体移动学习。

本教材突出职业适应性、任务驱动性和可操作性,组织了一线教师参与编写,提高教材内容与工作实际的契合度。编写人员及分工如下:付奎亮任主编,负责全书架构策划,并编写模块二、模块三、模块八、模块九;副主编为李欢欢、孙云霞,分别编写模块一和模块七;郭淑伟负责编写模块四;朱箐竹负责编写模块五;耿秀负责编写模块六;全书由付奎亮负责修改和统稿工作。

为了保证教材的质量,使教材更能满足广大学生和托育从业人员的要求,编者们进行了反复的斟酌与修改,但由于编写时间仓促,水平和能力有限,教材中的错误和疏漏之处在所难免,恳请各位同行和广大读者批评指正,以便我们今后不断修改完善。

本教材编写过程中引用了诸多专家学者的研究成果和一线教师的案例等资料,在此一并表示衷心的感谢。

编者

2023 年 6 月

目 录

▶ 视频：微课　143

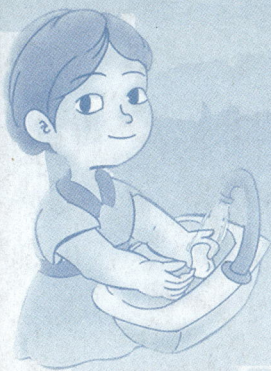

模块一
婴幼儿健康管理基础

PPT

本模块课件

模块导读

本模块主要介绍健康管理的基本理论知识,包括健康管理基础知识、发展趋势、婴幼儿健康管理基础等内容。通过本模块的学习,学习者可以了解健康管理的基本概念、学科基础、基本步骤和服务流程,同时,可以了解健康管理的产生与发展、在中国的发展情况、我国最新健康管理的政策文件等。此外,还详细介绍了开展婴幼儿健康管理的基本理论,母亲健康对婴幼儿健康的影响,以及婴幼儿健康管理的基本策略和基本流程。

学习目标

1. 了解健康管理的基础知识和发展趋势以及婴幼儿健康管理的基本内容。
2. 能够根据婴幼儿健康管理开展流程制定婴幼儿健康管理基本方案。
3. 能够为托幼机构提供适宜的婴幼儿健康管理建议,结合婴幼儿个性心理状况给予家长适合的建议。
4. 认识婴幼儿健康管理对于人一生健康的重要意义,愿意积极开展婴幼儿健康管理服务工作。

内容结构

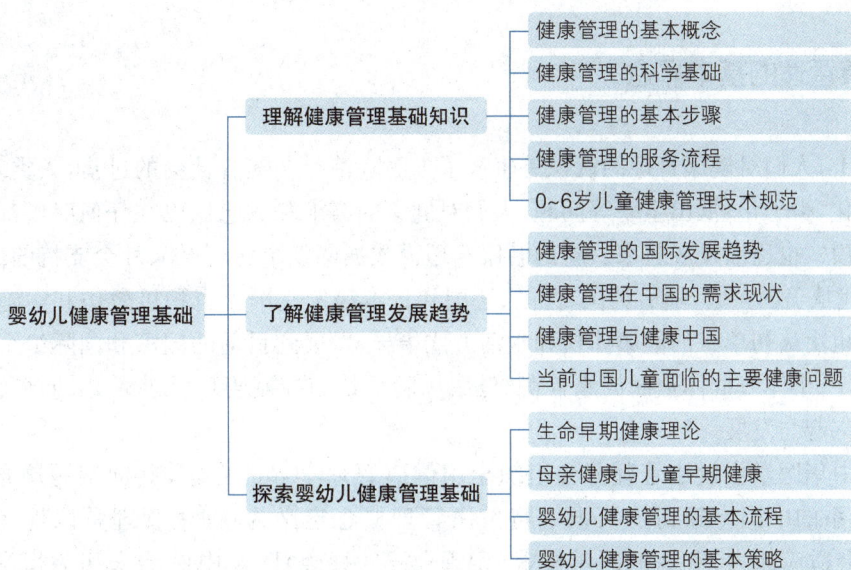

案例导入

某医院口腔科接收了一个年仅5岁的小患者皓皓。皓皓长得白白净净很讨人喜欢,但一张嘴,却把医生吓了一跳。他的牙齿几乎全部烂掉,槽牙全部长满黑洞,前面的牙齿也被腐蚀变小,呈黑色。最严重的情况是皓皓现在无法进食,时不时就疼痛难忍,仅存牙齿的咀嚼功能也早已缺失,连说话都不是很清楚,发音模模糊糊。

皓皓是一名留守儿童,平时跟着爷爷奶奶一起生活。老人对孩子倍加疼爱,有求必应。皓皓这两年喜欢上了可乐,经常闹着要喝,甚至到了不喝就不吃饭的程度。爷爷奶奶拗不过,只好把可乐当成孩子的"下饭菜",以此哄孩子吃饭。皓皓平均每天都会喝上2～3瓶可乐。长此以往,就形成了皓皓现在的"可乐牙"。医生询问为什么不早点带孩子来治疗时,皓皓奶奶则说,小孩子迟早要换牙的,也就没在意。

为什么奶奶没在意呢? 是不是忽视了孩子的牙齿健康呢? 懂得健康知识非常重要,我们需要从小对孩子开展健康管理。什么是健康管理呢? 现在就让我们一起来了解一下。

任务要求

通过本节内容的学习,了解健康管理的基本概念、健康管理的科学基础和健康管理的基本步骤;掌握健康管理的基本步骤和服务流程;了解《0～6岁儿童健康管理技术规范》的起草背景和主要内容。

一、健康管理的基本概念

传统观念上,人们对健康管理的认识是生病了去医院治疗。随着社会的进步,人类寿命不断延长,人口出现老龄化、少子化、低出生率等问题,人们对健康的需求和意愿比以往任何时候都要强烈,因此,新的健康管理模式也逐渐发展起来。新的健康管理模式强调以个体、群体、社会支持的健康为中心,于20世纪80年代从美国兴起,随后英国、德国、法国和日本等发达国家也积极效仿和实施。健康管理研究和服务内容也由最初单一的健康体检和生活方式指导,发展到目前的国家和国际组织全民健康促进战略规划的制定、个体或群体全面健康检测、健康风险评估与控制管理。进入21世纪后,健康管理开始在我国逐步兴起与发展。

2009年,中华医学会健康管理分会组织全国健康管理学界的专家,共同编写颁布了《健康管理概念与学科体系的中国专家初步共识》,将健康管理概念定义为:健康管理是以现代健康概念(生理、心理和社会适应能力)和新的医学模式(生理-心理-社会)以及中医治未病为指导,通过采用现代医学和现代管理学的理论、技术、方法和手段,对个体或群体整体健康状况及其影响健康的危险因素进行全面检测、评估、有效干预与连续跟踪服务的医学行为及过程。其目的是以最小投入获取最大的健康效益。健康管理的公众理念是"病前主动防,病后科学管,跟踪服务不间断"。

二、健康管理的科学基础

健康管理的科学性建立在慢性病的两个特点上。首先,健康和疾病的动态平衡关系及疾病的发生、发展过程及干预策略是健康管理的科学基础之一(见图 1-1)。

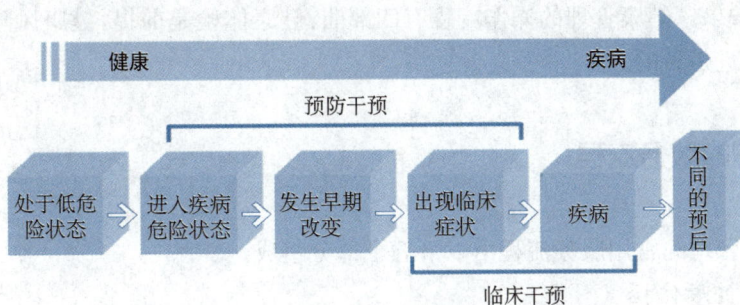

图 1-1　疾病的发生、发展过程及干预策略

个体从健康到疾病要经历一个完整的发生和发展过程。这个过程一般从低危险状态到高危险状态,再到发生早期改变,最后出现临床症状。疾病被诊断之前的阶段,若为急性传染病,这一过程可以很短;若为慢性病,则过程通常较长,往往需要几年甚至十几年,乃至几十年的时间。其间的健康状况变化多数不被轻易地察觉,各阶段之间也并无界线。在被确诊为疾病之前进行有针对性的干预,有可能成功地阻断、延缓,甚至逆转疾病的发生和发展,从而实现维护健康的目的。

其次,慢性病的危险因素中,大部分属于可改变因素,这为健康风险的控制提供了第二个重要的科学基础。世界卫生组织指出,高血压、高血脂、超重及肥胖、缺乏身体活动、蔬菜和水果摄入量不足以及吸烟,都是引起慢性病的重要危险因素。这些危险因素导致的慢性病目前难以治愈,但其危险因素本身却是可以预防和控制的。因此,健康管理即是要对这类危险因素进行早期发现、早期评估和早期干预,以实现维护健康的目的。

三、健康管理的基本步骤

健康管理主要分为以下三个步骤。

第一步:了解和掌握健康,开展健康信息收集和健康检查。个人健康信息包括个人一般情况(性别、年龄等)、目前健康状况和疾病家族史、生活方式(膳食、身体活动、吸烟、饮酒等)、体格检查(身高、体重、血压等)和血、尿实验室检查(血脂、血糖等)。

第二步:关心和评价健康,开展健康风险评价和健康评估。根据所收集的个人健康信息,对个人的健康状况及未来患病或死亡的危险性用数学模型进行量化评估。其主要目的是帮助个体综合认识健康风险,鼓励和帮助人们纠正不健康的行为和习惯,制定个性化的健康干预措施并对其效果进行评估。在健康风险评估的基础上,为个体和群体制订健康计划。个性化的健康管理计划是鉴别及有效控制个体健康危险因素的关键。可以那些可改变或可控制的指标为重点,提出健康改善的目标,提供行动指南以及相关的健康改善模块。个性化的健康管理计划不但为个体提供了预防性干预的行动原则,也为健康管理师和个体之间的沟通提供了一个有效的工具。

第三步:干预和促进健康,开展健康风险干预和健康促进。在前两步的基础上,以多种形式帮助个人采取行动,纠正不良的生活方式和习惯,控制健康危险因素,实现个人健康管理计划的目标。与一般健康教育和健康促进不同的是,健康管理过程中的健康干预是个性化的,即根据个体的健康危险因素,由健康管理师进行个体指导,设定个体目标,并动态追踪效果。如健康体重管理、糖尿病管理等,通过个人健康管理日记、参加专项健康维护课程及跟踪随访措施来达到健康改善效果。一位糖尿病高危个体,除血糖偏高外,一般还有超重和吸烟等危险因素,因此除控制血糖外,健康管理师对个体的指导还应包括减轻体重(膳食、身体活动)和戒烟等内容。

应该强调的是,健康管理是一个长期连续、周而复始、螺旋上升的全人、全程、全方位健康服务过程,即在实施健康干预措施一定时间后,需要评价效果、调整计划和干预措施。只有形成闭环,才能达到健康管理的预期效果。健康管理的操作流程有四部曲:健康体检是前提,健康风险评估是手段,健康干预是关键,健康促进是目的。

四、健康管理的服务流程

一般来说,健康管理的常用服务流程由以下五个部分组成。

1. 健康调查与健康体检

健康调查是通过问卷或访谈,了解个人的一般情况,包括既往病史、家族史以及生活方式、习惯等。健康体检或健康检查是用于个体和群体健康状况评价与疾病风险预测、预警及早期筛查的一种方法与过程。健康体检是开展健康管理的前提和基本手段。检查的结果对后期的健康干预活动具有明确的指导意义。健康管理体检项目可以根据个人的年龄、性别、工作特点等进行调整。

2. 健康评估

指对所收集到的个体、群体健康或疾病相关信息进行系统、综合、连续的科学分析与评价过程,其目的是为诊治疾病,维护、促进和改善健康,管理和控制健康风险提供科学依据。

3. 个人健康咨询

在完成上述步骤后,个人可以得到不同层次的健康咨询服务。比如可以去健康管理服务中心接受咨询,也可以由健康管理师通过电话与个人进行沟通。内容可以包括以下方面:解释个人健康信息和健康评估结果及其对健康的影响,制订个人健康管理计划,提供健康指导,制订随访跟踪计划等。

4. 个人健康管理后续服务

该内容主要取决于被服务者(人群)的情况以及资源的多少,可根据个人及人群的需求提供不同的服务。后续服务可以通过互联网查询个人健康信息和接受健康指导,定期寄送健康管理资讯和健康提示,以及提供个性化的健康改善行动计划。监督随访是后续服务的一个常用手段。随访的主要内容是检查健康管理计划的实现状况,并检查(必要时测量)主要危险因素的变化情况。健康教育也是后续服务的重要措施,在营养改善、生活方式改变与疾病控制方面有很好的效果。

5. 专项的健康及疾病管理服务

除了常规的健康管理服务外,还可根据具体情况为个体和群体提供专项的健康管理服务。这些服务通常会按病人及健康人来设计。对已患有慢性病的个体,可选择针对特定疾病或疾病危险因素的服务,如糖尿病管理、心血管疾病及相关危险因素管理、精神压力缓解、戒烟、运动、营养及膳食咨询等。对没有慢性病的个体,可选择的服务也很多,如个人健康教育、生活方式改善咨询、疾病高危人群的教育及维护项目等。

五、0~6岁儿童健康管理技术规范

2015年6月26日中华人民共和国国家卫生和计划生育委员会颁布了《0~6岁儿童健康管理技术规范》,旨在为我国乡镇卫生院和社区卫生服务中心开展0~6岁儿童的健康管理工作提供行业标准。

该规范的出台,有助于促进国家基本公共卫生服务项目的实施,规范城乡基层医疗卫生机构医务人员为居民提供基本公共卫生服务的行为,提高其服务水平。

(一) 标准起草背景

为推动国家基本公共卫生项目的落实,2009 年 10 月 10 日,原卫生部印发了《国家基本公共卫生服务规范(2009 年版)》,要求各地在执行国家基本公共卫生服务项目时遵照执行。2011 年进行了修订,界定了服务对象、服务内容、服务流程、服务要求、考核指标以及相关健康管理表格。

为促进国家基本公共卫生服务项目的实施,规范城乡基层医疗卫生机构医务人员为居民提供基本公共卫生服务的行为,提高其服务水平,首都儿科研究所、中国社区卫生协会、中国疾病预防控制中心以及中国医学科学院北京协和医院以《0～6 岁儿童健康管理服务规范(2011 年版)》(以下简称"服务规范")为依据,在总结项目前期实施经验及国内外研究成果基础上,经相关专家、卫生行政管理人员、基层医疗卫生机构医护人员多次论证,对"服务规范"的内容和要求进行细化和具体化,形成推荐性卫生行业标准《0～6 岁儿童健康管理技术规范》。

(二) 标准主要内容

1. 适用范围

适用于城乡基层医疗卫生机构提供国家基本公共卫生服务时对 0～6 岁儿童的健康管理。

2. 0～6 岁儿童健康管理随访流程

规定了每次健康管理的内容和程序。

3. 0～6 岁儿童健康管理内容

涉及新生儿家庭访视,新生儿满月健康管理,婴幼儿、学龄前各阶段儿童健康管理的时间和地点、询问和观察、体格检查和处理、喂养指导、发育指导、防病指导、预防伤害指导、口腔保健指导等内容。

4. 0～6 岁儿童健康管理检查的相关技术

包括对儿童如何进行体重、身长(身高)、头围检查,龋齿、视力检查,食物转换等。

5. 预防伤害指导

在各月龄段的针对性的预防伤害指导基础上对预防跌伤、烧烫伤、窒息、中毒、溺水、动物伤害及其他伤害等各阶段共性的伤害预防给出指导。

任务二　了解健康管理发展趋势

案例导入

据前两年美国《新英格兰医学杂志报告》显示,全球人口最多的 20 个国家中,青少年肥胖率最高的是美国,接近 13%,而肥胖儿童最多的则是中国和印度,肥胖成年人最多的是美国和中国。2018 年,国家卫健委统计,我国 6～17 岁儿童青少年超重率是 9.6%,肥胖率是 6.4%,二者之和已经达到了 16%;在 2015 年中国儿童肥胖人数已经达到了世界第一,而未来如果不加以控制,到 2030 年 7 岁及以上学龄儿童超重及肥胖检出率将达到 28%。

为什么我国儿童肥胖率如此高,这会带来哪些影响? 我国是如何应对的? 这是我们本任务将要解答的问题。

任务要求

了解当下中国婴幼儿的健康状况,包括出生率、死亡率,患慢性病的比率,婴幼儿体重、身高、骨骼、牙齿、肥胖、糖尿病、抑郁症、焦虑症等各类身心疾病的发生情况,意识到健康应该从婴幼儿时期开始管理。在此基础上,全面了解我国健康管理事业发展现状,以及当前最新的《"健康中国 2030"规划纲要》文件精神。

一、健康管理的国际发展趋势

(一) 美国健康管理发展趋势

健康管理最早在美国出现,1929 年美国洛杉矶水利局成立了最早的健康维护组织,1969 年美国将健康管理纳入国家医疗保健计划。1971 年尼克松政府为健康管理组织立法。1979 年发布了《健康人民:关于健康促进与疾病预防的报告》,宣告开始"美国史上的第二次公共卫生革命"。后续颁布了《健康人民 2010 年》《健康人民 2020 年》等一系列文件。经过 40 余年的发展,如今 7 700 万美国人在大约 650 个健康管理组织中享受医疗服务,几乎每 10 个美国人就有 7 个享有健康管理服务。

当前健康服务业是美国的第一大产业,其中,非医疗的健康服务业成为增长最快的领域,包括:家庭护理、个人护理、医务秘书等。美国的健康预防、干预健康管理技术发展推动商业健康保险公司健康管理制度创新,并带来医疗健康服务产业组织关系演变,进而推动整个产业的发展。同时,政府规制的放松和对健康管理组织的税收补贴政策,对企业健康管理服务需求的形成起到了重要的催化作用。因此,美国形成了"以患者为中心的医疗服务之家",实行全生命周期的健康管理模式,是一种新型的、由医保机构和各级医疗机构结成的一体化医疗服务网络。该模式以契约的形式将不同专业领域的医务人员组织在一起,为病人提供其所需的各种医疗服务。这些医疗机构能够提供涵盖患者整个生命周期,真正达到了"记录一生、管理一生"的目的。

(二) 日本健康管理发展趋势

日本是亚洲地区开展健康管理较早的国家。第二次世界大战后,日本采取了营养改善措施,并在 1964 年东京奥运会后掀起了促进健康、增强体魄热潮,疾病预防和健康促进的各项措施得到不断落实。为了应对人口老龄化,日本 1978 年开始了"第一次国民健康维护对策",将重点放在了预防和健康促进上。1988 年日本开始实施"第二次国民健康维护政策",旨在通过改善生活习惯来预防疾病、促进健康。2000 年日本制定了"21 世纪国民健康维护运动",简称"健康日本 21",该计划将"一级预防"放在重中之重,推进国民健康如饮食、运动、休息等方面的九个领域健康工作。2013 年又提出"健康日本 21"(第二次)行动计划,旨在延迟健康寿命、缩小健康差距。

(三) 新加坡健康管理发展趋势

新加坡卫生保健开展效果在全球健康可持续发展报告中稳居前三,该国健康生活总体规划(the Healthy Living Master Plan,HLMP)作为新加坡卫生战略的一部分,已成为提升国民健康的重要基石,主要思想是调整健康促进模式,以日常生活干预为主,同时营造有利环境,由利益相关者承担转型变革,并对公民(社区)赋权,加强公众参与。主要制订针对学校、工作场所、社区的健康促进计划,并重点从食品控制、体育锻炼、戒烟几方面增进国民健康习惯。2001 年 4 月 1 日新加坡建立了独立的健康促进局,其愿景是营造人人健康快乐的新加坡。使命是以帮助国人掌管自己的健康为己任,并致力于促进人民的健康,以便能够达到最佳状态。其独特的医疗保险模式为:疾病的治疗防控在医院,健康风险的干预在社区,疾病的预防在自己。

（四）芬兰健康管理发展趋势

芬兰从 20 世纪 70 年代开始,逐步探索出一种通过改变人群生活习惯、发挥基层社区卫生服务组织的预防功能、从源头上降低疾病危险因素的新型健康管理模式。其健康管理模式的重要特点是发挥社区卫生服务的作用,通过与社区开展合作,改变自然和社会环境,从而影响并改变人们的行为方式,引导人们选择健康的生活方式。芬兰在实施健康管理中采取多种战略,如利用新媒体宣传健康知识,医生与具有危险行为习惯的人群进行面对面的交流,到社区普及健康知识等。这些都旨在营造一个健康的环境,建立良好的社会规范,提高健康管理水平。

二、健康管理在中国的需求现状

（一）慢性病成为威胁我国居民健康的主要因素

国务院新闻办公室《中国居民营养与慢性病状况报告（2020 年）》（以下简称《报告》）显示,近年来,随着健康中国建设和健康扶贫等民生工程的深入推进,我国营养改善和慢性病防控工作取得积极进展和明显成效。一是居民体格发育与营养不足问题持续改善,城乡差异逐步缩小;二是居民健康意识逐步增强,部分慢性病行为危险因素流行水平呈现下降趋势;三是重大慢性病过早死亡率逐年下降,因慢性病导致的劳动力损失明显减少。同时,随着我国经济社会发展和卫生健康服务水平的不断提高,居民人均预期寿命不断增长,慢性病患者生存期也不断延长,加之人口老龄化、城镇化、工业化进程加快和行为危险因素流行对慢性病发病的影响,我国慢性病患者基数仍将不断扩大。

1. 慢性病患病率均呈上升趋势

国务院新闻办公室《报告》显示,2019 年高血压、糖尿病、慢性阻塞性肺疾病、癌症四类慢性病患病率均呈现增长趋势,见表 1-1。与 2015 年相比,18 岁及以上居民高血压和糖尿病患病率分别上升了2.3 和 2.2 个百分点,40 岁及以上人群慢性阻塞性肺病患病率上升 3.7 个百分点。癌症发病率由2015 年的 235/10 万攀升至 2019 年的 293.9/10 万,其中肺癌和乳腺癌分别位居男、女性癌症发病首位。

表 1-1　我国慢性病患病率对比

人群	病种	2015 年患病率（%）	2019 年患病率（%）
18 岁以上居民	高血压	25.2	27.5
	糖尿病	9.7	11.9
40 岁及以上居民	慢性阻塞性肺疾病	9.9	13.6
全部居民	癌症	235/10 万	293.9/10 万

2. 老年人是慢性病的多发群体,且我国慢性病患者基数仍不断扩大

《全国第六次卫生服务统计调查报告》显示,慢性病患病率随年龄的增长而增加,2018 年 65 岁及以上人群慢性病患病率高达 62.3%。与 2013 年比较,2018 年各年龄段的慢性病患病率均有所增加,其中 45 岁及以上年龄组,随着年龄的增长,患病率增加更加明显。随着我国社会经济发展和卫生健康服务水平的不断提高,居民平均寿命也不断增长。第七次全国人口普查数据显示,我国 60 岁以上老年人口已超 2.6 亿人,占总人口的 18.7%,人口老龄化日益加重,未来人口老龄化压力将进一步加重我国慢性病的负担。

3. 慢性病过早死亡率逐年下降，但慢性病仍然是导致居民死亡的主要原因

《报告》显示，一方面，2019 年我国居民因心脑血管疾病、癌症、慢性呼吸系统疾病和糖尿病等四类重大慢性病导致的过早死亡率为 16.5%，与 2015 年相比下降了 2 个百分点，降幅达 10.8%，提前实现 2020 年国家规划目标。但另一方面，随着慢性病患者的基数不断扩大，因慢性病死亡比例也持续增加。2019 年我国因慢性病导致的死亡占总死亡的 88.5%，与 2015 年相比上升了 1.9%。其中，心脑血管病、癌症、慢性呼吸系统疾病死亡比例为 80.7%，与 2015 年相比上升了 1.3%。

4. 慢性病相关危险因素流行日益严重

（1）超重和肥胖患病率快速上升。城乡各年龄组居民超重肥胖率继续上升，有超过一半的成年居民超重或肥胖，6～17 岁、6 岁以下儿童青少年超重肥胖率分别达到 19% 和 10.4%。高血压、糖尿病、高胆固醇血症、慢性阻塞性肺疾病患病率和癌症发病率与 2015 年相比有所上升。超重肥胖也是心脑血管疾病、糖尿病和多种癌症等慢性病的重要危险因素。这一轮的监测结果显示，我国成年居民超重肥胖超过 50%，6～17 岁的儿童青少年接近 20%，6 岁以下的儿童达到 10%。所以，可以用超重肥胖上升速度较快、流行水平较高、全人群均受影响来描述当前人群的超重肥胖形势。

《报告》显示，居民普遍存在膳食脂肪供能比持续上升，用盐、用油、用糖均高于推荐值，15 岁以上人群吸烟率、成人 30 天内饮酒率超过 1/4，身体活动不足等不健康的生活方式。此外，研究表明，体重增长会增加高血压、糖尿病、心血管疾病、肥胖相关癌症等慢性病风险。《报告》最新数据显示，我国超过 1/2 的成年人超重或肥胖。以糖尿病为例，肥胖人群糖尿病患病率为 14%～20%。相关研究表明，亚洲人在低 BMI 的情况下患糖尿病的风险更高，因此亚洲人的糖尿病 BMI 临界值应该低于当前规定的正常值，亚洲人群也需要更早地干预体重变化。另外，我国儿童和青少年的体重状况不容乐观，6 岁以下的儿童中，1/10 超重或肥胖；6～17 岁青少年中，近 1/5 超重或肥胖，这些超重和肥胖的儿童和青少年将是未来我国糖尿病的"主力军"（见表 1-2）。

表 1-2　我国不同年龄组的超重率和肥胖率对比

年龄组	超重率（%）	肥胖率（%）
≥18 岁	34.3	16.4
6～17 岁	11.1	7.9
6 岁以下	6.8	3.6

（2）慢性病行为危险因素。一是居民不健康生活方式仍然普遍存在。膳食脂肪供能比持续上升，农村首次突破 30% 推荐上限。家庭人均每日烹调用盐和用油量仍远高于推荐值。同时，居民在外就餐比例不断上升，食堂、餐馆、加工食品中的油、盐应引起关注。儿童和青少年经常饮用含糖饮料的问题已经凸显，15 岁以上人群吸烟率、成人 30 天内饮酒率超过 1/4，身体活动不足的问题普遍存在。

二是身体活动不足。各个年龄人群的职业劳动程度普遍降低，出行越来越方便，电子产品普及导致了居民静态生活时间普遍增加，也导致了能量消耗的减少。能量摄入和能量支出的不平衡，是导致个体超重肥胖的直接原因。

（二）老龄化趋势日趋严峻

1. 老年人数量迅速增长

根据国家卫生健康委、全国老龄办发布的《2021 年度国家老龄事业发展公报》，截至 2021 年末，全国 60 周岁及以上老年人口达 2.67 亿，占总人口的 18.9%，65 岁及以上的老年人口达 2 亿以上，占总人口的 14.2%（见图 1-2）。老年人口持续、快速增长，已成为整个健康管理服务业的特殊群体和主体人群。2021 年中国老龄协会发布《认知症老年人照护服务现状与发展报告》基于现状进行科学预测，预计到 2030 年我国老年痴呆人数将达到 2 220 万，2050 年将达到 2 898 万。到 2035 年，我国老年抚养比将

超过 50%,2050 年将达到 67.9%。当老年人口达到峰值时,老年人的照护服务需求也将达到顶峰,对家庭、养老机构、医疗服务都将是极大的考验。

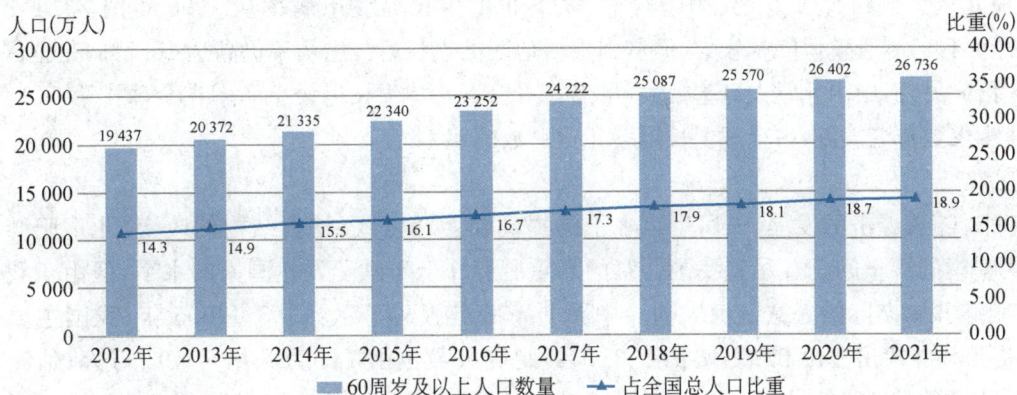

图 1-2 2012—2021 年我国 60 岁以上老年人占全国总人口的比重图

2. 我国社会养老服务体系建设处于起步阶段

当前我国社会养老服务体系建设还处于起步阶段,主要表现为:法治体系、筹资、待遇给付、照护能力等方面无法满足当前居民养老的需要。具体来说,一是长期照护服务体系顶层设计不完善。老年人需要的长期护理保险没有正式纳入法律,未得到制度保障。全国有超过一半的城市还没有出台《养老服务条例》。二是筹资来源的公平性和可持续性不够完善,全国有将近半数的试点城市没有将居民医保人员纳入参保范围。三是待遇给付和群众需求还存在一定的差距。重度失能的老人需要得到更加专业的医疗护理,而居家护理条件不足,无法满足老人专业照护需求。四是入住护理机构需要占用大量的医疗资源、资金、人力,当前机构供给不足,家庭资金缺乏,无法满足照护需求。五是长期照护服务能力保障不到位,一方面是由于护理机构专业照护人员缺乏造成的专业照护能力不足及居家护理服务内容单一;另一方面是长期护理险定点护理服务机构经营管理薄弱,一些老年人日间服务中心因资金和运营能力等原因暂停服务或转为他用。尽管还存在上述问题,我国在近年来持续关注养老问题,完善社会保障体系,2023 年我国将在养老保险全国统筹、提升养老金水平以及扩大普惠养老供给等方面推出进一步的改革措施,以提高我国养老保障的水平。因此,与养老相关的健康管理服务也相应地会得到进一步发展完善,养老健康产业也将保持持续的发展空间。

(三) 人口出生率逐年降低

在疫情持续、育龄妇女减少等多因素的影响下,我国出生人口数量和出生率继续走低。2021 年年末,全国人口 141 260 万人,比上年末增加 48 万人。全年出生人口 1 062 万人,人口出生率为 7.52‰;死亡人口 1 014 万人,人口死亡率为 7.18‰;人口自然增长率为 0.34‰。2021 年出生率也是自 1950 年以来的新低。2021 年净增人口数量创下了 1962 年以来的新低。从现有的情况来看,人口总量增加的动力缺乏,出生人口越来越少。2021 年我国出生人口相比前一年减少,主要原因,第一,育龄妇女人数持续减少,2021 年 15~49 岁育龄妇女比上年减少约 500 万,其中 21~35 岁生育旺盛期妇女人数减少约 300 万。第二,生育观念有所变化,婚育年龄在推迟,年轻人生育意愿在降低。第三,新冠疫情在一定程度上也推迟了年轻人的生育安排。

(四) 中国儿童营养健康状况不佳

1. 营养不良

儿童营养不良不是单一疾病,而是一种异常的状态,包括营养低下和营养过度,但多数国家学者描述儿童营养不良时仍是指儿童能量-蛋白质营养低下。根据体格发育指标判断的儿童营养不良有低体重、生长迟缓和消瘦三种情况。目前,生长迟缓是衡量儿童营养不良程度的首要指标。联合国儿童基金会发布的《中国儿童营养发展状况解读》显示:2017 年,全球有 22.2% 的 5 岁以下儿童存在生长迟缓问题,对应儿童总数约为 1.5 亿。中国 5 岁以下儿童生长迟缓患病率从 1990 年的 33.1% 下降至 2013 年的 8.1%,尽管整体降幅较大,但贫困农村地区的生长迟缓患病率仍高达 18.7%,是全国平均水平的 2.3 倍。另外,中国儿童人口基数大,虽然 5 岁以下儿童生长迟缓患病率在全球排第 119 位,但生长迟缓儿童人数排名第五,占全球生长迟缓儿童总数的 4.1%。

2. 肥胖

近年来,随着经济的发展,人民生活水平的提高及生活方式、饮食结构的改变,儿童肥胖已成为影响公共健康的严重问题。尽管我国儿童的超重肥胖率低于欧美发达国家的水平,但由于我国人口基数大,肥胖儿童实际的人数是惊人的。中国儿童肥胖报告显示:1985—2005 年,我国主要大城市 0~7 岁儿童肥胖检出率由 0.9% 增长至 3.2%,肥胖人数也由 141 万人增至 404 万人;估测该群体目前肥胖儿童数约 476 万人,肥胖率约为 4.3%。与 1985 年相比,2014 年我国 7 岁以上学龄儿童超重率也由 2.1% 增至 12.2%,肥胖率则由 0.5% 增至 7.3%,相应超重、肥胖人数也由 615 万人增至 3 496 万人。

3. 缺铁性贫血

贫血是世界范围内最常见的营养缺乏病之一,在发展中国家主要影响儿童和妇女的健康。缺铁性贫血也是中国儿童普遍存在的问题,是儿童保健重点防治的"小儿四病"之一。2021 年台州市一项对 1 116 名儿童微量元素调查结果显示,学龄前儿童铁缺乏率为 14.96%。浙江金华地区对 2019—2020 年出生婴儿的调查发现,铁缺乏率以≤3 月龄婴儿最高。2018 年一项调查显示,0~2 岁儿童的末梢血铁缺乏率高于其他年龄。以上研究表明,缺铁仍然是当前严重影响我国婴幼儿的健康问题。

4. 维生素 D 缺乏

在我国,维生素 D 缺乏性佝偻病目前仍是婴幼儿的常见病,因维生素 D 缺乏会引起体内钙、磷代谢失常,导致长骨干骺端和骨组织矿化不全,以致骨骼发生病变。维生素 D 缺乏还可能影响神经、肌肉、造血、免疫等组织器官的功能,对小儿的健康危害较大。2023 年一项研究分析了甘肃省 5 000 例儿童维生素 D 资料发现,维生素 D 缺乏率、不足率分别为 11.58%、41.38%。儿童维生素 D 水平受年龄和季节的影响,3~4 岁儿童维生素 D 缺乏较严重,冬季儿童维生素 D 水平最低,且维生素 D 水平与儿童生长发育、罹患疾病有关。

福建漳州地区 2023 年对 1 026 例儿童维生素 D 水平进行调查发现,维生素 D 不足的儿童有 359 例,占 34%,维生素 D 缺乏的儿童有 215 例,占 20%。

2020 年的一项研究表明:中国大陆儿童维生素 D 缺乏仍较严峻。南方地区儿童维生素 D 缺乏率低于北方地区,不同性别儿童维生素 D 水平对比无明显差异。

三、健康管理与健康中国

习近平总书记在党的二十大报告中强调,要"推进健康中国建设""把保障人民健康放在优先发展的战略位置,完善人民健康促进政策""把以治病为中心转变为以人民健康为中心"。我国大力推进健康中国建设,核心理念和关键措施是坚持预防为主,进一步扩大健康治理的内容和范围,全方位干预健康风险。把保障人民健康放在优先发展的战略位置,贯彻落实"大卫生、大健康"发展战略。只有全社会坚持健康优先发展,广泛参与健康治理,以保障人民健康作为一切工作的出发点和落脚点,才能形成有效的健康维护机制,最终实现健康中国的发展目标。

健康管理是通过对个人的健康状况以及影响健康的风险因素进行全面检查、监测等,指导健康文明科学的生活方式,以求提高全民健康素质。国务院颁发的《"健康中国 2030"规划纲要》指出,健康是促进人的全面发展的必然要求,是经济社会发展的基础条件。实现国民健康长寿是国家富强、民族振兴的重要标志,也是全国各族人民的共同愿望;推进健康中国建设,是全面建成小康社会,基本实现社会主义现代化的重要基础,是全面提升中华民族健康素质,实现人民健康与经济社会协调发展的国家战略。

从 2017 年《中国防治慢性病中长期规划(2017—2025 年)》的正式颁布到 2019 年颁布的《健康中国行动(2019—2030 年)》,再到 2020 年《中华人民共和国基本医疗卫生与健康促进法》的正式颁布,说明了国家对国民健康的高度重视,也意味着大健康产业将成为下一个时代的发展主题。

(一)《"健康中国 2030"规划纲要》

中共中央政治局 2016 年 8 月 26 日召开会议,习近平主持会议并审议通过了《"健康中国 2030"规划纲要》。2016 年 10 月 25 日,中共中央、国务院发布了《"健康中国 2030"规划纲要》(以下简称《纲要》),这是今后 15 年推进健康中国建设的行动纲领。党中央、国务院高度重视人民健康工作,《纲要》是新中国成立以来首次在国家层面提出的健康领域中长期战略规划。编制和实施《纲要》是贯彻落实党的二十大精神,保障人民健康的重大举措,对巩固全面建成小康社会重大成果、加快推进社会主义现代化具有重大意义。同时,这也是我国积极参与全球健康治理、履行我国对联合国"2030 可持续发展议程"承诺的重要举措。

1. 强调预防为主,防患未然

健康中国的建设首先强调预防为主、关口前移,推行健康文明的生活方式,营造绿色安全的健康环境,减少疾病发生。要调整优化健康服务体系,强化早诊断、早治疗、早康复,坚持保基本、强基层、建机制,更好满足人民群众健康需求,实现经济社会可负担、可持续的发展。

2. 坚持共建共享,全民参与

《纲要》明确将"共建共享"作为"建设健康中国的基本路径",是贯彻落实"共享是中国特色社会主义的本质要求"和"发展为了人民、发展依靠人民、发展成果由人民共享"的要求。供给侧和需求侧两端发力,统筹社会、行业和个人三个层面,实现政府牵头负责、社会积极参与、个人体现健康责任,不断完善制度安排,形成维护和促进健康的强大合力,推动人人参与、人人尽力、人人享有,在"共建共享"中实现"全民健康",提升人民获得感。

3. 全民健康是建设健康中国的根本目的

《纲要》明确将"全民健康"作为"建设健康中国的根本目的"。强调"立足全人群和全生命周期两个着力点",分别解决提供"公平可及"和"系统连续"健康服务的问题,做好妇女儿童、老年人、残疾人、低收入人群等重点人群的健康工作,强化对生命不同阶段主要健康问题及主要影响因素的有效干预,惠及全人群、覆盖全生命周期,实现更高水平的全民健康。

(二)中国防治慢性病中长期规划(2017—2025 年)

2017 年 1 月 22 日,国务院办公厅发布了《中国防治慢性病中长期规划(2017—2025 年)》(以下简称《规划》),这是首次以国务院名义印发的慢性病防治规划,是今后 5~10 年做好慢性病防治工作、提高居民健康期望寿命、推进健康中国建设的纲领性文件,是贯彻落实全国卫生与健康大会精神,努力全方位、全周期保障人民健康的重大举措,对于全面建设小康社会、推进健康中国建设具有重大意义。

1. 突出慢性病防治工作的综合性和社会性

慢性病防治是一项社会系统工程,需要各级政府、有关部门以及全社会的共同参与。《规划》提出要健全政府主导、部门协作、动员社会、全民参与的慢性病综合防治机制,就是强调要统筹资源,调动各方的积极性、主动性、创造性,共同发力,将健康融入所有政策,融入百姓生活。

2. 强调慢性病防控的个人健康责任

倡导"每个人是自己健康第一责任人"的理念,提出构建自我为主、人际互助、社会支持、政府指导的健康管理模式,促进群众自觉形成健康的行为和生活方式,在科学指导下开展自我健康管理,人人参与、人人尽力、人人享有,形成卫生与健康治理新格局。

3. 行动计划与预期目标明确可操作

《规划》提出了降低因重大慢性病导致的过早死亡率的核心目标,这与世界卫生组织《2013—2020 年预防和控制非传染性疾病全球行动计划》和联合国 2030 年可持续发展议程的发展目标一致。围绕核心目标,《规划》从防治效果、早期发现和管理、危险因素控制、健康支持性环境建设等方面设置了 16 项主要量化指标,使目标任务具体化,工作过程可操作、可衡量、可考核。

四、当前中国儿童面临的主要健康问题

北京大学儿童青少年卫生研究所所长季成叶教授指出,目前儿童青少年中存在着五大健康问题,家长和社会应予以关注和重视。

1. 营养不良和肥胖

在中小学生中营养不良和肥胖问题同时并存,由于这两类人群数量都不少,因此这一状况被专家称为"双峰现象"。在全国范围内,儿童营养不良总是相对集中在西部,但在北京,6～18 岁的中小学生中,营养不良的孩子也占到 6%～7%。造成这部分青少年营养不良的原因不同于西部的热量、蛋白质摄入不足,而是偏食、挑食、吃零食过多,为追求模特儿身材而过度节食等。与营养不良相比,更严重的问题是肥胖。近两年肥胖儿的增长速度惊人,北京的中小学生中肥胖儿占大约 15%,这一数字比 10 年前翻了一倍,因此,遏制青少年肥胖已是刻不容缓。肥胖对青少年的身心发展都有影响,儿童肥胖会导致成年肥胖,而成年肥胖又可导致高血压、冠心病、糖尿病等疾病。目前这些疾病已经呈现低龄化趋势。

2. 近视

1998 年,我国中小学生中近视患病居世界第四位;而 1999 年,中国已跃居世界第二位,仅次于日本。在城市中,近视率居高不下,还在继续增长,农村则明显上升。课业负担重、用眼时间过长是造成青少年近视的主要原因。而且近视的发生年龄提前了,过去防止近视的重点放在 9 岁以后,现在家长和学校应在孩子幼儿园和一入小学阶段就开始防范近视。同时,在减轻课业负担后,家长应注意让孩子在家中不要用眼过度,看电视、打游戏机、看电子产品时间过长都会对眼睛造成伤害。

3. 龋齿

我国中小学生的龋齿发病率与世界水平比较并不高,但是有了蛀牙不及时修补的问题突出,有些孩子小小年纪恒牙就坏掉。有了蛀牙应及时修补,即使是乳牙也要修补,因为若乳牙脱落过多,会影响恒牙长出后的排列。

4. 贫血

贫血问题与大城市孩子营养不良总是有相似之处,这种贫血并不是缺乏食物造成的,而与饮食习惯和营养知识缺乏有关。例如,有的家长可能不知道,炒菜用铁锅就可以无形中给孩子增加很多铁。再如在吃饭前喝橘子汁、吃西红柿可以促进铁的吸收;而饭后喝茶则不利于铁的吸收。此外,牛奶、鸡蛋中虽含有铁,但很难吸收,而瘦肉、猪肝中的铁质则容易吸收。了解了这些知识,纠正贫血就很容易做到。

5. 心理卫生问题

目前在中小学生中存在过度害羞、胆子小,有暴力倾向、焦虑、抑郁等心理问题表现突出,特别是在面临升学、就业、早恋等压力时。专家预计,今后一段时间,中小学生心理问题的发生还将呈上升趋势,因此,社会、教师和家长应对这一问题充分关注。

任务三　探索婴幼儿健康管理基础

案例导入

洋洋出生时，父母带其做了听力筛查，2岁左右家人在背后叫他，他没有反应，父母认为是孩子不想理人，并没有采取什么措施。直到洋洋4岁，父母发现孩子听力不对劲，并且还不会说话，才带孩子做检查。检查发现孩子一侧听力十分微弱，父母立即带孩子治疗，最后在孩子的一侧耳朵安装了人工耳蜗，孩子那侧耳朵才可以听到声音。同时，父母带孩子做语言训练，孩子才开始慢慢说话。洋洋直到上小学后说话能力相比同龄孩子还是比较弱的。

洋洋出生做过健康筛查，为什么还是会出现听力问题？只需要在出生时筛查就可以了吗？要想获得更加完善的健康管理，我们需要掌握哪些流程？这是我们本任务将要解答的问题。

任务要求

了解早期生命健康理论的基本内容，了解母亲的身心健康状况会对胎儿的健康产生影响，掌握婴幼儿健康管理的基本流程，掌握婴幼儿健康管理的基本策略。

一、生命早期健康理论

国内外研究证实，生命早期的营养环境以及生长发育状况会影响成年期健康，特别是与成人慢性非传染性疾病的发生密切相关。学者们从不同角度提出生命早期相关健康理论学说，如健康和疾病的发育起源（DOHaD）理论、"1 000天"理论、儿童早期发展（ECD）和生命历程方法。

（一）DOHaD理论

健康和疾病的发育起源（Developmental Origins of Health and Disease，DOHaD）是一个多学科参与的领域，主要研究早期营养缺乏或不足与成人期非感染性疾病的关系，包括心血管疾病、肥胖、2型糖尿病、骨质疏松症、代谢紊乱和慢性阻塞性肺疾病，同时探讨环境改变对其他疾病发生的影响，如精神分裂症、骨质疏松症。因生命早期发育的可塑性阶段环境因素与基因型变化的相互作用会使机体发生改变，对成人期的健康和疾病发生产生长期影响。

DOHaD理论涉及多学科领域，如进化医学、人类学、公共卫生学以及临床医学，研究环境因素在儿童发育，主要是营养对成人期慢性疾病的影响，同时涉及代际效应，如母亲妊娠期低能量食物或营养缺乏对胎儿发育程序的影响。DOHaD理论的研究需要生物医学科学家、社会科学家在临床与试验研究方面密切合作，还需要其他有各种背景的科学家一同参与。目前，许多DOHaD理论研究者认为改善母亲和家庭健康的模式可用于公共卫生政策和临床实践。

DOHaD理论对揭示慢性非感染性疾病发生的原因有重要作用，即胎儿期营养不良，胎儿生长缓慢,会使全身器官发生永久的改变,特别是重要脏器,如心脏、肾脏、骨骼,成年以后发生冠心病、糖尿病、肿瘤和骨质疏松等慢性非感染性疾病的易感性也会增加。

(二) 生命早期 1 000 天

生命早期 1 000 天是指从女性怀孕的胎儿期(280 天)到宝宝出生后的 2 岁(720 天),这 1 000 天被世界卫生组织定义为一个人生长发育的"机遇窗口期"。

2008 年 Lancet(柳叶刀)杂志发表 5 篇关于母亲与儿童营养不良的系列文章,分析全球和各地区母亲与儿童营养不良调查的资料,发现母亲与儿童营养不良会增加儿童死亡率和疾病负担,35%的儿童死亡和 11%的全球疾病负担与营养因素相关。婴儿和儿童营养不良会增加儿童的患病率和死亡率,对儿童健康、认知和体格发育有不可逆的长期影响。因此,生命早期 1 000 天的营养不足对儿童发育造成的损伤是不可逆的,从经济学角度来讲,对母亲和婴幼儿前期的营养投入,将会带来受益终身的回报和经济效益。尤其加强孕期营养、婴幼儿早期营养供给,会提升母亲作为劳动力的身体素质,提升个人收入。同时,会增强儿童体质,为其带来更健康的身体,并促进智力发展。其中,胎儿期 9 个月和出生后 24 月龄是最高的投资回报率的关键期。

2010 年 4 月 21 日在纽约召开的儿童早期营养国际高层会议一致认同,母亲和儿童是改善全球营养情况的关键,并在全球推动以改善婴幼儿营养为目的"1 000"天行动,提出"1 000 天:改变人生,改变未来"。至此,"生命最初 1 000 天"被明确提出,成为发展中国家干预母亲与儿童营养的时间窗口。

(三) 儿童早期发展

儿童早期发展(Early Development of Children,ECD)即早期儿童学习和教育,目的是保护发展儿童生存、生长、发育的权力,包括认知、情感、社会和身体潜能发展,以及良好的社区服务,它关注儿童早期发展的健康、营养、教育、水和环境卫生。

儿童早期是人一生中生长发育最快的时期。虽然每个儿童的发育过程有个体差异,但所有儿童的体格生长、认知和情绪发育的程序相同。ECD 的目的是通过改变儿童的发展轨迹,在儿童入学时使儿童发育与学习的能力得到改善以适应社会,让每一个准备入学的儿童具备积极的综合能力,包括社会情绪健康、自信、友好,良好的同伴关系,具有解决挑战性的问题能力,较好的语言与社交技能。ECD 的时机是儿童进入小学前,即从出生开始学习,而不是出生前,也不是等到进入幼儿园或小学。儿童学习的内容和行为易受周围环境影响,如家庭环境、家庭成员以及社区环境,因此需要各种环境条件支持。ECD 的核心是教育家长,干预关键包括教育和支持家长,发展家长和教师为儿童服务的能力。家长应了解儿童早期不同阶段的发育特点与需要,根据儿童发育水平,发展儿童社会交往、生理功能、智能、创造与情感控制五方面的能力。

联合国于 1990 年召开世界儿童首脑会议,各国签署《儿童权利公约》以及《儿童生存、保护和发展世界宣言》。2001 年 9 月联合国前秘书长安南在联合国儿童特别会议上提出"每个儿童拥有最佳人生开端",明确儿童早期发展在各国的优先地位。目前世界上许多国家都已将早期发展作为重点研究课题。2007 年在希腊雅典召开的第 25 届国际儿科大会、2010 年在南非约翰内斯堡召开的第 26 届国际儿科大会及 2013 年在澳大利亚墨尔本召开的第 27 届国际儿科大会都将儿童早期发展提上了会议日程。

人类早期发展从胎儿起贯穿整个早期儿童岁月,从大脑的进化过程到儿童的社会发展能力等各个方面,都以累计的方式受到环境和经验的影响。对儿童投资的时间会直接影响儿童以后在社会的发展能力,不同年龄期的投资的成本效益存在显著差别。诺贝尔奖获得者经济学家 Heckman 教授通过多年研究得出一个著名的模型,即在儿童早期的投入回报率将远高于对成年期的投入回报率。

(四) 生命历程方法

生命历程方法(life course approach),即生命历程理论(life course theory),或生命历程观点(life course perspective），是 20 世纪 60 年代发展的一种从经济结构、社会、文化背景分析人们生活的方法。生命历程方法重点观察并研究个人与所处社会经济背景和历史事件的关系。生命历程方法是一个多学科研究人的生命现象的方法，涉及历史、社会学、人口学、心理学、生物学、与经济学等。

生命历程方法是研究个人的历史和观点，早期的事件对人生的影响，包括疾病的发生。生命历程方法与健康研究强调从时间和社会的视角，从个人或群体或几代人的生活经验寻找健康和疾病的模式线索，它认为过去或现在的生活经验可被社会、经济和文化环境改变。生命历程方法采用流行病学方法研究胎儿（母亲妊娠期）、儿童、青少年、青壮年和中年等不同时期发生慢性疾病的危险因素，以及对以后健康的影响，证实了存在生物的、行为的以及心理的影响因素。虽然生命历程方法与健康研究涉及胎儿，或广义的"胎儿起源学说"，但不局限于宫内与早期婴儿，还涉及儿童、青少年。现已证实儿童与青少年的社会、认知技能、习惯、应对能力以及态度与价值观等存在发育敏感阶段，会影响人以后的健康状况。此外，生命历程表明，儿童的生理状况、社会性发展会对健康产生影响，青少年期的身体发育、社会经历也会对健康产生长期的影响。已有研究证实生命历程的累积作用不仅存在于个人，还会影响几代人。动物实验结果也发现，母亲营养不良影响子代出生大小和以后生长的情况可延续几代。

二、母亲健康与儿童早期健康

健康的儿童在体格与运动、认知与行为、社会交流与情感等功能领域能发挥自己的潜能，这与母亲的健康状况、营养和行为密切相关。要提高我国人口综合素质需全面改善母亲的健康状况，包括母亲的年龄、健康状况、孕期营养状况、孕期心理状态等，这有助于促进儿童健康生长、控制与减少儿童疾病和死亡。

1. 母亲的年龄会对胎儿健康产生影响

女性青春期后生育能力达到高峰，随着年龄增长生育能力逐渐下降，研究结果显示，25～28 岁为女性妊娠的最佳年龄，身体、心理均发育成熟，大多能承受妊娠、分娩期的心理变化和精神刺激以及承担哺育与教育子女的责任。一般来说，35 岁后女性生育能力显著下降，妊娠的危险性增加。

2. 母亲的健康状况会对胎儿健康产生影响

妊娠本身会增加影响女性自身和婴儿健康的危险因素，如高血压、心脏病、糖尿病、抑郁症、遗传性疾病、性传播疾病、吸烟和酗酒、营养不适、体重过重或过轻等。定期评估产前、产时母亲健康情况与监测胎儿生长发育水平可有效降低母亲与胎儿死亡危险与妊娠合并症。2011 年，原中国国家卫生和计划生育委员会公布的《孕产期保健工作规范》规定孕产期保健服务包括孕前、孕期、分娩期、产褥期的全程系列保健服务，包括营养、心理及卫生等健康教育与咨询指导、体格检查、产科检查及辅助检查，应开展出生缺陷产前筛查和产前诊断。妊娠母亲至少接受 5 次孕期保健服务，其中，孕早期至少 1 次，建议孕中期至少 2 次（16～20 周、21～24 周），孕晚期至少 2 次（包括孕 36 周后 1 次），以尽早诊断妊娠合并症及并发症。

3. 母亲孕期营养状况会影响胎儿发育

营养不良、营养过剩或孕产期情绪障碍会增加胎儿生长受限、发育迟缓、早产、低出生体重等不良妊娠结局发生的危险。如孕期铁缺乏会导致胎儿铁贮备不足，出生后出现婴儿缺铁性贫血。孕妇重度贫血时，经胎盘供氧的妊娠妇女应适当加强营养，孕期的能量和各种营养素（nutrient）需要量比母亲孕前更多，以满足胎儿生长发育和产后泌乳的营养储备。2014 年《中国居民膳食营养素参考摄入量》推荐孕早、中、晚期膳食蛋白质分别较孕前增加 10 g/d、15 g/d、30 g/d，孕中、晚期能量分别增加 300 kcal/d、450 kcal/d。此外，还要注意补充铁、维生素 A、碘等维生素与矿物质。

4. 母亲孕期心理状态会影响胎儿健康发育

孕妇不良的心理状态可诱发妊娠呕吐、自发性流产及妊娠高血压等疾病，也可致胎儿脑血管收缩，供血量减少,影响中枢神经系统的发育,即孕期心理问题越严重,胎儿出生体重越低。WHO 报道指出,发展中国家患有抑郁症的孕妇的婴儿易出现体重不足(OR=1.5①)或生长迟缓。妇女体内环境发生调整,生理疲惫和体内激素水平改变,或因抚养婴儿压力,或期望婴儿性别不如意,或产程艰难,或胎儿或新生儿意外死亡等会使产妇心理发生改变,如精神敏感、易受暗示、对家人的情感依赖增强。产妇情绪低落,可出现厌恶婴儿情绪,发生母婴联结障碍,甚至不愿哺乳。如亲人或医务人员关心不够,或产妇因手术产疼痛、产后出血、感染等躯体不适也会加重抑郁症状。有研究显示,早期有非器质性生长迟缓伴发育迟缓的儿童与母亲忽略有关,儿童学龄期可出现较多行为问题,如缺乏行为控制、自我控制、自我适应。多数学者认为母亲与生长迟缓婴儿存在交流障碍(disorder of reciprocity),可能与母亲品德问题、情感性精神病、酗酒、药物滥用有关。

三、婴幼儿健康管理的基本流程

婴幼儿健康管理遵循与成人健康管理基本一致的流程与方法,但在实践中应根据婴幼儿生理、心理特点作出适当调整。在婴幼儿健康管理中通常采用如下流程(见图 1-3)。

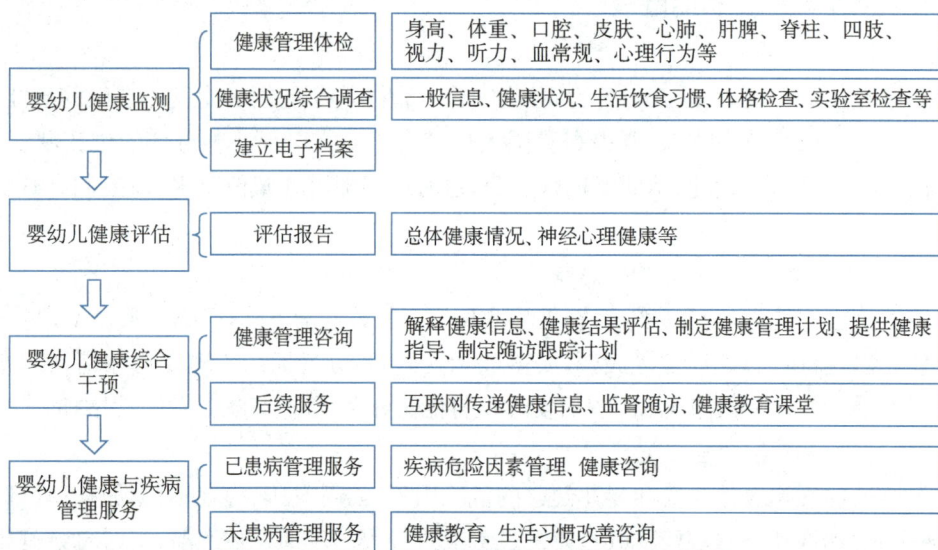

图 1-3　婴幼儿健康管理的基本流程

(一)婴幼儿健康监测

1. 婴幼儿健康管理体检

体检是开展婴幼儿健康管理的基本方法,要以婴幼儿的健康需求为基础,按照"早发现、早干预"的原则来选定体格检查的项目。检查的结果对后期的健康干预活动具有明确的指导意义。具体的健康管理体检项目可以根据婴幼儿的年龄、性别、生活特点以及营养状况等进行调整。目前一般的体检服务所提供的信息应该可以满足这方面的要求。

2. 婴幼儿健康状况综合调查

除健康体检外,还要对与健康有关的生活方式、社会环境因素等进行全面系统的调查,为寻找影响健康的原因提供有力依据。

---

① OR(odds ratio)比值比,也称优势比,指病例组中暴露人数与非暴露人数的比值除以对照组中暴露人数与非暴露人数的比值。反映的是疾病和暴露的关联强度,通常出现在病例-对照研究里。OR 值大于 1,那么这个因素就是患病的危险因素。因此,OR=1.5,意味着抑郁症妇女是婴儿出现低体重的危险因素。

了解和掌握婴幼儿的健康,进行婴幼儿健康状况检查与信息搜集。一般采用"问卷＋体检"的方法。获取的信息应包含但不限于如下信息:

① 婴幼儿一般信息:性别、年龄、家庭环境等。

② 婴幼儿目前健康状况:是否有在患疾病、既往患病史、疾病家族史、遗传病史等。

③ 婴幼儿生活和饮食习惯:婴幼儿每日活动量、睡眠情况、膳食模式、二便情况等。

④ 体格检查和实验室检查:身高、体重、BMI、头围、血常规、尿常规等。

⑤ 神经心理发育评估:采用评分量表进行神经心理发育评估,必要时进行诊断性筛查。

3. 婴幼儿电子健康档案的建立

这里指把健康体检和健康状况调查的全部资料录入计算机系统,建立全面系统的电子档案,而且该档案应是不间断、连续地记载与健康有关的所有信息,即所谓实时、可跟踪的电子健康档案。

(二)婴幼儿健康评估

根据搜集的信息进行婴幼儿健康风险评估和婴幼儿健康评价,如对婴幼儿目前的生活习惯、饮食习惯、生理(体检)指标及未来患病或死亡的危险性进行定性或量化评估。

通过分析婴幼儿患病史、家族史、遗传病史、生活习惯、饮食习惯和神经心理发育等问卷或量表获取的资料,可以为婴幼儿提供一系列的评估报告,包括用来反映各项检查指标状况的婴幼儿健康体检报告、婴幼儿总体健康评估报告、婴幼儿神经心理发育状况评估报告等。其目的是为诊治疾病、维护和促进改善婴幼儿健康、管理和控制婴幼儿健康风险提供科学依据。

具有科学意义的疾病早期筛查及健康风险评估与健康管理措施有着密切的联系。从某种程度上说,疾病风险评估起着监看管理分流器的作用,通过疾病风险评估可以对婴幼儿人群进行分类,对处于不同类型和等级的婴幼儿人群实施不同的健康管理策略,实现有效的婴幼儿健康管理。可以说,没有科学的疾病早期筛查及健康风险评估,健康管理就无从做起。目前,健康风险评估系统(HRA)是最先进的疾病早期筛查及健康风险评估技术产品,与其他手段相比,其取得的数据更全面、更真实,也更有效,完全可以胜任健康管理数据采集的责任,是健康管理的科学依据。

(三)婴幼儿健康综合干预

在前两步基础上开展婴幼儿健康风险干预和健康促进,是以多种形式来帮助婴幼儿采取行动、纠正不良的生活方式和习惯,控制健康危险因素,如纠正挑食偏食、纠正营养不良或营养过剩、体育锻炼指导、心理疏导等。

1. 婴幼儿健康管理咨询

在完成健康监测、健康评估之后,婴幼儿家长可以得到不同层次的健康咨询服务。家长可以带婴幼儿到健康管理服务中心接受咨询,也可以由健康管理师通过电话和移动通信手段与婴幼儿家长进行沟通。内容可以包括以下几个方面:解释婴幼儿健康信息、健康评估结果及其对健康的影响,制订婴幼儿健康管理计划,提供婴幼儿健康指导,制订随访跟踪计划等。

2. 婴幼儿健康管理后续服务

婴幼儿健康管理的后续服务内容主要取决于被服务者(人群)的情况以及资源的多少,可以根据个人及人群的需求提供不同的服务。后续服务的形式可以是通过互联网提供婴幼儿健康信息和开展婴幼儿健康指导,定期寄送婴幼儿建康管理信息和健康提示,以及提供个性化的婴幼儿健康改善行动计划。监督随访是后续服务的一个常用手段。随访的主要内容是检查婴幼儿健康管理计划的实施状况,并检查(必要时测量)主要危险因素的变化情况。婴幼儿健康教育课堂也是后续服务的重要措施,在营养改善、生活习惯改变与疾病控制方面有很好的效果。

3. 专项的婴幼儿健康及疾病管理服务

除了常规的健康管理服务外,还可根据具体情况为婴幼儿提供专项的健康管理服务。对已患有疾病的婴幼儿,可提供针对特定疾病或疾病危险因素的服务,如肥胖、营养不良及相关危险因素管理、神经心理发育、运动、营养及膳食咨询等;对未患病婴幼儿可提供的服务也很多,如婴幼儿健康教育、生活习惯改善咨询等。

四、婴幼儿健康管理的基本策略

婴幼儿健康管理的基本策略是通过婴幼儿健康评估和控制婴幼儿健康风险,达到维护婴幼儿健康的目的。健康管理的基本策略有六种,包括婴幼儿生活方式管理、婴幼儿需求管理、婴幼儿疾病管理、婴幼儿灾难性病伤管理、婴幼儿残疾管理和综合的婴幼儿群体健康管理。

(一)婴幼儿生活方式管理

婴幼儿生活方式与婴幼儿健康息息相关。例如,对大多数肥胖婴幼儿来说,合理减少膳食中能量摄入及增加活动是主要的治疗方法。婴幼儿生活方式管理通过健康促进技术,如行为纠正和健康教育,来保护婴幼儿远离不良行为,减少危险因素对婴幼儿健康的损害,预防疾病,改善健康。平衡膳食、充足的身体活动、良好的作息习惯、适宜的生活环境等是目前对婴幼儿进行生活方式管理的重点。

(二)婴幼儿需求管理

婴幼儿需求管理是通过帮助婴幼儿家长维护婴幼儿健康和寻求恰当的婴幼儿健康服务,达到控制医疗成本、促进婴幼儿健康服务的合理利用的目的。其手段包括:帮助婴幼儿家长规避特定的婴幼儿健康危险因素、采取正确的策略引导婴幼儿健康的生活方式、加强婴幼儿保健和健康风险干预意识等。

(三)婴幼儿疾病管理

婴幼儿疾病管理是运用循证医学和增强婴幼儿家长及婴幼儿个人能力的策略来预防疾病的恶化。内容具体包含:人群识别、循证医学的指导、医生与服务提供者协调运作、患儿自我管理教育、过程与结果的预测和管理,以及定期的报告和反馈。

(四)婴幼儿灾难性病伤管理

婴幼儿灾难性病伤管理是婴幼儿疾病管理的一个特殊类型,它关注的是"灾难性"的疾病或伤害。这里指该疾病对健康的危害十分严重,也可以指其造成的医疗卫生花费巨大,常见于严重遗传病、恶性肿瘤、严重外伤等情形。

(五)婴幼儿残疾管理

婴幼儿残疾管理的目的是减少婴幼儿发生残疾事故的频率和费用。从家庭、社会及婴幼儿监护人角度出发,根据伤残程度分别处理,尽量减少因残疾造成婴幼儿的活动和生活能力下降。

(六)综合的婴幼儿群体健康管理

综合的婴幼儿群体健康管理通过协调上述不同的健康管理策略来对婴幼儿个体提供更为全面的健康管理。婴幼儿群体健康管理成功的关键在于系统性搜集婴幼儿健康状况、健康风险、疾病严重程度等方面的信息,以及评估这些信息和临床的关联,以确定健康、伤残、疾病、并发症、恢复正常功能或正常生活的可能性。

模块小结

　　本模块介绍了健康管理的基本概念、科学基础、基本步骤、服务流程,奠定了个体从健康到疾病是逐步发展的思想和"治未病"思想。通过了解健康管理的国际发展趋势背景,认识到我国随着城市化发展,生活水平逐年提升,人们也出现较多的健康问题。据此,我国出台了大量推动"健康中国"的政策文件,快速推动中国健康事业发展。

　　此外,本模块聚焦于生命早期健康理论,主要是针对孕期妇女、婴幼儿等健康群体进行健康监测、评价、干预循环往复的过程。生命早期就形成了成年后患慢性病的风险,包括低出生体重、异常提醒、营养状况等问题都会对成年后的健康状况产生影响。因此,从个体生命早期开始进行健康管理显得尤为必要。母亲的身体、心理、孕期营养等状况会对胎儿、新生儿造成较大的影响,甚至会影响胎儿的生命安全。本模块还介绍了对新生儿、满月儿、婴幼儿、学龄前儿童健康管理的基本流程,并从生活方式、需求、疾病、灾难性病伤、残疾等不同方面介绍了儿童的健康管理基本策略。

思考与练习

在线练习

一、单选题

1. 造成多种慢性病的最主要的三大危险因素是(　　)。

　　A. 膳食不合理、吸烟、酗酒　　　　　　　　B. 精神压力过大、膳食不合理、吸烟

　　C. 身体活动不足、膳食不合理、精神压力过大　　D. 膳食不合理、吸烟、身体活动不足

2. 健康管理服务对象不包括(　　)。

　　A. 健康人群　　　　　　　　　　　　　　B. 亚健康人群

　　C. 慢性非传染性疾病早期　　　　　　　　D. 临床患者

3. 下列哪项不是健康管理的基本策略?(　　)

　　A. 健康风险评估　　　　　　　　　　　　B. 需求管理

　　C. 疾病管理　　　　　　　　　　　　　　D. 灾难性病伤管理

二、多选题

1. 以下属于《"健康中国 2030"规划纲要》内容的是(　　)。

　　A. 强调预防为主,防患未然

　　B. 坚持共建共享,全民参与

　　C. 全民健康是建设健康中国的根本目的

　　D. 突出慢性病防治工作的综合性和社会性

2. 母亲的哪些方面会对胎儿健康产生影响?(　　)

　　A. 年龄　　　　　　　　　　　　　　　　B. 健康状况

　　C. 孕期营养　　　　　　　　　　　　　　D. 孕期心理状态

3. 婴幼儿健康管理的基本流程有(　　)。

　　A. 健康监测　　　　　　　　　　　　　　B. 健康评估

　　C. 健康综合干预　　　　　　　　　　　　D. 疾病治疗

三、简答题

1. 请简述健康管理的基本步骤有哪些。

2. 请简述婴幼儿健康管理的基本流程。

3. 请思考母亲健康对儿童早期健康的影响有哪些。

4. 中国儿童营养健康状况不佳表现在哪些方面？

5. 请思考婴幼儿健康管理的基本策略。

实训任务

请根据【实训一：电子问卷使用与管理】的实训要求，完成实训，并提交实训报告。具体实训目的、实训准备、实训要求、实训形式，请参见模块九实训一。

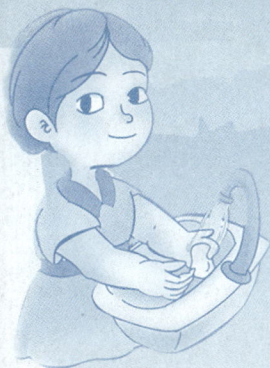

模块二
婴幼儿健康信息采集与管理

PPT
本模块课件

模块导读

　　本模块主要介绍婴幼儿健康管理的采集与管理基本内容知识,包括婴幼儿健康信息分类、婴幼儿健康信息来源、婴幼儿健康信息采集、婴幼儿健康信息录入与保存、婴幼儿健康档案管理、婴幼儿健康数据管理等内容。根据本模块内容性质和要求,可以采用手工和信息化工具进行实践操作,理解和掌握健康信息采集的方法和步骤,掌握健康信息记录表的填写要求,并能够熟练填写健康信息相关表格。

学习目标

1. 了解婴幼儿健康信息分类、婴幼儿健康信息来源。
2. 了解健康信息表收集信息的过程。
3. 掌握婴幼儿常用健康信息表的填写要求,并熟练填写相关表格。
4. 主动使用信息化管理平台进行健康信息采集与管理。

内容结构

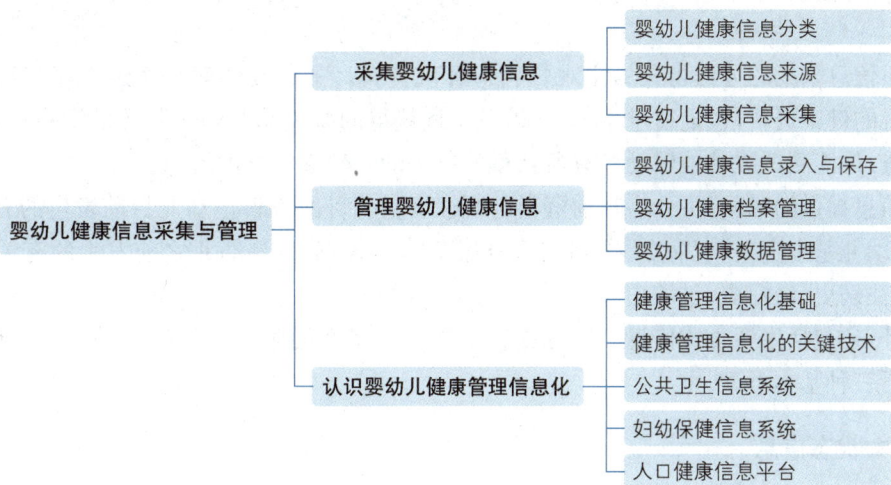

婴幼儿健康信息采集与管理

- 采集婴幼儿健康信息
  - 婴幼儿健康信息分类
  - 婴幼儿健康信息来源
  - 婴幼儿健康信息采集
- 管理婴幼儿健康信息
  - 婴幼儿健康信息录入与保存
  - 婴幼儿健康档案管理
  - 婴幼儿健康数据管理
- 认识婴幼儿健康管理信息化
  - 健康管理信息化基础
  - 健康管理信息化的关键技术
  - 公共卫生信息系统
  - 妇幼保健信息系统
  - 人口健康信息平台

任务一
采集婴幼儿健康信息

案例导入

某托幼机构,婴幼儿健康信息管理工作一直以来不够规范和完善,上级部门检查后已经提出了黄牌警告,要求在一个月之内整改到位。园长准备聘请一位专业人员,指导该机构幼儿开展健康管理信息化工作,内容包括婴幼儿健康信息采集的分类、婴幼儿健康信息采集的来源和婴幼儿健康信息采集的方法,为婴幼儿健康信息档案信息化管理升级做好准备。

请思考,要如何帮助他们完成健康信息采集前的培训指导工作呢?

任务要求

通过本任务学习,了解婴幼儿健康信息分类和婴幼儿健康信息来源,掌握婴幼儿健康信息采集的途径和方法。通过婴幼儿健康信息采集实训,引导学生理解婴幼儿健康信息采集的基本要求和方法。

一、婴幼儿健康信息分类

幼儿健康信息涉及各个方面,内容庞杂,为了更好地分析和利用健康资料,可根据其不同特点加以分类。

按照健康信息采集的方法可分为主观资料与客观资料。主观资料就是通过直接与幼儿或其监护人沟通所获得的健康资料,包括通过主诉、代诉及问询获得的有关幼儿健康状况的资料;客观资料是指经过体格检查、体能测试或其他辅助检查所获得的有关幼儿健康状况的资料。

按健康信息提供的时间,可分为目前资料与既往资料。目前资料是幼儿目前发生的有关健康问题的资料,包括幼儿基本资料、现病史、检测或检查信息等;既往资料是幼儿之前发生的有关健康问题的资料,包括既往病史、治疗史、过敏史等。

除此之外,还包括生活方式信息。实际工作中往往是多类健康信息的组合使用,常见婴幼儿健康信息包括以下三种基本类型。

(一) 基本状态信息

基本状态信息包括幼儿的姓名、性别、出生年月、民族、父母姓名、家庭住址、联系方式、血型、身高、体重、视力、听力、胸围、头围等。

(二) 病史信息

病史信息即幼儿家族遗传病史、幼儿出生时的体重与身长、过敏药物、手术史、重大疾病史,以及登记时间等,幼儿每次就医时需要向医生提供必要的病史资料。

（三）生活方式信息

生活方式信息主要是指幼儿以个体或自我为核心的卫生保健活动。健康的生活方式是保证幼儿健康状态的基础，包括饮食与营养情况、休息与睡眠情况、活动与自理能力等。幼儿年龄尚小，对生活方式对健康的影响理解并不深刻，需要成人在教育活动中进行多方面指导和渗透，从小养成良好的生活习惯。

二、婴幼儿健康信息来源

健康信息包括公共健康信息和个人健康信息。大众媒体如报纸、杂志、广播、电视、互联网等都是公共健康信息的重要来源。个人的健康和疾病问题一般是在接受相关卫生服务过程中被发现和被记录，这些信息来源可分为主要来源和将要来源。

（一）主要来源

健康信息的主要来源是被评估幼儿及其监护人或负责照料的亲属，可以通过对幼儿疾病的观察、对幼儿健康的认识及需求、对治疗及发展的期望等方式。

（二）次要来源

健康信息的次要来源是通过对幼儿体格检查、体能测试、实验室检查或其他辅助检查所获得的健康资料。除本人外，还可从其他人员或记录中获得所需资料，如家庭成员或其他与之关系密切者、其他卫生保健人员、目前或以往的健康记录或病历等。

三、婴幼儿健康信息采集

健康管理的一个关键步骤是健康信息采集，健康记录表是健康信息采集的工具，健康体检表是最为重要的健康管理信息来源。

对健康的幼儿进行定期或不定期的体格检查，称为"健康检查"。通过健康检查，可以了解幼儿生长发育情况和健康状况，早期及时发现隐匿性疾病和生理异常，便于及早采取矫治措施，这也是保护幼儿健康成长的重要方法之一。

（一）幼儿健康信息采集途径

幼儿健康信息主要可以通过全面体格检查、定期体格检查和随机健康筛查等途径采集。

1. 全面体格检查

（1）全身状态检查。主要包括生命体征检查以及对幼儿的发育、营养、意识状态、面部表情、体位姿势、步态及对周围事物的反应进行检查。

（2）皮肤检查。皮肤检查应在明亮的自然光下观察，皮肤状态及可能出现的问题见表2-1。

表 2-1 皮肤状态及可能出现的问题

皮肤状态	可能出现的问题
面色苍白、苍黄	营养不良性贫血
皮肤黄染	肝胆疾病

（续表）

皮肤状态	可能出现的问题
皮肤上有充血性皮疹（高于皮肤,加压褪色）	风疹、幼儿急疹等疾病或过敏
皮肤出血点或瘀斑（暗红色,加压不褪色）	流行性脑脊髓膜炎或某些血液病
皮肤干燥,毛囊角化	维生素 A 缺乏
皮肤弹性差（捻起腹部皮肤,皱纹消失慢）	脱水
皮下脂肪层厚	营养过剩

（3）浅表淋巴结检查。正常的浅表淋巴结小而软,不易触及。但有部分小儿在颈部、枕部等处可触及小而软、无黏连、无压痛的淋巴结,不应视为病态;局部淋巴结肿大,质硬、有黏连、压痛,多由感染所引起;全身淋巴结肿大,应做进一步检查,可能是某些全身性疾病的表现,比如白血病等。

（4）头颈部检查。头部检查包括头发、头颅的大小和形状、眼睛、耳、鼻、口腔等。

检查头颅应注意:方颅常见于佝偻病;检查眼时注意眼睑有无浮肿、上睑下垂等;检查耳时,注意外耳道有无分泌物或疖肿,乳突有无压痛,检查听力是否正常等;检查鼻时注意呼吸是否通畅,单侧、长期鼻塞常见于鼻腔异物或息肉;口腔检查应注意健康的幼儿口唇红润有光泽,口唇苍白多为贫血,要注意牙齿的数量、颜色、排列和有无龋齿等,舌质滋润、淡红、有薄白苔为正常;检查咽部时,主要观察扁桃体及咽后壁。

颈检查主要检查甲状腺。甲状腺柔软、光滑,两叶对称,看不到也不易触及为正常,明显肿大时,可以看出。

（5）胸部检查。胸部主要指颈部以下、腹部以上的区域。检查胸廓时应注意两侧是否对称,有无畸形,如串珠肋、鸡胸等佝偻病体征。检查心脏时主要注意心律、心音、心率及有无杂音。检查肺部时,听到正常呼吸以外的附加音为啰音。啰音按性质不同可分为湿啰音和干啰音。湿啰音发生机制为气体通过呼吸道内存在的稀薄分泌物发生水泡破裂后产生,在吸气末听得较为清楚,部位较恒定;干啰音持续时间长,单调较高,吸气和呼气时都能听到,但呼气时最为明显。

（6）腹部检查。主要触诊肝、脾。应引导幼儿仰卧、屈膝,使腹直肌松弛,然后随呼吸自下而上慢慢触诊。检查者将右手平放在幼儿腹壁上,用食指和中指指端从脐下开始轻向上触诊,当幼儿吸气膈肌下降时,手指可触及肝脏或脾脏下缘。婴儿肝脏体积较大,尤其左叶较大,肝下缘在剑突下,较易触及;3～4 岁时,肝下缘约在右肋缘下 1 cm,一般 7 岁后不能触及。如出现肿大或压痛,可结合幼儿精神、食欲、体温等症状,考虑是否需要进一步化验检查。

（7）脊柱和四肢。检查脊柱时被检查者应直立,露出全部脊柱,目视前方,双足与肩同宽,两臂自然下垂。检查者距其 1 m 处观察受检者腰至髂嵴的外形轮廓是否对称,胸廓是否对称（肩胛下角是否对称）,两肩是否齐平。

检查下肢时应注意被检查者有无异常弯曲或扁平足。检查时,让幼儿直立,两腿并拢。不足 3 岁的幼儿,应多做户外活动,多晒太阳,幼儿应避免久立、久走,防止下肢弯曲畸形;3 岁以后,佝偻病的临床症状消失,血生化和骨骼 X 线检查正常者,会遗留不同程度的下肢畸形,轻度的可随幼儿年龄的增长而自行矫正。

（8）外生殖器及肛门检查。男童应检查睾丸位置,是否有隐睾（一般新生儿期睾丸就降至阴囊内,如还留在下降途中的任何部位,均为隐睾）,是否有鞘膜积液（阴囊内有光滑肿物,透光）等。女童应检查外阴有无湿疹。

检查肛门时,取侧卧位,注意肛门周围皮肤有无裂伤、糜烂。

2. 定期体格检查

《幼儿园工作规程》规定:幼儿园应当建立幼儿健康检查制度和幼儿健康卡或档案。每年体检一次,每半年测身高、视力一次,每季度量体重一次;注意幼儿口腔卫生,保护幼儿视力。幼儿园对幼儿健康发展状况应定期进行分析、评价,及时向家长反馈结果。

通过幼儿定期体格检查,不仅可以全面衡量幼儿的生长发育情况,及时发现异常,及时进行治疗和矫正,还可以从健康资料的前后对比中看到幼儿生长发育和健康状况的动态变化,起到追踪观察的作用。

幼儿的定期体格检查项目主要包括生长发育检测、血液检查、五官科检查、性器官检查和骨科检查。每次健康检查后都要对资料和信息进行整理、分析并评估,检查和评估结果要向家长公布,并向家长宣传科学育儿知识。对体检中发现的问题,要及时与家长沟通,及时带幼儿做相应的专项检查,做到防治结合。

为了系统地观察幼儿的健康状况,体检表格或体检卡片要妥善保管、连续使用。

3. 随机健康筛查

随机健康筛选与全面体格检查不同,它只是某个单科的检查,如口腔检查、脊柱检查、扁平足检查、听力检查、血色素化验等。健康筛查是早期识别儿童发育迟缓和障碍的有效途径,通过筛查,可以将某些早期症状不明显,或者不经过化验检查容易被忽略的疾病检查出来。凡在随机健康筛查中出现异常结果的幼儿,都应做进一步诊治。

幼儿随机健康筛选的重点是缺铁性贫血、龋齿、弱视、斜视、铅中毒等。

(二) 幼儿健康信息采集方法

幼儿健康信息的收集主要采用观察法、谈话法、身体评估法以及测验法。

1. 观察法

观察法是根据一定的研究目的、研究提纲或观察表,在现场对观察对象进行直接观察、检查、测量和计数而取得资料的方法。观察法主要是"耳闻眼看",具有目的性、计划性、系统性和可重复性等典型特征。

2. 谈话法

谈话法是通过评估者与被评估者之间目标明确的、正式有序的当面交谈来获得信息的方法。采用谈话法的主要目的是获得被评估者的健康史资料,为进一步进行身体评估提供线索,并建立良好的评估关系。但是谈话法用时比较长,记录时需要评估者根据自己的理解提炼重点。

面对幼儿运用谈话法收集资料时,应注意:谈话目的要明确,谈话过程要围绕主题进行;提前准备好提问顺序,按照一定的思路提问,逐步深入;选择适当的时间和地点,避免受到干扰;与幼儿交谈时,态度亲切,语气和蔼,语言容易被幼儿理解;谈话过程中,要有足够的耐心,不催促幼儿,也不要暗示;整个谈话过程,评估者应客观,在记录时不能加入自己的主观印象。

3. 身体评估法

身体评估法是评估者运用自己的感觉器官或借助简单的辅助工具,对被评估者进行细致的观察和系统的检查,以了解其身体各方面的状况,为后续诊断提供依据。身体评估法分为视诊、触诊、叩诊、听诊、嗅诊、实验室检查、影像学检查等。

4. 测验法

测验法是一种运用科学的方法和测量工具,对幼儿身体健康发展水平进行测量的方法。对幼儿身体健康发展水平进行的测量多为间接测量。为了保证测验的质量,测量者必须保证测验的效度、信度和区分度。

(1) 效度。效度是指测量的准确性和有效性的程度,即测量工具或手段能够准确测出所需测量的事物的程度。它反映了测量的信息或结果与所测量对象之间的符合程度。测量结果与测量对象越吻合,则效度越高;反之,则效度越低。

效度是科学的测量工具所必须具备的最重要条件。在社会测量中,对测量工具如问卷或量表的效度要求较高。鉴别效度必须明确测量的目的与范围,考虑所要测量的内容并分析其性质与特征,检查测量的内容是否与测量的目的相符,进而判断测量结果是否反映了所要测量的事物的程度。效度是针对测量结果的,所以测验的效果如何,对正确评估被评估对象十分重要。

（2）信度。信度是指采取同样的方法对同一对象重复进行测量时,其所得结果相一致的程度,即检测结果的一致性、稳定性及可靠性。一般多以内部一致性来表示该测验信度的高低。比如,用体重计测量一名 5 岁男童的体重,第一次称为 20 千克,第二次称为 15 千克,显然这样的结果是不可靠的,信度是低的;如果第一次称为 20 千克,第二次称为 19.8 千克,那么这个结果的信度就比较高。信度系数越高表示该测验结果的一致性、稳定性与可靠性越好。

信度与效度之间既有明显的区别,又存在着相互联系、相互制约的关系。一般来说,信度是效度的前提条件,也就是说,效度必须建立在信度的基础上;但是没有效度的测量,即使它的信度再高,这样的测量也是没有意义的。

（3）区分度。区分度是指测验项目对于所研究的受测者的心理特性的区分程度或鉴别能力。区分度高的项目,能将不同水平的受测者区分开来,能力强、水平高的受测者得分高,能力弱、水平低的受测者得分低;区分度低的项目,就没有很好的鉴别能力,水平高和水平低的受测者得分差不多。

如果在一次体能测验中,测验项目太难,所有幼儿的成绩都比较低,从而使运动能力强和运动能力弱的幼儿得分没有明显差别;同样,由于测验项目过于容易,所有幼儿得分都很高,不同运动能力的幼儿得分没有明显差别,从而使测验的区分度降低,测验就失去了意义。

为了保证测量的效度、信度和区分度,在进行测量前,编制测量项目或题目要有计划,形式应该多样,最好采用标准化测量。标准化测量需要提前设定测量项目,明确测量范围,在抽取样本进行测试后,要进行效度、信度和区分度的分析,筛选确定测量项目后给出平均分和标准差。用这样的常模进行比较,其评估结果具有高信度,评估结论具有高效度。

任务二　管理婴幼儿健康信息

案例导入

2020 年 9 月 27 日,广西南宁,法院审理一涉嫌侵犯公民个人信息案,被告人利用医院工作便利,办理出生证时非法下载新生儿及产妇信息 8 万余条,转卖从中牟利。公诉机关认为,应当以侵犯公民个人信息罪追究刑责。该案择日宣判。

南宁市青秀区人民检察院指控:2018 年初开始,被告人李某某利用其在广西某医院工作的便利,在为新生儿办理出生证时,非法下载新生儿和产妇的个人信息,通过网络 QQ、邮箱等方式提供给经营母婴产业的被告人杨某甲、杨某乙和肖某某,从中牟利。杨某甲、杨某乙将上述个人信息用于为二人经营的母婴服务中心发展客户,肖某某将上述个人信息用于为其经营的母婴摄影店发展客户。截至2020 年 6 月案发,李某某共计向杨某甲、杨某乙、肖某某非法提供公民个人信息 89 904 条,获取非法所得 5.64 万元。[①]

---

① 广西新闻网:http://china.qianlong.com/2020/0929/4798996.shtml。

你如何看待医护转卖新生儿信息 8 万条,非法牟利 5 万余元? 如何保护新生儿及产妇信息不被泄露呢?

任务要求

通过本任务学习,要求学习者能够掌握健康信息录入的方法,掌握信息录入的技能。认识数据库文件和调查问卷保存的重要性,理解健康信息保存的原则和措施。要保证信息档案,了解信息安全概念、内容、策略,认识信息安全的重要性。了解家庭中的婴幼儿健康档案、园所中的婴幼儿健康档案的意义和内容。

一、婴幼儿健康信息录入与保存

健康信息录入是健康信息管理的关键步骤。为了方便管理和分析收集到的健康信息,需要把采集到的健康数据录入计算机并加以安全保存。

(一) 信息录入

健康信息收集完成后的工作就是信息录入。信息录入就是把收集到的信息录入计算机里保存,以便下一步的分析和使用。一般情况下,在调查问卷设计阶段就已经编写了调查问卷的编码,并在调查问卷里留出空格,要求调查者按照编码手册中不同变量所规定的编码填入相应的数值。在信息录入阶段可按照完成问卷里填写的数字,使用数据库管理系统将调查问卷录入到计算机。

信息录入是整个管理过程中最枯燥的一步,也是发生错误较多的一个环节。错误主要有读不懂手写文字、错误的答案、编码错误、错误的编码位置、遗漏数据、重复录入数据等。

(二) 信息清理

为了保证健康信息录入的准确性,必须进行健康信息的鉴别与核实。检查录入信息准确性的过程称为信息清理。鉴别和核实健康信息的原则包括:检查核实数据编码是否正确、问题到编码的转换是否正确、录入是否正确。

信息清理的方法主要包括如下三种。

(1) 双录入法:通过其他人重新输入数据库来检查错误的方法。当出现前后两次录入的数据不符的情况时,应重新参考源文件及调查问卷,直至找到错误并更正为止。

(2) 直接审阅数据库文件:通过专人目测检查数据库文件中的记录是否存在相同的格式,是否有空白数据。如果应用固定栏目格式,只要出现任何缩写形式的目录就会发现错误位置栏而发生的编码错误。出现这种情况就应该重新输入正确的数据。同时,对数据中的缺失值已经进行过编码(如缺失值编码为 777),如出现空白栏则说明错误存在。

(3) 计算机查错:①数据库设计合理编码:在健康信息录入前的数据库程序设计阶段,确定每一个变量特定范围内的编码来确认其属性,以规定所要接受的合理编码。在录入数据时,数据库程序会自动检查编码的正确性。如果发生录入错误,就会发出"嘟嘟"的响声来提示录入员及时更正。②逻辑查错:在数据录入完成后,应用逻辑检查的方法进行查错。

在计算机上通过应用反证法的程序,可检查对特定问题和其他问题的回答是否存在逻辑上的合理性。如前列腺痛的患者应该是男性,如果是女性,就有逻辑上的错误。

（三）信息录入技能要求

1. 录入员培训

在信息录入前要对录入员进行培训，掌握录入要求。录入与培训内容包括数据库结构、调查表的编码逻辑差错的设置要求、数据库文件的保存等。

2. 信息录入

信息录入的程序可用一般性的计算机软件，如 Excel 等，也可以用 EpiData、SAS、SPSS、Systat 等软件录入数据。因此，信息的录入需要有一定的计算机应用能力。

信息录入有两种方法：①将所有的调查数据直接输入电子数据表。最好是采用双份独立录入校对的方法。所谓"双份独立录入"是指有两个录入员采用相同的数据库结构分别独立地录入同一份健康信息记录表。这样同一批资料得到两份数据库。②应用如 PAD 或智能手机这样的终端，在调查时就将数据送入计算机主机。后者的好处是节省由问卷到电脑的数据文件转换时间，并且在现场直接录入时提高调查双方的积极性，避免枯燥。

信息录入过程必须努力降低错误的发生率。条件许可时最好应用双录入方法来录入数据。

3. 录入数据的鉴别和核实

如果是采用双份录入的方法，可用某些数据管理软件，如 EpiData 的 Validate 程序进行比较，打印出不一致的部分，并与原始表格的内容进行对照和修改。修改后再进行校对，直至两份录入的数据完全相同。

4. 健康信息的传递和接受

完成信息录入、分析整理后，应及时地将结果按照规定的格式反馈给客户。这些信息的传递方法有以下五种。

（1）通知客户到健康管理中心：以面对面的方式将结果告诉客户。最好也打印一份结果交给客户，同时进行相应的解释。

（2）将打印的结果通过邮寄方式寄给客户：如果有一些特殊问题需要解释，应该书面给予解释；如果需要到健康管理中心进行复查后进一步诊断，则需要作出详细说明。

（3）以电子邮件的形式将结果发送给客户：要求与邮寄方法相同。

（4）电话通知客户：电话比较直接，可以详细地解释一些结果。但是，电话方式往往由于语言表达等问题容易造成客户的错误理解。

如果可能的话，邮寄（含电子邮件）与电话两种方式相结合会有较好的效果，也比较节省费用。

（5）短信通知客户：由于短信的描述比较简单，只能是一些不太重要的信息，或紧急需要联系客户的情况下才使用。

不管是什么方式，传递出去的健康信息必须要有客户收到的反馈。反馈的信息除了是否收到外，应该包括客户对所传递的信息是否能理解的反馈以及意见和建议。健康管理师应该将传递出去的信息和接受回来的反馈记录在案，并按照要求及时传递给上一级健康管理师。

（四）健康信息的保存

1. 信息保存

健康信息的保存包括计算录入后的数据库文件的存档和调查问卷文件的保管和存放。

2. 数据库文件保存

数据库文件在录入和清理完成后要进行双备份，分别保存在不同的计算机相应文件夹里。

3. 调查问卷的保存

保存原则要保证信息档案的完整、安全、方便查阅。具体措施包括：①应安排固定的空间和购置必需的档案保管设施设备，保证这些存档的文件能防盗、防晒、防高温、防火、防潮、防尘、防鼠和防虫。②要指定专职人员进行管理。③在放置调查问卷等纸质文件时，要考虑到便于使用，如可按编号摆放、建立目录卡,并留有空间以备扩充。

(五) 信息安全

1. 信息安全的概念与内容

健康信息安全是信息管理的重要环节,应特别给予重视。信息安全是指所收集的数据受到保护,不会因为偶然的或者恶意的原因而遭到破坏、更改和泄露。信息安全的内容主要包括五个方面:保证信息保密性、真实性、完整性、拷贝的安全性(未经授权不得拷贝)和所寄生系统的安全性。

2. 信息安全策略

主要是制订严格的规章制度和严格的安全管理制度。信息管理的单位应建立相应的网络安全管理办法并加强内部管理,同时建立合适的网络安全管理系统,加强用户管理和授权管理。此外要建立安全审计和跟踪体系,提高整体网络安全意识。

信息录入完成后,及时保存数据库文件。录完全部调查表后,还要进行双备份,分别保存在不同的计算机相应的文件夹内,并向上一级管理者报告。将调查问卷送到资料管理员手里,按照要求保管好已录入的调查问卷。

二、婴幼儿健康档案管理

健康档案是在健康管理活动中直接形成的、具有保存备查价值的历史记录。婴幼儿健康档案根据健康信息来源场景的不同,分为家庭中的健康档案和园所中的健康档案。

(一) 家庭中的婴幼儿健康档案

家庭婴幼儿健康档案是居民健康档案中的重要组成部分,内容包括婴幼儿基本资料、家系图、主要健康问题、健康记录和健康评估资料。

1. 基本资料

主要指婴幼儿的基本信息,如姓名、性别、年龄、健康资料以及家庭类型、内在结构和居住环境等。

2. 家系图

是以绘图的方式来描述家庭结构、医疗史、家庭成员疾病间的遗传联系、家庭关系及家庭重要事件等,它可以使医生快速地掌握大量信息,评判家庭成员的健康状况,是掌握家庭生活周期、家庭功能及家庭资源等信息的最好工具。绘制家系图的目的是对家庭背景和潜在的健康问题作出实际的总结。

3. 主要健康问题

主要记录婴幼儿生活和婴幼儿生活周期各阶段存在或发生的生理、心理和社会问题,以及婴幼儿健康评估结果等。婴幼儿生活周期的划分对社区医生实施以婴幼儿为单位的照顾有较大帮助。社区医生可根据婴幼儿所处生活周期的不同阶段,对婴幼儿提出保健指导意见,并可用表格记录婴幼儿所在周期出现的健康问题及干预的措施。

4. 健康记录

是指在家庭健康档案中,应有一份婴幼儿的健康资料记录。

5. 健康评估资料

是记录婴幼儿有关健康评估等方面的所有资料,可以供医生诊疗时参考。

(二) 园所中的婴幼儿健康档案

1. 托幼机构婴幼儿健康档案管理的意义

托幼机构、幼儿园(以下简称托幼机构)是学龄前幼儿生活和学习的重要场所。3岁前的婴幼儿入托幼机构,3岁以上的学龄前幼儿入幼儿园,实行保教并重的方针。婴幼儿在集体生活条件下相互密切接触,若疏于管理,容易引起疾病的传播和流行,故加强托幼机构婴幼儿健康档案的建设及管理工作具有重要意义。

2. 托幼机构自身档案建设的内容

托幼机构自身档案建设的内容主要包括以下6个方面。

（1）根据婴幼儿不同年龄特点,建立科学、合理的一日生活制度,培养婴幼儿良好的卫生习惯。

（2）为婴幼儿提供合理的营养膳食,科学制定食谱,保证膳食平衡。

（3）制订与婴幼儿生理特点相适应的体格锻炼计划,根据婴幼儿年龄特点开展游戏及体育活动,增强婴幼儿身心健康及抗病能力。

（4）制定卫生消毒制度,做好室内卫生及个人卫生,保证食品安全与卫生。

（5）制订健康教育计划,对婴幼儿及家长开展多种形式的健康教育活动。

（6）做好各项卫生保健工作信息的搜集、汇总和报告工作。

3. 托幼机构婴幼儿健康档案建设的内容

（1）建立健康检查制度,开展婴幼儿定期健康检查工作,建立健康档案。

（2）协助落实国家免疫规划,在婴幼儿入托、入园时查验其预防接种证,未按规定接种的婴幼儿要告知其监护人、指导补种,并记录在案。

（3）加强日常保育护理工作,对体弱儿进行专案管理,定期开展婴幼儿眼、耳、口腔保健,同时开展婴幼儿心理卫生保健并记录在案。

（4）发现婴幼儿患疑似传染病时应当及时通知其监护人带婴幼儿离园治疗。患儿治愈后,凭医疗卫生机构出具的诊断证明入园,并记录在案。

（三）社区中的婴幼儿健康档案

1. 建档对象

婴幼儿保健的工作对象是从胎儿到青少年。由于婴幼儿时期是出生后最脆弱的时期,因此婴幼儿保健的重点工作和建档对象是7岁以下的婴幼儿。

2. 建档内容

定期搜集本地区婴幼儿健康资料,建立本地区婴幼儿健康档案数据库,有助于分析婴幼儿的总体生长发育水平和常见疾病的死亡率、发病率,发现影响本地区婴幼儿健康的主要因素,为本地区政府制定相关的政策提供依据。建档内容可以包括以下6个方面。

（1）生长发育监测和营养状况分析。生长发育监测是婴幼儿保健工作最基本的内容。目前我国7岁以下婴幼儿的生长发育监测采用4∶2∶1模式,即出生1年内每3个月随访一次,生后第2年每半年随访一次,此后每年随访一次直至7岁。监测指标包括体重、身高（体长）、头围等,可以观察婴幼儿的生长速度,筛查、管理发育异常的高危婴幼儿。

（2）母乳喂养。母乳是婴儿最适宜的食物,有利于增强婴儿的免疫力,因而要大力提倡母乳喂养,尤其是坚持4~6个月的纯母乳喂养。在婴儿的成长过程中,除母乳喂养的问题外,家长还面临其他营养问题,包括辅食的合理添加和营养素的科学搭配,婴幼儿保健工作者在科学育儿知识的宣传过程中担当了相当重要的角色。通过生长监测和营养评估,婴幼儿保健工作者需根据婴幼儿的饮食习惯以及营养状况制定适宜的喂养方案,同时帮助家长实现喂养方式的顺利过渡。这些内容均须记录在案。

（3）免疫接种的实施。免疫接种是减少群体发病率、提高婴幼儿群体健康水平的有效手段。社区婴幼儿保健中心应当根据辖区接种对象数量,合理安排接种门诊周期,通过多种渠道全面掌握接种对象,对接种对象及时建立接种卡、接种簿与接种证。及时预约接种对象,并宣传免疫接种知识。

（4）疾病的防治。"预防为主、防治结合"是婴幼儿保健的原则,而"四病"的防治一直是社区婴幼儿保健工作的一个重要组成部分。定期体检有助于早期发现婴幼儿人群存在的健康问题,及早干

知识拓展

儿童入园(所)
健康检查表

知识拓展

儿童转园(所)
健康证明

知识拓展

托幼机构工作
人员健康
检查表

知识拓展

托幼机构工作
人员健康
合格证

预，减少患病率和死亡率。防治疾病发生，需要从喂养着手，喂养不当会导致孩子来不及消化，奶汁反流呛入孩子气管，造成吸入性肺炎。奶瓶恒温器则是诱发幼儿肠炎的隐患，因为40℃的水温很适合病菌繁殖。

（5）心理行为发育咨询。婴幼儿期的心理行为发育亦称"行为发育"，包括感觉发育、运动发育、语言发育和个人-社会能力发育四个部分，它们的发育和认知、智能和心理的发育密切相关。保教人员应当指导家长掌握适合婴幼儿年龄和行为发育水平的早期教育方式，及时纠正教育中存在的误区，为婴幼儿长大后独自面对社会打下坚实的身体和心理基础。

（6）口腔、眼和耳保健。随着生活方式的改变和生活水平的提高，人们对婴幼儿健康问题的关注不仅是常见病如肺炎、腹泻等，还包括龋齿、近视、弱视、听力障碍等。应加强宣传教育，以预防为主，开展早期筛查，以便早发现、早干预。

三、婴幼儿健康数据管理

健康数据是指健康医疗和管理活动中产生的数据集合，随着云计算的发展，健康数据的云端化管理是必然趋势。婴幼儿健康数据是全生命周期健康管理的开端，包括数据采集、数据入库、数据分析、数据应用等过程内容。

1. 婴幼儿健康数据采集

通过婴幼儿健康数据平台，可以为婴幼儿提供可穿戴设备和智能健康电子设备，从而获得孩子日常运动和成长的健康数据。

2. 婴幼儿健康数据入库

婴幼儿健康数据平台可以将采集到的婴幼儿健康信息数据存储入库，并进行整理归纳，针对不同查阅对象形成不同覆盖面、不同形式的健康档案。

3. 婴幼儿健康数据分析

婴幼儿健康数据平台可以实现对婴幼儿健康信息的定向获取，通过数据采集终端对幼儿健康信息进行采集，再通过云端服务器，对采集的身份和健康信息进行汇总分析后转换成不同的分析数据，发放至对应部门或个人，实现对婴幼儿健康状况的全面了解和及时掌握。

4. 婴幼儿健康数据应用

婴幼儿健康档案管理平台可以准确地采集婴幼儿健康信息，并将采集到的婴幼儿健康信息整合后建立婴幼儿健康档案，这有利于家长、托幼机构、相关政府部门及时掌握和全面了解婴幼儿身体健康和心理健康状况，发挥社会、学校、家长的三重力量，为婴幼儿提供个良好的成长环境。

任务三　认识婴幼儿健康管理信息化

案例导入

在2022年1月17日的迪拜世博会中国馆腾讯活动日直播上，腾讯向世界介绍了能够管理全生命周期健康的电子健康卡。作为居民的"健康身份证",电子健康卡是医疗信息化发展的重要载体,对于促进医疗与数字化技术的融合发展,对"全社会落实预防为主"制度体系落地,起到重要推动作用。"原来我们随访包里带很多资料,扛着一堆东西跑。现在不需要,手机操作就可以了。"钟国娟介绍,电子健康卡没有上线时,她们每次外出随访患者,都需要携带患者健康资料等,回来后还需要把患者信息录入电脑,费时又费力。有了电子健康后,医生通过用手机就可以查看患者健康档案,边采集边录入,提高工作效率的同时也减轻了医生的工作负担。有了电子健康卡,社区医生们告别了"搬家式"外出随访,靠一台手机、一块屏幕、一套系统就能把他们和患者联系起来。[①]

你是如何理解健康管理信息化在婴幼儿健康管理领域应用的?

任务要求

通过本任务的学习,能够了解健康管理信息化的含义,理解健康管理信息化的意义。掌握信息的含义、信息的主要特征、信息的形态、信息收集原则。了解健康管理信息化的数字技术、网络技术、多媒体技术、信息安全技术。掌握公共卫生信息化建设的基本要求,了解妇幼保健信息系统基本概念和架构,了解人口健康信息平台的概念、性质、功能。

一、健康管理信息化基础

(一)健康管理信息化的含义

健康管理信息化是以目标人群或特定个体全生命周期健康管理为服务对象,通过互联网、物联网、大数据、云平台、软件平台、硬件设备等技术,对目标人群或特定个体进行健康信息的采集记录,并建立健康档案,评估健康信息,建立健康数据库,指导健康干预活动等。健康管理信息化以信息化、数字化为载体方式,记录目标人群或特定个体生命健康状况的动态过程与健康干预结果,为提高目标人群或特定个体健康水平、实现"健康中国"国家战略提供信息支撑。

(二)健康管理信息化的意义

信息技术在健康领域的应用具有重要意义,通过大数据、互联网技术的应用能够极大地提高健康管理的效率。综合起来,健康管理信息化的作用和意义有以下四点。

1. 完善健康管理服务体系,提升服务能力

健康产业发展目标中提到,要将传统的以治病为中心的医疗模式逐渐转变为以人民健康为中心的全面保健模式。信息化作为实现目标的重要手段,可以有效地提升整体服务能力。翔实准确的健康信息可以为医疗保健人员在诊断疾病或健康服务过程中提供实时的数据与智能化支持。数字健康档案可以为特定个体提供长生命周期的、持续性的动态健康数据以及过往的诊疗与保健数据,有助于医疗、康复护理机构了解保障对象持续的健康状况。

2. 整合健康管理相关资源,节约服务成本

健康管理服务机构可通过信息化的手段来实现个人健康信息档案查阅、医联体转诊健康数据调取与结果互认等,通过信息化技术可以准确、全面地掌握个人健康信息、就诊记录、健康干预方案及实施结果,整合、利用患者健康信息资源,降低服务成本,提高服务效率。通过互联网对健康档案建档人群特别是社区居家人群进行健康教育,有助于促使人们形成健康的生活方式,这也是现代公共卫生服务

---

① 内容来源于社区居民的健康新故事:中国式"健康守门人",https://baijiahao.baidu.com/s？id=1722561685051558518&wfr=spider&for=pc。

中重要的预防措施。

3. 整合健康管理数据信息,提供决策依据

健康管理信息化不仅把健康服务推向智能化时代,更为临床决策和精准医学研究提供了有力的数据支持。通过研究分析包括个人体征、疗效和费用等在内的大型数据集,可帮助服务人员确定最有效、最具成本效益的治疗方法;利用临床决策支持系统可有效增加临床医生的知识储备,减少人为失误,帮助服务人员提高诊治质量和工作效率;通过集成分析诊治操作与功放数据集,创建可视化流程图和绩效图,可识别服务过程中的异常,为流程优化提供临床决策依据。

4. 借助健康管理先进技术,提供智慧服务

移动互联和人工智能是创新健康管理信息化服务模式的重要技术支撑。比如,通过可穿戴设备收集个人健康数据,并对个体征数据、诊治数据、行为数据等进行分析,再应用自身量化算法、高维分析方法等大数据处理技术,可以预测个体的疾病易感性、药物敏感性等特征,实现对个体疾病的早发现、早治疗和个性化用药、个性化护理。同时,移动互联和人工智能的快速发展和广泛应用将催生健康服务新业态,使家庭托育、家园共育、保教结合等智慧托育服务更加精准和便捷。

(三) 健康管理信息化的基础

1. 信息的含义

信息论的创始人香农认为:"信息是能够用来消除不确定性的东西。"信息的作用在于消除观察者在相应认识上的不确定性,它的数值则是用以消除不确定性的大小,或等效地以新增知识的多少来度量。信息是客观事物状态和运动特征的一种普遍形式,客观世界中大量地存在、产生和传递着以这些方式表示出来的各种各样的信息。在管理信息系统领域,一种被普遍接受的观点认为,信息是经过加工的数据,它对接收者有用,对决策或行为有现实的、潜在的价值。

2. 信息的主要特征

信息除了具有物质的基本属性,如客观性、普遍性、有用性等,还具有本身特有的性质。

(1) 可识别性:信息是可以识别的,识别又可分为直接识别和间接识别。直接识别是指通过感官的识别,间接识别是指通过各种测试手段的识别。不同的信息源有不同的识别方法。

(2) 可存储性:信息可以通过不同的方式存储在不同的介质上。

(3) 可扩充性:信息随着时间的变化,将不断扩充。

(4) 可共享性:同一信源可以对应多个信宿,因此信息是可以共享的。

(5) 可传递性:人们通过声音、文字、图像或者动作相互沟通消息。因此,信息具有可传递性,信息的可传递性是信息的本质特征。

(6) 可转换性:信息可以由一种形态转换成另一种形态。

(7) 可再生性:信息永远都在产生、更新、演变,是取之不尽、用之不竭的智慧源泉,是人类社会与自然界不可或缺的可再生资源。

(8) 时效性和时滞性:信息在一定的时间内是有效的信息,在此之外就是无效信息。而且任何信息从信源传播到信宿都需要经过一定的时间,因此又具有时滞性。

3. 信息的形态

信息一般有四种形态:图形及符号、文字、声音、图像,这四种形态可以相互转化。

4. 信息收集原则

信息收集主要有以下六点原则。

(1) 计划性原则:指根据需求,有针对性、分步骤地收集信息。要做到有计划性地收集信息,必须明确目的、保证重点、全面兼顾,最后要根据需求不断修订计划。

(2) 系统性原则:指根据单位性质、专业特点、学科任务等不间断地连续采集信息。

(3) 针对性原则:指根据实际需要,有目的、有重点、分专业、分学科、按计划、按步骤地收集,以最大限度满足用户的信息需求。

（4）及时性原则：指按照用户的信息需求，敏捷迅速地采集到反映事物最新动态、最新水平、最新发展趋势的信息。

（5）完整性原则：指根据用户现在与潜在的信息需求，全面、系统地收集信息。

（6）真实性原则：指根据用户需求采集真实、可靠的信息。

5. 信息技术

信息技术是研究信息的获取、传输和处理的技术，由计算机技术、通信技术、微电子技术结合而成，有时也叫作"现代信息技术"。也就是说，信息技术是利用计算机进行信息处理，利用现代电子通信技术进行信息采集、存储、加工、利用以及相关产品制造、技术开发、信息服务的新学科。信息技术是信息高度发展的结果。

6. 数据

（1）数据的含义。数据（Data）是载荷或记录信息的、按一定规则排列组合的物理符号。数据是对客观事物的真实反映，它没有掺杂任何主观性因素，可以是数字、文字、图像，也可以是计算机代码。数据是信息的表现形式和载体，信息是数据的内涵，信息来源于对数据的解读。

（2）数据的分类。数据的种类很多，按性质分为：①定位数据，如各种坐标数据；②定性数据，如表示事物属性的数据（居住地、性别、血型等）；③定量数据，反映事物数量特征的数据，如长度、面积、体积等几何量或重量、速度等物理量；④定时数据，反映事物时间特性的数据，如年、月、日、时、分、秒等。数据按表现形式分为：①数字数据，如各种统计测量数据；②模拟数据，由连续函数组成，又分为图形数据（如点、线、面）、符号数据、文字数据和图像数据等。

二、健康管理信息化的关键技术

（一）数字技术

数字技术是一项与电子计算机相伴相生的科学技术，它是借助一定的设备将各种信息，包括图、文、声、像等，转化为计算机能够识别的二进制数字"0"和"1"后，进行运算、加工、存储、传送、传播、还原的技术。由于在运算、存储环节中要借助计算机对信息进行编码、压缩、解码等，也被称为数码技术、计算机数字技术等。

（二）网络技术

网络技术从20世纪90年代中期开始发展起来。它把互联网上分散的资源融合成为有机整体，实现资源的全面共享和有机协作，使人们获得能够透明地使用资源的整体能力，并按需获取信息。资源包括高性能计算机、存储资源、数字资源、信息资源、知识资源、专家资源、大型数据库、网络、传感器等。

（三）多媒体技术

多媒体技术是指通过计算机对文字、数据、图形、图像、动画、声音等多种媒体信息进行综合处理和管理，使用户可以通过多种感官与计算机进行实时信息交换的技术，又被称为计算机多媒体技术。

（四）信息安全技术

信息安全技术是指保证己方正常获取、传递、处理和利用信息，而不被无权享用的他方获取和利用己方信息的一系列技术的统称。信息安全技术从最初的信息保密性发展到信息的完整性、可用性、可控性和不可否认性，进而又发展为"攻击、防范、检测、控制、管理、评估"等多方面的基础理论和实施技术。

三、公共卫生信息系统

新型冠状病毒感染疫情，让我们看到了构建强大公共卫生体系的重要性。为了加强公共卫生体系建设，我国建立健全了突发公共卫生事件应急机制、疾病预防控制体系、医疗救治体系和卫生执法监督体系。公共卫生信息系统建设是上述机制和体系建设的重要环节和纽带。早在2003年，原卫生部就颁布了《国家公共卫生信息系统建设方案》。

中国公共卫生系统主要由各级医疗行政部门、医院、疾病预防与控制机构、卫生监督机构组成。相对应的，公共卫生信息系统（public health information system，PHIS）是指对这些机构所涉及的各种公共卫生信息进行规划和管理的信息系统。

公共卫生信息内容涉及突发公共卫生事件应急指挥决策机制、疾病预防控制体系、医疗救治体系和卫生执法监督体系等方面。在遵循医药卫生信息化建设思路的前提下，公共卫生信息化建设需要做好四个方面的建设：一是电子化居民健康档案，二是基于健康档案的区域卫生信息平台，三是基于区域卫生信息平台的业务应用系统，四是国家统一的信息标准与规范。

1. 电子化居民健康档案

（1）系统架构。健康档案的系统架构是以人的健康为中心，以生命阶段、健康和疾病问题、卫生服务活动（或干预措施）作为三个维度而构建的一个逻辑架构。第一维为生命阶段，按照不同生理年龄可将人的整个生命进程划分为若干个连续性的生命阶段，如婴儿期、幼儿期、学龄前期、学龄期、青春期、青年期、中年期、老年期八个生命阶段；第二维为健康和疾病问题，确定不同生命阶段的主要健康和疾病问题及其优先领域，是客观反映居民卫生服务需求、进行健康管理的重要环节；第三维为卫生服务活动（或干预措施），针对特定的健康和疾病问题，医疗卫生机构开展一系列预防、医疗、保健、康复、健康教育等卫生服务活动（或干预措施），这些活动反映了居民健康需求的满足程度和卫生服务利用情况。

三维坐标轴上的某区间连线所圈定的空间域，表示个人在特定的生命阶段，因某种健康或疾病问题而发生相应的卫生服务活动所记录的信息数据集。理论上，一份完整的健康档案由人从出生到死亡的整个生命过程中所产生和记录的所有信息数据集构成。

（2）数据标准。健康档案数据标准目前主要包括三类，一是健康档案相关卫生服务基本数据集标准；二是健康档案公用数据元标准；三是健康档案数据元笔记分类代码标准。2009年，原卫生部《健康档案基本架构与数据标准（试行）》中初步制定出了这三个标准。

2. 基于健康档案的区域卫生信息平台

基于健康档案的区域卫生信息平台（regional health information platform based on heath record）是指连接区域范围内各类卫生业务应用系统，以居民健康档案信息的采集、交换、存储为基础，支撑各类医疗卫生机构实现互联互通、信息共享和联动协同工作的公共服务信息平台和区域卫生数据中心。区域卫生信息平台的功能主要包括基础功能和互联互通功能。

（1）基础功能。区域卫生信息平台作为连接区域内所有医疗卫生机构业务应用系统和服务终端的数据共享与基础支撑平台，要向相关的参与者提供基础的服务功能，包括注册服务、健康档案索引服务、健康档案数据存储服务以及数据仓库健康档案浏览器等基础功能。

（2）互联互通功能。区域卫生信息平台需要从各个医疗卫生机构运行的业务应用系统中获取数据，并为各业务应用系统提供信息共享、协同服务等功能。区域卫生信息平台与业务应用系统之间以及平台内部构件之间的信息交互，均称为互联互通功能。

3. 基于区域卫生信息平台的业务应用系统

基于区域卫生信息平台的业务应用系统要按照"统一高效、资源整合、互联互通、信息共享"的建设策略，以区域为基本建设单元，在统一的区域卫生信息资源规划和信息标准化基础上，开展基于区域卫生平

知识拓展

健康档案基本架构与数据三个标准具体内容

台的公共卫生监测、妇幼保健、卫生监督、卫生应急、社区卫生等各类公共卫生业务应用系统的建设。

4. 国家统一的信息标准与规范

2009年,原卫生部组织制定并相继发布了《健康档案的基本架构与数据标准(试行)》《电子病历的基本架构与数据标准(试行)》《基于健康档案的区域卫生信息平台建设指南(试行)》和《基于健康档案的区域卫生信息平台建设技术解决方案(试行)》等一系列规范和标准。

国家公共卫生信息系统纵向网络建设是形成"五级网络、三级平台"。五级网络是指依托国家公用数据网,综合运用计算机技术、网络技术和通信技术,建立连接乡镇、县(区)、地(市)、省、国家五级卫生行政部门和医疗卫生机构的双向信息传输网络,形成国家公共卫生信息虚拟专网。三级平台是指在地(市)、省、国家建立三级公共卫生信息网络平台。

公共卫生信息系统横向可分为疾病预防控制信息系统、卫生监督信息系统、突发公共卫生事应急信息系统、社区卫生信息系统、医疗救治信息系统和妇幼保健信息系统等业务信息系统。在这里介绍与婴幼儿健康最直接相关的妇幼保健信息系统。

四、妇幼保健信息系统

妇幼保健信息管理系统主要包括:妇女儿童基础档案管理子系统、出生医学证明管理子系统、新生儿疾病筛查管理子系统、儿童健康体检管理子系统、体弱儿健康管理子系统、出生缺陷监测防治管理子系统、母婴预防艾滋病传播管理子系统、5岁以下儿童死亡报告管理子系统等二十余个子系统。妇幼保健信息系统是妇幼保健机构对其服务对象进行长期、连续的追踪管理和开展优质服务的基础,是妇幼保健机构现代化建设中不可缺少的基础设施与支撑环境。

(一)妇幼保健信息系统基本概念

《妇幼保健信息系统基本功能规范(试行)》中对妇幼保健信息系统(maternal and child health care information system,MCHIS)进行了基本定义,指出妇幼保健信息系统是按照国家有关法律法规和政策的要求,以计算机技术、网络通信技术等现代化手段,对妇幼保健机构及相关医疗保健机构开展的妇幼保健工作各主要阶段的业务和管理等数据进行采集、处理、存储、传输和交换分析与利用的业务应用系统。

妇幼保健信息系统以服务居民个人为中心,兼顾管理与决策需要,是妇幼保健相关机构对其服务对象进行长期连续的系统保健服务和开展科学管理的重要技术支撑手段。

妇幼保健信息系统是医药卫生体制改革重点建设的公共卫生信息系统的重要组成部分,其收集和管理的特殊人群(妇女和儿童)健康个案信息是居民健康档案的主要组成内容和重要信息来源。在医药卫生体制改革的推动下,以健康档案为核心的区域卫生信息化建设对妇幼保健领域信息化提出了新的任务和更高要求,为妇幼保健信息系统带来了更加丰富的内涵和更广阔的应用前景。

(二)妇幼保健信息系统的架构

妇幼保健信息系统大体上可分为两个子系统,为妇幼保健业务平台和妇幼保健服务子系统。其中,妇幼保健业务平台是整个系统的支撑,妇幼保健服务子系统是主要的业务应用系统。

1. 妇幼保健业务平台

在这一平台系统中,除了相关的存储数据外,还包含两个主要的子系统,妇幼卫生管理子系统和业务协作子系统。

(1)妇幼卫生管理子系统:这是指基于妇幼保健业务平台构建的,针对妇幼保健服务提供者,实现对辖区妇幼保健服务工作进行全面动态监管,以及预警预测和综合决策的各项妇幼保健服务监管与综合决策支持信息系统。主要包括妇女儿童专项档案管理、妇幼保健服务监管、妇幼保健综合决策支持和妇幼保健监督执法。

① 妇女儿童专项档案管理：是专门为妇女儿童开设的保健档案，要求有唯一的识别码，并能够提供母子关系的关联识别。

② 幼保健服务监管：包括出生医学登记的管理、出生缺陷监测与干预、儿童健康管理与服务评估、孕产妇健康管理与服务评估和重大妇女病监测。

③ 妇幼保健综合决策支持：根据决策的主题要求，对各类应用数据的综合分析和展示，如数据仓库、决策支持系统、实时联机分析处理和数据挖掘等。

④ 妇幼保健监督执法：对提供妇幼保健服务的相关医疗机构和医务人员的执业资质管理、执业执照管理以及《出生医学证明》证件管理。

（2）妇幼保健业务协作子系统：提供了一系列从具体义务域中抽象出来的与妇幼保健相关的基础医务服务。服务项目主要包括登记问询、体格检查、实验室检验影像检查、疾病诊断、手术分娩、医学指导、转诊、随访评估报告笔记、事件报告、疾病报告等服务。

2．妇幼保健服务子系统

妇幼保健服务子系统指在平台之下部署于各个妇幼保健服务点（直接面向服务对象，具体提供各项妇幼保健服务项目的有关医疗卫生机构），用于支撑儿童和妇女保健各项医务服务功能的业务子系统，主要包括儿童保健服务和妇女保健服务两方面的功能。

五、人口健康信息平台

人口健康信息平台能够充分依托"互联网+"的优势资源，让健康管理服务人员和被管理对象掌控并获取自己的健康资料，参与健康管理，实现健康信息共享。

（一）人口健康信息平台的概念

人口健康信息平台是以区域内现有信息化资源为基础，以建设人口健康信息数据中心为核心，统一打造基于健康档案库、电子病历库、全员人口信息库、基础信息库、决策支持库的区域人口健康信息平台，通过标准化的规范体系和数据共享交换平台，实现区域内各医疗机构卫生业务系统数据共享，实现区域内医疗业务协同，并以一系列信息化手段实现"辅政、助医、惠民"，提升区域医疗卫生服务综合能力。

（二）人口健康信息平台的性质

人口健康信息平台这一概念是随着对区域性卫生信息化建设与研究的深入，逐步建立与形成的。2013 年 11 月，原国家卫生计生委和中医药管理局联合印发《关于加快推进人口健康信息化建设的指导意见》，在指导意见中明确提出建设标准统一、融合开放、有机对接、分级管理、安全可靠的国家、省、地市、县四级人口健康信息平台。无论是区域卫生信息平台还是人口健康信息平台，其核心与本质在于区域性、共享性、协同性、标准性及开放性。通过对平台的本质分析，才能对平台的概念有正确的认识。

（三）人口健康信息平台功能

人口健康信息平台是超大规模信息平台，因此对平台功能体系的正确认识、理解与掌握，是建设平台的关键。人口健康信息平台从服务对象的角度进行功能划分可总结为"惠民""助医""辅政"三个方面。人口健康信息平台功能众多，并随着社会经济的发展与人民健康需求的变化动态调整与完善。人口健康信息平台更多功能将在模块八婴幼儿智慧化健康管理进行介绍。

模块小结

本模块主要介绍了婴幼儿健康信息采集、婴幼儿健康智能监测与远程管理、婴幼儿健康档案建设与管理、婴幼儿健康数据库建设与管理。婴幼儿健康信息采集的内容包括基础信息、管理信息、保健信息以及疾病防治信息四个方面。常用的婴幼儿健康信息采集方法有文献法、信访法、访谈法以及现场调查法。婴幼儿健康档案建设与管理包括家庭中的婴幼儿健康档案、园所中的婴幼儿健康档案以及社区中的婴幼儿健康档案。为了提高健康管理水平,健康管理信息化是发展的必由之路。通过建立健全信息化管理体系,可以完善健康管理服务体系,提升服务能力;整合健康管理相关资源,节约服务成本;整合健康管理数据信息,提供决策依据;借助健康管理先进技术,提供智慧服务。网络与多媒体技术更是提高了信息化管理的技术水平,但需要注意婴幼儿健康信息的安全防护。实际应用中,国家重点实施了公共卫生信息系统、妇幼保健信息系统、人口健康信息平台等应用平台,对这些平台的了解有助于今后开展婴幼儿健康信息管理。

思考与练习

在线练习

一、单选题

1. 幼儿的血型、身高、体重、视力、听力、胸围、头围等属于(　　)。
   - A. 基本状态信息
   - B. 病史信息
   - C. 生活方式信息
   - D. 健康信息

2. 幼儿的生长发育检测、血液检查、五官科检查、性器官检查和骨科检查属于(　　)。
   - A. 全面体格检查
   - B. 定期体格检查
   - C. 随机健康筛查
   - D. 幼儿健康信息的收集

3. 检查录入信息准确性的过程称为(　　)。
   - A. 信息录入
   - B. 双录入法
   - C. 计算机查错
   - D. 信息清理

4. 对家庭背景和潜在的健康问题作出实际总结的资料工具是(　　)。
   - A. 基本资料
   - B. 家系图
   - C. 健康记录
   - D. 健康评估资料

5. 信息除了具有物质的基本属性,还具有的本身特有的性质是(　　)。
   - A. 计划性
   - B. 系统性
   - C. 针对性
   - D. 可识别性

二、多选题

1. 婴幼儿健康信息分类中既往资料包括(　　)。
   - A. 基本资料
   - B. 既往史
   - C. 治疗史
   - D. 过敏史

2. 健康的生活方式是保证幼儿健康状态的基础,包括(　　)。
   - A. 饮食与营养情况
   - B. 休息与睡眠情况
   - C. 活动与自理能力
   - D. 大便与小便

3. 幼儿健康信息采集主要途径是通过(　　)。
   - A. 全面体格检查
   - B. 局部体格检查
   - C. 定期体格检查
   - D. 随机健康筛查

4. 幼儿健康信息采集方法主要是(　　)。
   - A. 观察法
   - B. 谈话法
   - C. 身体评估法
   - D. 测验法

5. 家庭婴幼儿健康档案内容包括( )。

    A. 婴幼儿基本资料   B. 家系图

    C. 健康记录   D. 健康评估资料

6. 婴幼儿健康数据管理,包括婴幼儿健康数据的( )。

    A. 采集   B. 入库   C. 分析   D. 应用

三、简答题

1. 婴幼儿健康信息分类有哪几部分内容?

2. 婴幼儿健康信息采集方法有哪些?

3. 家庭中的婴幼儿健康档案内容包括哪些?

4. 健康管理信息化的意义是什么?

5. 妇幼保健信息系统的架构是如何构成的?

实训任务

    请根据【实训二:健康信息采集】的实训要求,完成实训,并提交实训报告。具体实训目的、实训准备、实训要求、实训形式,请参见模块九实训二。

PPT
本模块课件

模块三
婴幼儿健康风险评估与分析

模块导读

　　本模块主要介绍婴幼儿健康风险评估与分析的基本知识和操作方法。任务一介绍了婴幼儿健康风险评估程序,内容包括婴幼儿评估标准、婴幼儿评估程序、婴幼儿评估规范等。任务二在分别介绍专项评估与综合评估、定量评估与定性评估、自我评估与他人评估等方法的基础上,重点介绍了婴幼儿发育的不同类型评价方法。任务三主要分析了影响婴幼儿健康的因素,内容包括婴幼儿个体因素、婴幼儿家庭因素、园所因素、社会因素等方面。学习本模块不仅需要掌握一定理论知识,而且需要掌握具体实践操作,通过实训,掌握正确的婴幼儿健康风险评估的步骤和方法,并且做好婴幼儿健康教育宣传,防范健康风险。

学习目标

1. 了解婴幼儿健康风险评估的标准、程序、规范。
2. 掌握婴幼儿生长发育的估算法、等级评价法、曲线图评价法、百分位数评价法。
3. 能够对影响婴幼儿的健康因素进行多元分析,提供防范宣传教育。

内容结构

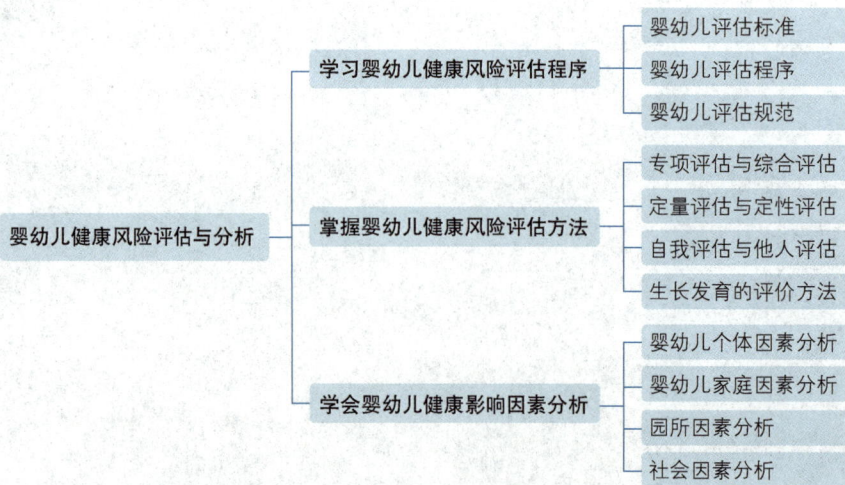

任务一　学习婴幼儿健康风险评估程序

案例导入

小张是一名婴幼儿托育服务与管理专业的优秀毕业生，有幸被一家托育机构录用为保教老师。因小张在实习期间就在该托育机构实习，园长深知小张所学专业涉及婴幼儿健康管理方面的知识。现在该机构需要配合本地卫健部门开展在园幼儿健康风险评估，为了能够体现本机构工作人员的专业性，园长安排小张规划本园婴幼儿健康风险评估程序方案。

小张稍犹豫一下，自信地接下了此项重要任务。如果你是小张，应该如何开展此项业务？

任务要求

通过本任务学习，了解婴幼儿健康状态评估的不同分类标准；掌握婴幼儿健康状态评估标准制定的基本要求、方法步骤；掌握婴幼儿健康状态评估基本程序；掌握指标体系、标准体系、计量体系的实际操作规范。

一、婴幼儿评估标准

评估标准是指人们在评估活动中应用于对象的价值尺度和界限。它是评估对象的各项指标达到相应程度的要求，是事物质变过程中量的规定。评估标准是评估方案的核心部分，是人们价值认识的反映，评估标准客观公正是评估方案具有科学性的重要依据。

（一）婴幼儿健康状态评估标准的分类

1. 绝对标准与相对标准

绝对标准是指不管评估对象与评估条件如何，均使用一个评估标准，使用这种标准，可以增加可比性，如原卫生部 2009 年公布的《中国 7 岁以下儿童生长发育参照标准》就属于绝对标准。

对个体婴幼儿进行生长发育评估时，只需将某项指标的实测值与当地同性别、同年龄婴幼儿的生长发育相应指标进行比较，根据所得标准差就可以确定生长发育水平。个体婴幼儿的实测数值在均值 2 个标准差范围内（即中上等、中等、中下等）均可视为正常，这个范围包括了大约 95％ 的幼儿，但是在此范围之外的，也不能一概认定为异常。例如，体重处于"下等"的婴幼儿，在排除疾病的影响后，要了解其营养状况。总体来说，对于这些婴幼儿应进行密切追踪观察，结合体格检查确定其是否属于发育异常。

相对标准是指根据评估目的、评估对象和评估条件的不同，采用不同的标准。

2. 定性标准与定量标准

定性标准是指用评语或等级作为标度的标准。比如，在对幼儿教师组织的健康教学活动进行评估时,经常采用评语作为指标项目:教学目标明确、教学方法恰当、教学步骤严谨合理等,所有指标用"很好""比较好""一般""较差"代表四个等级的标度,评估时,根据教师的教学实际情况,选择其中一个标度进行评估。再比如,在评估幼儿参与相关健康活动的主观兴趣时,常用"优""良""中""可""差"来评定(见表 3-1)。

表 3-1 幼儿参与户外体育活动的兴趣评估表

等级	评估标准
优	由自己的兴趣和愿望支配,主动参与户外体育活动
良	受特定环境或活动内容影响,主动参与户外体育活动
中	看到其他小朋友积极参与活动后自己跟着做
可	在成人或教师要求下参与户外体育活动
差	不愿参与户外体育活动

定量标准是指用数字或者百分比作为标度的标准。比如幼儿的生长发育达标情况,可以规定身高体重达标 90% 以上的班级为优秀,达标 80%～89.9% 为良好,达标 70%～79.9% 为中等,达标 60%～69.9% 为合格,60% 以下为不合格,将测量结果填入评估表(见表 3-2)。

表 3-2 某幼儿园幼儿生长发育评估表

_____幼儿园_____班			评估人_____				_____年___月___日				
班级	总人数	参评人数	身高达标率		体重达标率		营养状况				备注
			人数	%	人数	%	好		中	差	
							人数 %	人数 %	人数 %	人数 %	

(二)婴幼儿健康状态评估标准的制定

婴幼儿健康状态评估就是把婴幼儿的实际健康状况与幼儿健康发展的预定目标进行比较,并作出有价值的判断的过程。婴幼儿健康状态评估涉及内容比较广泛和复杂,从哪些方面进行评估,应该达到什么样的水平,需要从指标体系和标准体系进行确立。其中,指标体系属于内容的载体和外在表现,评估标准是各项指标应该达到什么样的水平,二者互为依存、互为结合,才能对健康状态进行全面系统评估。

1. 指标体系的制定

婴幼儿健康状态评估指标体系是由幼儿健康各个方面、各个层次的指标组成的一个有机整体。在这个指标体系中,任何一个具体的指标只能反映目标的某一部分,整体指标体系才能反映出评估对象的总目标或整体目标。

(1)草拟指标体系。草拟指标体系,首先要做好前期调查研究和资料搜集工作,取得编制指标体系时所需要的数据;然后,根据明确的评估目标,在深入分析与理解的基础上,将评估目标进行分解。由于婴幼儿健康状态评估的复杂性,对目标进行一次分解通常不能达到评估的可测性,因此,需要在目标和指标之间设置若干中间过渡环节,一层一层地分解下去,把目标分为越来越精细的层次,最后落实到具体可测的指标。

（2）改善指标体系。评估指标是评估的基础和关键,初步的指标体系形成后,必须慎重而仔细地分析各项指标的内涵,保证指标的合理性、完整性和相互独立性。评估指标体系中的指标项目不宜过多,所以要尽可能全面考虑指标的合理归属。要对评估的信息来源、人力、物力等各个方面逐一考察,还要从评估对象的实际情况出发,对于不同发展地区有层次上和规格上的区别。

2. 标准体系的制定

婴幼儿健康状态评估标准是对评估对象的各项指标在数量或质量上进行判断的准则,没有该标准,评估工作就无法开展和进行。因此,标准体系的制定至关重要。

（1）基本要求。评估标准是评估的准则和尺度,因此,无论是标准的内容还是标准的等级和标度,都必须反复推敲,力求客观严谨。

制定评估标准时,相关内容应与上级的标准体系和要求保持一致,在同一评估指标体系中,各项指标的标准等级应相同。比如,将标准定为五个等级,第三级表示中间水平,那么每项指标都应该按照这个标准设定等级。另外,评估标准还要符合实际,尽量具体,减少抽象化的概念和词条;在制定等级时,不要过于精细,以免增加操作难度。

制定评估标准还应了解国内外制定标准的经验,吸收多学科的研究成果,利用先进的技术和手段,确定各项评估标准的内容和内涵,同时要区分和鉴别评估对象在该指标方面的不同程度,使评估标准能够正确引导婴幼儿健康教育和评估工作。

（2）主要方法。婴幼儿健康状态评估标准多用评语和分级定量的方法,所以在进行评语编制时,除了一般性的文字要求外,还要注意在同一个评估方案中,使用的概念应保持一致。在划分等级和编制等级评语时,要在程度和数量上保持等距,形成一个连续的层层递进的关系。在编制末等评语时,坚持用正面语言,通过正面用词婉转表达对这个等级的评定。比如在评估幼儿参与体育活动的主动性时,可以用"需要他人引导或帮助参与体育活动"。

在划分等级时,应采用合理的符号作为等级符号。比如,我们常采用"优、良、中、可、差"作为五等分级的符号,这样的符号很容易让人做出中等的选择,所以我们可以改用"Y、A、B、C、D"这样的符号;再比如,采用五等分级制评价,容易使评估者"居中"选择,我们可以改用四等分级制或者六等分级制,避免"中间化"倾向,使评估更加客观公正。

（3）编制步骤。编制评估标准首先要成立一个由领导、相关专家和工作人员组成的草拟评估标准的专门小组,大家一起研究评估指标体系,对每项指标的内涵、彼此之间的关系等寻求统一认识,搜集国内外相关的评价标准,调查讨论预设标准的框架和可行性,然后由专人分头起草评估标准草案。

在起草评估标准草案的基础上,可以邀请专家对草案进行论证,提出修改意见,根据论证的意见和建议,对草案进行再修改。

修改后,通过调查、访问以及问卷等方法,广泛征求相关领域工作人员、教学人员的意见。在此基础上进行再次修改后,可以选择有代表性的单位进行试评,根据试评的结果,对标准体系进行有针对性的改进,最后定稿。

二、婴幼儿评估程序

婴幼儿健康状态评估的方案编制完成后,就可以将方案拿到实际评估工作中实践。在实施过程中,无论是评估工作的准备,还是具体评估工作的开展和总结,都会面临并需要解决各种情况和问题。

（一）评估实施的准备阶段

评估实施的准备阶段,是具体健康状态评估在实施前的预备工作,是评估实施过程的有机组成部分。准备阶段工作细致、充分、全面,可以为高质量的评估打下良好的基础。

1. 组织准备

由于婴幼儿健康状态评估不是一个单项的评估，它是对婴幼儿健康综合性的评估，具有系统性，应该组建一个专门的评估集体，比如确定评估人员，聘请有关专家做指导，或由健康管理人员、科研人员、学前教育专家等成立一个专门的评估委员会。在较大型的评估工作中，还可以设立一些专题评估小组。评估机构（小组）的工作成员应根据实际情况进行分工，做到各司其职，认真负责。

2. 文件材料等的准备

评估工作需要准备各种文件，包括各种对象（评估专家、管理人员、科研人员、教师或家长等）需要填写的表格及详细的填写说明，各类资料的汇总表格等。这些表格应根据实际需要复印多份，使每位评估者人手一份。此外，实施评估工作时所使用的测量工具、计量用品以及办公用品等，也需要提前准备。

（二）评估实施阶段

评估实施阶段是婴幼儿健康状态评估工作的核心部分，一般包括宣传动员、资料搜集、汇总分析、结论报告四个环节。

1. 宣传动员

评估者应向有关工作人员进行宣讲，指导工作人员或家长、教师正确解读评估的意义和目的，正确对待评估工作以及结果，要求执行评估方案的工作人员对照标准严格执行，避免主观偏向，杜绝弄虚作假；对被评估婴幼儿进行恰当引导，使婴幼儿建立积极的测评态度和情绪，保持良好的心态和状态，在评估工作中积极主动配合。

2. 资料搜集

资料搜集工作是评估实施过程中最为复杂的具体工作，不仅用时长，还需要付出大量人力、财力和物力。这个阶段的工作，要求评估者具有较高的专业素质及良好的工作态度，能够根据健康状态评估实施方案，对评估对象进行细致的测量、访谈、观察等，并做好相关记录。

3. 汇总分析

经过相关的测量、访谈或观察，会产生大量的资料，评估工作人员应根据每个具体项目的具体数据进行评分，即根据评估对象的实际状况，比对评估方案中的指标，认定相应的分值或者等级，应特别注意评分可信度的提升。然后对获得的评估资料及时汇总整理。

4. 结论报告

评估是为了更好地促进婴幼儿的健康状况，指导婴幼儿健康活动的开展，所以，应将评估结果及结论以报告的形式反馈给相关机构或人员。

评估实施过程中的各个环节，相辅相成，缺一不可，任何一个环节的疏漏，都有可能直接影响评估的结果。因此，评估的组织者应做好全面的规划，统筹安排，严格监督，保证评估工作高质量顺利完成。

（三）评估结果的反馈阶段

根据标准对测量所获得的信息作出价值判断，对评估结果进行分析，给出改进意见或对下一环节开展评估工作提出建议。

三、婴幼儿评估规范

通过学习婴幼儿健康状态评估的指标体系、标准体系和计量体系的编制方法，掌握三者之间的关系，我们就可以编制婴幼儿健康状态评估方案。首先应将目标分解形成指标体系，然后根据指标体系界定评估尺度形成标准体系，最后按照不同指标在指标体系中的重要地位确定权重值，这三项工作全部完成,一个科学的婴幼儿健康状态评估方案才能编制完成。

根据上述顺序,这里以编制一份婴幼儿健康状态评估方案(小儿发育筛查表)为例。

(一)制定指标体系的实操规范

小儿发育筛查表(DDST)适用于 0~6 岁婴幼儿,评定内容包括涵盖了婴幼儿发育的四个能区,可以细分为二级指标(见表 3-3),然后形成专项指标体系。

表 3-3 小儿发育筛查评估目标指标体系

一级指标	二级指标
个人-社会	用汤匙或叉 帮忙做家务 用杯子喝水 模仿活动 和测试者玩球 挥手再见 表达"要"
精细动作-适应性	叠两个积木 倒出葡萄干吃 涂鸦 放积木入杯 敲打两手中的积木 拇指-食指抓捏 拿两个积木
语言	说三个词语 说两个词语 说一个词语 有意识叫爸爸妈妈 叽里咕噜地说 组合音节
大动作	跑 倒退走 走得很稳 弯腰后恢复站姿 放手站稳 站立 2 秒

该量表包括个人-社会、精细动作-适应性、语言、大动作四个能区,即四个指标体系:人际社会反映了婴幼儿对周围人回应、料理自己生活的能力,如与大人逗笑等;精细动作反映婴幼儿手眼协调等能力,如看、用手取物和画图等;语言反映了小儿言语接受、理解和表达的能力,如理解大人指示、用言语表达需求;粗大动作反映婴幼儿坐、立、行走和跳跃等能力。测验工具包括:红色绒线球(直径约 10 cm)1 个;葡萄干(或类似葡萄干大小的小丸)若干粒;有柄拨浪鼓 1 把;无色透明玻璃瓶(瓶口直径 1.5 cm)1 个;小铃铛 1 个;花皮球(直径分别为 7 cm 和 10 cm)2 个;正方形积木(边长 2.5 cm)11 块,其中红色 8 块,蓝色、黄色、绿色各 1 块;红铅笔 1 支;白纸 1 张;语言测验卡片。

(二)制定标准体系的实操规范

指标体系建立以后,应确定评估方案的评估等级标准,并为各等级分别赋值或判定结果,制定相应的评估标准,从而使每一项指标具备可操作性。图 3-1 是以小儿发育筛查表为例制定的评估标准体系。

按号码见注解——3　　图例

1月 2 3 4 5 6 7 8 9 10 11 12 13 14 15 16 17 18 19 20 21 22 23 24　2½岁 3 3½ 4 4½ 5 5½ 6

个人-社会

注意人脸　　R玩拍手或挥手再见　　R能玩交往的游戏
R反应性微笑　　R会表示需要　　R会洗手并擦干手
R自发的微笑　　与检查者玩球　　R会穿短袜、鞋或裤
R自己吃饼干　　R用杯子喝水　　R能容易地与母亲分开
2拒绝把玩具拿走　　R模仿做家务　　R在协助下穿衣
设法拿够不到的玩具　　R在家里会帮做简单事　　会扣扣子
※100%在出生时就通过　　R见生人有反应　　R脱外衣、鞋、小裤　　R会自己穿衣
躲猫猫游戏　　R自喂狼藕少

精细动作-适应性

对称动作※　　6坐着会找线团　　倒小丸，按示范　　10会挑出较长的线段
跟至中线　　R拿两块积木　　自发乱画　　11模仿画"十"字
4跟过中线　　把弄小丸拿到了　　搭四层塔　　模仿"口"形
R两手握在一起　　R积木传递　　倒小丸，自发地　　13画人面三处
4对线跟180°　　7拇-它指抓握　　模仿画直线　　12会复制"口"形
5抓住拨浪鼓　　R积木对敲　　模仿搭桥　　13画人面六处
注意小丸　　8拇-食指抓握　　9模仿画"O"形
R伸手够东西　　搭两层塔　　会搭八层塔

语言

对铃声反应　　R除会爸爸妈妈外还会三个词　　18会说两个反义词
R会发语音不会哭　　R指出一个说出名称的身体部分　　R认识四种颜色中三种
R出声笑　　R会把两个不同的词组合起来　　20说出东西是什么做的
R尖声叫　　14说出一张画的名字　　19会对9个词中6个下定义
叫名字有反应　　15能跟三个方向中两个
R说DaDaMaMa无所指　　R说出姓名
R咿呀学语　　16理解冷、累、饿
R说DaDaMaMa有所指　　17理解介词4个对3个

大运动

R俯卧举头　　不支持的坐　　R走得好　　R能骑三轮脚踏车
俯卧举头45°　　R扶东西站　　R走，向后退　　独脚跳
俯卧举头90°　　R拉物站起　　R会上台阶　　独脚站5秒钟
坐，头稳定　　R能自己坐下　　R踢球　　26脚尖对着脚尖向前走
21俯卧抬胸　　R扶家具走　　双足并跳　　28脚跟对着脚尖退走
22拉坐头不滞后　　R能站瞬息　　24举手过肩抛球　　独足站10秒钟
腿能支撑一点重量　　R独站　　独足站1秒钟　　27抓蹦跳的球
R翻身　　R弯腰再站起来　　25跳远

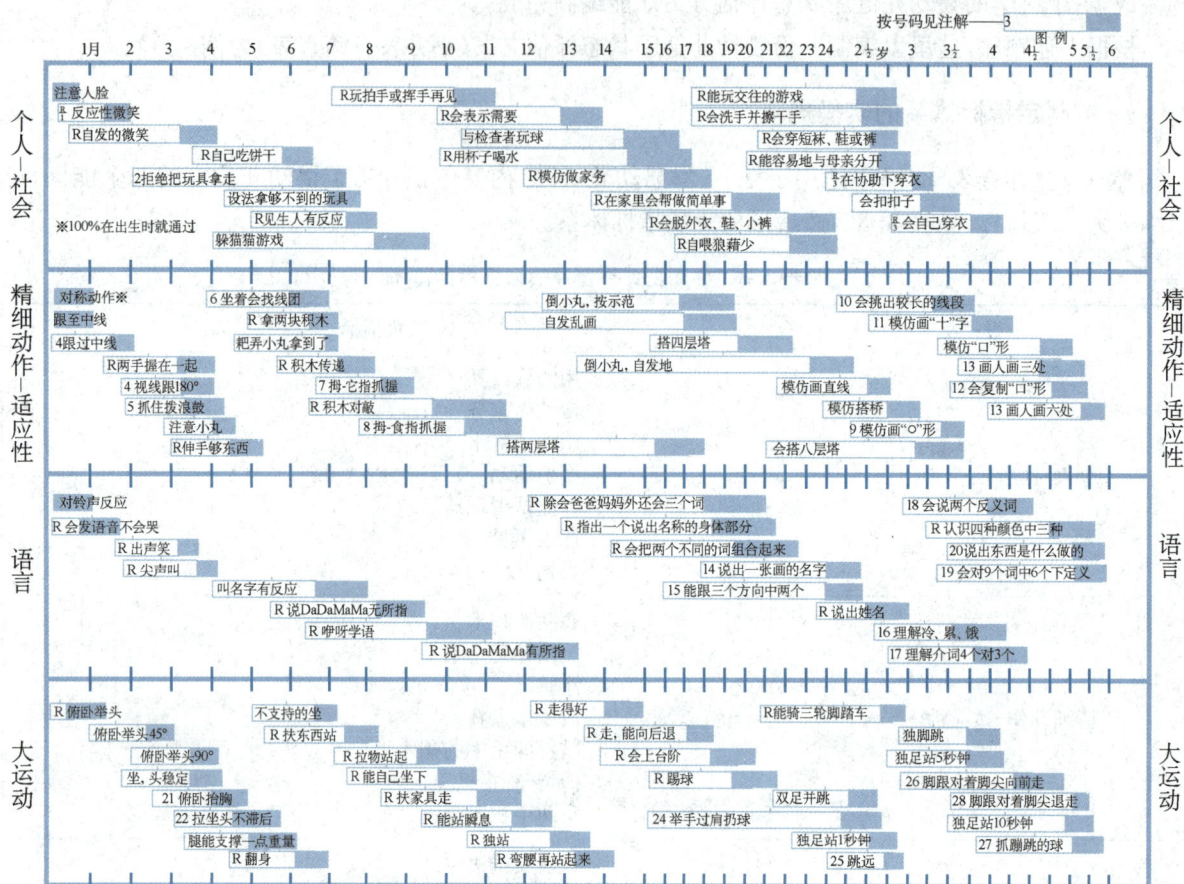

图 3-1　小儿发育筛查表评估标准体系

筛查表中每个横条表示一个测查项目。这些项目横条排列于出生至 6 岁年龄的范围内，并分别安排在四个能区。横条上标有 25%、50%、75% 和 90%，表示该年龄组的正常儿童中有相应比例的儿童可通过该项目；横条中白色部分为 25%～75% 儿童能通过，蓝色部分为 75%～90% 儿童能通过。横条内"R"(report)表示该项目可通过询问家长获得结果。

（三）制定计量体系的实操规范

在制定指标体系和标准体系的基础上，根据各项指标在指标体系中的作用和地位，赋予它们不同的权重值，就形成了最终的计量体系。例如，可以根据小儿发育筛查表的指标体系和标准体系，按照测试要求，将测试结果标记在项目横条上，以"P"表示通过，完成测试项目；"F"表示失败，没完成测试项目；"R"表示拒绝，不合作；"NO"表示儿童没有机会或条件做该项目。"R"和"NO"在总分计算时不考虑在内。在年龄线左侧的项目如果通不过，认为"发育延迟"，用"F"表示并用红笔标记出来。且过年龄线的项目如果通不过，仅用"F"表示，不认为发育延迟，也不用红笔标记。

测试结果分为正常、可疑、异常及无法判断。具体标准如下。

（1）异常：2 个或 2 个以上能区，有≥2 项迟缓；1 个能区有≥2 项迟缓，同时另外 1 个或多个能区有 1 项迟缓且同区年龄线切过的项目都未通过。

（2）可疑：1 个能区有 2 项或更多迟缓，或 1 个或更多能区有 1 项迟缓且同区年龄线切过的项目都未通过。

（3）无法判断：不合作项目、没有机会或条件做的项目过多者。

（4）正常：无上述情况者。

基于前面指标体系、标准体系、计量体系的建立，我们形成了完整的婴幼儿健康发展评估方案。

任务二　掌握婴幼儿健康风险评估方法

案例导入

小萌妈是一位新手妈妈,爱刷朋友圈,小萌的出生也没阻碍她刷朋友圈的习惯。小萌妈深知衡量孩子是否茁壮成长的标准离不开身高和体重。孩子的身高体重是否符合标准?有没有拖后腿?何为标准呢?该怎么去给自己的孩子参照衡量呢?她找到一个"儿童标准身高体重表"发到朋友圈,表中的数据显示了男孩女孩在出生一个月至10岁的标准身高和体重的参照数值,被宝妈们不断地刷屏,不少父母纷纷配图发文,晒出自家孩子的身高体重数据。

不同年龄时期孩子的生长发育状况,有不同的评价指标和评价方法,科学地评价幼儿的生长发育情况,对早发现问题、早解决问题,促进幼儿健康地发育成长有非常重要的意义。

请思考:同龄的孩子都要遵循一样的身高、体重等发育指标吗?究竟如何评价孩子的生长发育情况才合理呢?

任务要求

通过本任务学习,了解专项评估、综合评估、定性评估、定量评估、自我评估、他人评估的基本知识。掌握运用粗略估算法、发育等级评价法、发育曲线图评价法、百分位数评价法、三项指标综合评价法等不同生长发育的评价方法。

一、专项评估与综合评估

评估方法依据不同分类依据有不同的分类方法,根据评估的内容和范围,可以分为专项评估和综合评估。

1. 专项评估

专项评估是指将整体评估内容分为几个方面,并分别予以测量与评估。例如,对幼儿身体形态、体能、安全自护等方面分别进行观察测评,评估幼儿在各个方面的发展处于何种水平和相对地位。又如,对幼儿体能进行评价时,可根据速度、耐力、灵敏性等方面分别加以评估,各自评定等级。

2. 综合评估

综合评估是指对评估内容的整体情况进行评定。以幼儿安全自护能力评估为例,由评估者根据对幼儿的观察,凭直观和整体印象进行综合分析后,直接给出一个评语或者一个等级。选择综合评估时应注意,测评者必须是经验丰富的业内专家或者特级教师,在评估过程中评估者依靠直观观察就可以获得大量的信息,从而作出评判。

在实际的健康状态评估过程中,综合评估常与专项评估结合起来使用。专项评估是幼儿教育中最为常用的一种评估方法:先将各部分内容分别进行测评,再用综合评估法进行整体评估。综合评估体现评估对象的整体性,是专项评估的整合与总结,所以两者结合进行幼儿健康状态评估必不可少。

二、定量评估与定性评估

定性评价和定量评价是相互联系的。定性评价是定量评价的基础,在定量数据分析前,先要定性判断指标数据的同类性,因为定量评价的量必须是同类的,只有同类型才可比较。有时候为了提高评价精确性,也选择将定性指标进行量化,作为定量信息来处理。所以二者是相互转化、互为补充的。在实际运用中,定性和定量方法并不能截然分开。

1. 定量评估

定量评估就是用数字表示评估的标准和结果。其工作基础是开展高标准、高质量的测量,用客观的方法,如实验设计的方法和客观资料的方法对测量结果进行某种价值判定。

2. 定性评估

定性评估是指对事物(指标等)在进行特性描述和材料分析的基础上,制定出定性评估标准后实施的一种评估类型。

定量评估和定性评估各有所长,定量评估比较客观、准确,但并不是所有的健康情况都可以量化,而且带有"质"的变化的一些特点不能用数字表示;定性评估比较全面,但容易掺杂较多的主观因素。因此,评估者应根据具体情况选择合适的方法,将两者结合起来使用。

三、自我评估与他人评估

1. 自我评估

自我评估就是评估者对自己进行评估。幼儿的自我意识水平随年龄增长而提高,幼儿初期,其更多依赖成人对自己的评估,到了5岁左右,幼儿的自我意识进入发展关键期,可以尝试开展自我评估。

幼儿进行自我评估,依赖于成人正确的教育和引导。在组织活动中,在教师有针对性的教育下,幼儿应自觉认识自己的能力,体验学习过程的成功和失败;活动结束后,教师应该有意识地组织幼儿进行自我评估,引导幼儿客观、公正地评估自己的行为和能力,学会调节和控制自己的行为,逐渐形成良好的个性品格。

自我评估易于进行,因此幼儿在每次活动后或每天、每周活动中都可以进行自我评估,其缺点是容易带有主观性。作为评估者,应及时了解幼儿自我评估是否全面客观,是否独立恰当。

2. 他人评估

他人评估就是除自身以外的其他人或其他组织对被评者作出的评估。他人评估可以是教师对幼儿作出的评估,也可以是幼儿之间的互评,家长对幼儿的评估等。

四、生长发育的评价方法

1. 粗略估算法

(1)体重。婴幼儿体重可用以下公式估算:

1～6个月　　体重(kg)＝出生体重(kg)＋月龄×0.6(kg)

7～12个月　　体重(kg)＝出生体重(kg)＋月龄×0.5(kg)

1～3岁　　体重(kg)＝年龄(岁)×2＋7(或8)(kg)

(2)身长。足月儿身长平均为50 cm;生后第一年增长最快,大约增长25 cm,约50%,达到75 cm;第二年增长速度减慢,全年增长约10 cm,2岁时身长约为85 cm;第三年增长约5 cm。

一岁以后平均身长的公式为:身长(cm)＝年龄(岁)×5＋80(cm)

(3)头围。新生儿头围平均为34 cm;头围在生后第一年增长最快,在前半年增加9 cm,后半年增加 3 cm,平均每月增长 1 cm,1 岁时头围为 46 cm 左右;第二年头围增长减慢,仅增长 2 cm;第三年增长 1～2 cm,3 岁时头围平均为 48 cm,已与成人相差不是很多了。

(4)胸围。新生儿胸围平均为 32 cm,小于头围 1～2 cm;在孩子 1 岁时,胸围与头围相等,现在由于普遍营养状况较好,不少婴儿在未满 1 岁时胸围就赶上了头围;1 岁以后,胸围增长明显快于头围,胸围逐渐超过头围。若超过 1 岁半,胸围仍小于头围,则说明生长发育不良。

2. 发育等级评价法

等级评价法是离差法中最常用的一种。它利用标准差(S)与均值(X)的位置远近,划分等级。评价时,以均值为基准值,以其标准差为离散距,制成生长发育评价标准。

等级评价法的优点是简单易行,可较准确、直观地了解个体婴幼儿的发育水平。不足之处是只能用于单项指标评价,不能对婴幼儿体型作评价,也不能反映婴幼儿生长发育的变化趋势,如表 3-4 所示。

表 3-4　发育等级评价

等级	标准	等级	标准
上等	$X+2S$ 以上	中下等	$X-S$ 至 $X-2S$
中上等	$X+2S$ 至 $X+S$	下等	$X-2S$ 以下
中等	$X+S$ 至 $X-S$		

3. 发育曲线图评价法

发育曲线图评价法优点是简便直观,能清楚说明婴幼儿的发育水平所处等级;能追踪观察婴幼儿某项指标的发育趋势和发育速度;能比较个体与群体的发育水平。不足之处在于不能同时评价几项指标,来分析婴幼儿发育的匀称度,不同性别的相关指标都要做图,如图 3-2 所示。

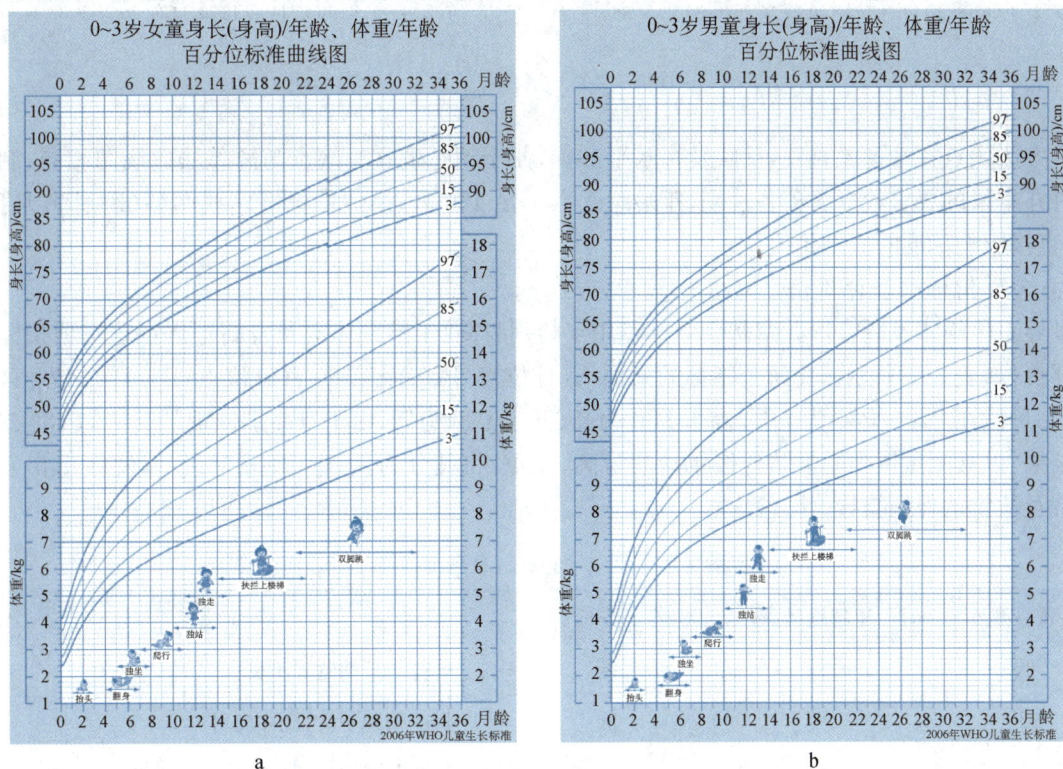

图 3-2　不同性别身高体重生长曲线图[①]

---

① 中华人民共和国卫生计生委. 0～6 岁儿童健康管理技术规范:WS/T 479—2015[S]. 北京:中华人民共和国卫生计生委,2015:36-37.

4. 百分位数评价法

制作原理、过程与离差法相似,但基准值(P50)和离散度(P3、P25、P75 和 P97 等)均以百分位数表示。根据所处范围描述结果,如位于<P3、P3～P25、P25～P75、P75～P97 或>P97 范围内,分别相当于"下""中下""中""中上"和"上"等,如图 3-3 所示。

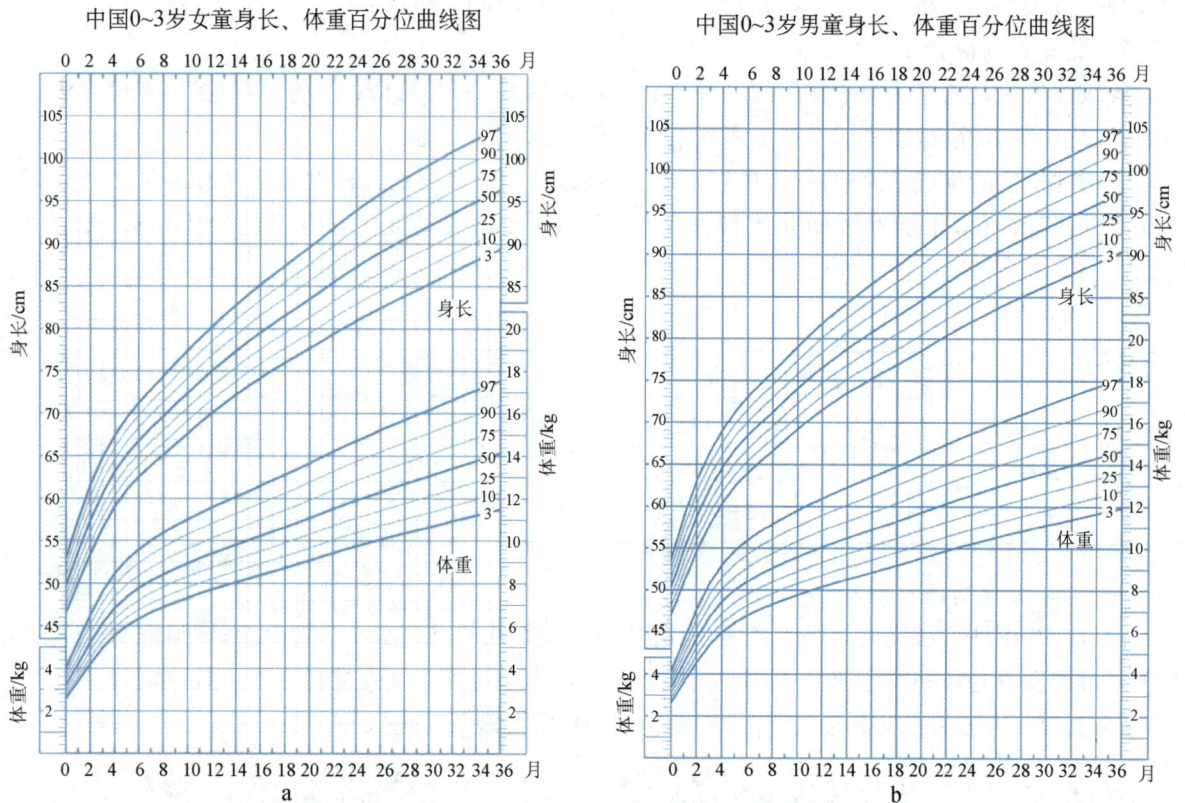

图 3-3　中国 0～3 岁儿童身高体重百分位曲线图

本方法优点在于形象直观,反映发育水平准确,便于动态观察。缺点与离差法曲线图相同:制定标准时对样本量的要求较高。若各性别、年龄组人数不足 150 人,制成的标准曲线两端(P3、P97)值摆动较大,直接影响标准的应用价值。

5. 三项指标综合评价法

世界卫生组织及联合国儿童基金会推荐用年龄别身高、年龄别体重及身高别体重这三项指标进行综合评价,如表 3-5 所示。将每个指标的第 20 百分位点(P20)及第 80 百分位点(P80)作为界值,并定义为:测量值在 P20～P80 为中等、高于 P80 为高、低于 P20 为低,由于身高别体重是反映匀称度二维测定的结果,以其测量值为基准结合按年龄的身高、体重,将其分为低、中、高三个组,以便做出相应可靠的评价及适宜的保健指导。

表 3-5　年龄别身高、年龄别体重、身高别体重三项综合评价

身高别体重	年龄别身高	年龄别体重	评价结果
低	低	低	既往和近期营养不良
低	中	低	目前营养不良,既往尚可
低	中	中	近期营养不良,既往尚可
低	高	低	目前营养不良
低	高	中	瘦高体型,近期营养欠佳

(续表)

身高别体重	年龄别身高	年龄别体重	评价结果
中	低	低	既往营养不良,目前尚可
中	低	中	既往营养不良,目前正常
中	中	低	目前营养尚可,既往欠佳
中	中	中	营养正常,中等
中	中	高	营养正常,偏重
中	高	低	高个子,偏瘦,既往欠佳
中	高	中	高个子,营养正常
中	高	高	高个子,体形匀称,营养正常
高	低	中	近期营养不良,目前营养好
高	低	高	近期肥胖,既往营养不良
高	中	中	目前营养好,中等偏胖
高	中	高	近期营养过度,肥胖
高	高	高	高大个,近期营养过剩

　　三项指标综合评价法的优点是可以对营养状况作出判断,婴幼儿有的长得矮壮或高瘦,可能其生长发育均属于正常。不足之处是比较烦琐。

任务三　学会婴幼儿健康影响因素分析

案例导入

视频

　　夏某是一位个子不高的男子,早到了结婚的年龄,却迟迟未找到另一半。在一次朋友聚会聊天得知,夏某父母曾多次向其灌输"爹矮矮一个,娘矮矮一窝"的遗传思想。希望夏某一定要找一位个子比较高的对象,来改变家族个子矮小的现状。

　　扫码看新闻视频,你觉得有道理吗?

新闻视频
"爹矮矮一个,
娘矮矮一窝"

任务要求

　　通过本任务学习,知道影响婴幼儿健康的多种因素。掌握个体因素对婴幼儿健康状态的影响,理解家庭环境影响因素内容、家庭环境对婴幼儿健康状态的影响。了解园所物质环境、园所文化、保教方式对婴幼儿健康的影响,了解社区环境对婴幼儿健康状态的影响因素。

一、婴幼儿个体因素分析

（一）个体影响因素概述

1. 遗传因素

遗传是指亲代表达相应性状的基因通过无性繁殖或有性繁殖传递给后代,从而使后代获得前代遗传信息的现象,如性情、容貌、疾病等从父母经由基因传递至子女的现象。基因是有遗传效应的 DNA 片段,支持着生命的基本构造和性能。基因决定了肤色、发色、疾病等,大部分基因位于体细胞的细胞核内,还有一部分基因位于为细胞提供能量的线粒体内。细胞核内的基因一半来自母亲,一半来自父亲(见图 3-4)。

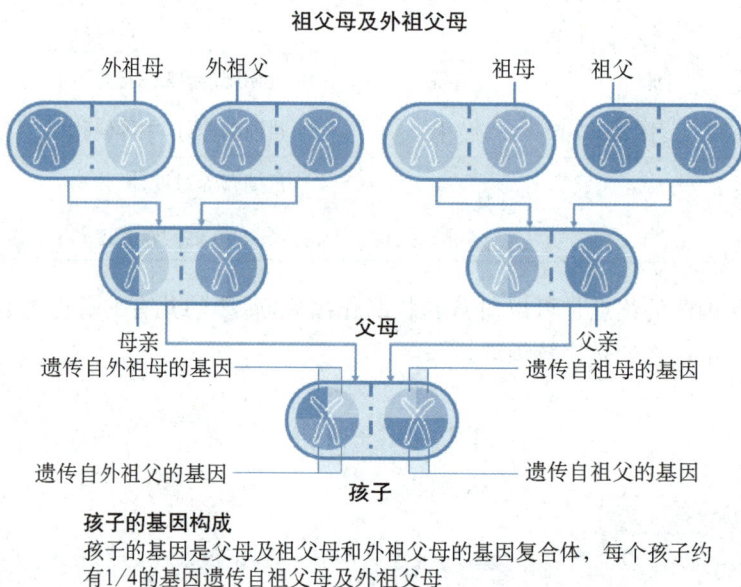

祖父母及外祖父母

外祖母　外祖父　　　　　　　祖母　　祖父

母亲　　　　父母　　　　父亲

遗传自外祖母的基因　　　　　　　　遗传自祖母的基因

遗传自外祖父的基因　　　　　　　　遗传自祖父的基因

孩子

孩子的基因构成
孩子的基因是父母及祖父母和外祖父母的基因复合体，每个孩子约有1/4的基因遗传自祖父母及外祖父母

图 3-4　孩子获得前辈的基因关系

2. 后天因素

后天因素是指个体出生以后所接受的来自环境的各种影响,个体的后天因素对婴幼儿健康状态的影响主要是指个体的行为习惯对婴幼儿健康状态产生的影响。著名教育学家陶行知曾说过,凡人生所需之重要习惯、倾向、态度,多半可以在六岁以前培养成功。婴幼儿时期是人的起步阶段,同时也是各种行为习惯的养成阶段,婴幼儿的行为习惯对其健康状态有着很大的影响。

（二）个体因素对婴幼儿健康状态的影响

1. 遗传因素对婴幼儿健康状态的影响

（1）基因突变。基因突变有两种:获得性变异和遗传性变异。获得性变异的编码错误不会遗传给孩子,但是在细胞分裂时会传递给细胞的后代。获得性变异产生的细胞可能会被我们的免疫细胞消灭掉,也可能生长为恶性肿瘤。

遗传性变异可能在祖先体内就已经产生,因此我们体内所有细胞都有这种变异,并且会遗传给孩子。但是精子和卵子只包含我们一半的 DNA,所以基因不一定在后代显示出来,主要取决于我们从上一代获得的基因情况。

（2）遗传性疾病。很多遗传性疾病都是由常染色体上的显性或隐性基因传递的,它们被叫作常染色体显性或隐性遗传疾病。

与性染色体有关的疾病叫作伴性遗传疾病。伴性遗传疾病常发生在男性身上,因为男性只有一条X染色体。无论发生什么变异,男性X染色体的不健康基因都会表现出来。对于女性来说,除非突变基因是显性的或者遗传到两个隐性突变基因上,才会将不健康基因表现出来。

(3)多因素条件。遗传疾病的产生除上述可能的诱因以外,有些疾病的产生不单是基因的问题,而是染色体本身出了问题,比如多了一条染色体,或者少了一条染色体。

2. 后天因素对婴幼儿健康状态的影响

(1)饮食。婴幼儿期是人体发育的关键时期,任何一种营养素的缺失或者过剩都会影响婴幼儿的健康状态。例如,维生素D缺乏会引起佝偻病,缺乏B族维生素易引起情绪激动、烦躁等。

婴幼儿的营养不良直接影响其身高、体重、智力等。在生活中,父母应定期给婴幼儿做体检,如果发现婴幼儿的身高、体重发育滞后,就要及时咨询医生,在医生的指导下调整婴幼儿的饮食结构(见表3-6)。

表3-6　婴幼儿的饮食指导方针

序号	要　　求
1	一天至少给孩子提供三餐,三餐之间给孩子提供健康零食(如奶酪、全麦饼干、酸奶等)
2	选择全麦面包替代精制淀粉制品(如白面包或意大利面食)
3	在特殊场合让孩子吃点糖,但不能把糖当作日常零食来吃
4	尽量少食用加工食品,这类食品中盐(钠)和氢化油脂的含量过高
5	将水果和蔬菜洗干净,去除附在上面的农药和细菌

(2)睡眠。睡眠就像呼吸一样,是人的生理需求。人的一生有1/3的时间都在睡眠中度过。健康的睡眠是人体最有力的防护罩,不仅能使人恢复精力,还能提高人体的免疫力。人在睡眠时,体内会产生一种来自淋巴和骨髓的保护物质。因此,婴幼儿需要更多的睡眠来提高免疫力,以达到抗病的目的。不同年龄段孩子的睡眠时间有所不同(见表3-7)。

表3-7　不同年龄婴幼儿的睡眠次数和时间

年龄	次数	白天持续时间(h)	夜间持续时间(h)	合计(h)
1个月	每日16～20个睡眠周期,每个周期0.5～1 h			20
2～6个月	3～4	1.5～2	8～10	14～18
7～12个月	2～3	2～2.5	10	13～15
1～3岁	1～2	1.5～2	10	12～13

人体中各个组织、器官和系统各司其职。但是,如果婴幼儿的睡眠时间不足,就会使其中的某个器官因为疲劳过度而"罢工",由此引起一系列的连锁反应。在不同的时间段,人的内脏会进行排毒调理,而睡眠则是人体器官最佳的排毒方式(见表3-8)。

表3-8　人体器官夜间睡眠排毒表

时间	系统/器官	功能	注意事项
21:00—23:00	免疫系统(淋巴)	排毒	安静或听音乐
23:00—01:00	肝脏、肾脏	排毒	应进入睡眠
01:00—03:00	胆	排毒	应进入睡眠

（续表）

时间	系统/器官	功能	注意事项
03：00—05：00	肺	排毒	不应该服止咳药
05：00—07：00	大肠	排毒	上厕所排便
07：00—09：00	小肠	吸收营养素	应该吃早餐
24：00—04：00	脊髓、脊柱	造血	必须熟睡，不宜熬夜

（3）锻炼。经常锻炼既能预防疾病，也能给我们带来很多益处，如增强我们的耐力和消化功能，促进睡眠，减轻压力，放松心情，缓解焦虑。

锻炼可分为三大类：有氧锻炼、柔韧锻炼及力量锻炼。有氧锻炼可以采用慢跑、快走、骑自行车、跳舞、游泳等增加心率和呼吸频率来增加肌肉所需的氧气；柔韧锻炼可以采用静态拉伸、动态拉伸使身体更柔软，更容易控制，有助于保持体力；力量锻炼可以通过抗阻力训练保持骨密度，增加肌肉质量，提高体力和平衡力。

合理的锻炼能促进婴幼儿的健康，反之，在不适合的时间强行锻炼则有可能损伤身体健康，甚至造成生命危险。

（4）卫生与疾病。良好的卫生习惯可以使婴幼儿受益终身，如饭前便后坚持正确七步洗手法（见图3-5）、勤剪指甲、勤洗澡和勤换衣等。对于婴幼儿来说，良好卫生习惯的养成不仅有利于生长发育、预防疾病、增强体质，还能促进其身心健康发展。

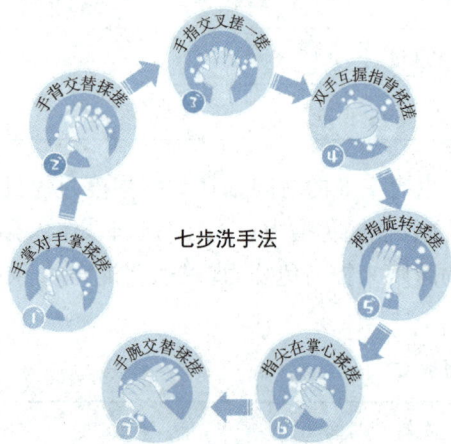

图3-5 七步洗手法

婴幼儿处于快速成长期，其整体免疫力和预防疾病的意识都没有成年人强，因此容易患各种疾病。家长要根据所诊断的病情及时采用物理手段或者医学手段预防或处理幼儿疾病，切记不要盲目用药。

（5）情绪。情绪是人对客观事物的态度及体验，它是一种以人的需要为中介的心理活动，反映的是外界客观事物与人主观需要之间的关系。因此，"体验"是情绪的基本特征，通常情况下，需求获得满足就会产生积极的情绪，反之则会产生消极的情绪。

常见的情绪包括喜、怒、忧、思、悲、恐、惊等，情绪体验能激活生理感觉，并影响生理功能。婴幼儿的情绪常常受到父母的影响，婴幼儿遇到过于情绪化的父母，其心理健康会受到影响。父母偶尔发脾气是教育婴幼儿的一种有效手段，但是经常发脾气就会给婴幼儿传递一种不满的情绪，对婴幼儿身心健康造成严重影响。

二、婴幼儿家庭因素分析

（一）家庭环境影响因素概述

家庭是伴随婚姻制度而出现的最古老、最持久和最普遍的社会基本构成单位，是最小的社会活动的组织形式，也是个人与社会联系的最基本的单位。传统意义上的家庭是指基于法定血缘、婚姻、监护或领养关系，由两个或两个以上的成员组成的社会共同体。

最基本的家庭类型有两种：传统家庭和非传统家庭。传统家庭是指因合法的婚姻关系而居住在一起，并且因孩子的出生家庭成员随之增加的模式；非传统家庭则是指除去传统家庭特点以外的家庭，例如单亲家庭、重组家庭等。

家庭结构是指家庭成员组成的类型及成员间的相互关系,主要包括家庭外部结构——人口结构,内部结构——权力结构、角色结构、沟通过程和家庭价值观等。家庭结构影响家庭成员的身心健康,同时也影响社会的和谐发展。

(1)人口结构即家庭类型,指家庭的人口组成。按人口结构,家庭可分为核心家庭、主干家庭、单亲家庭、重组家庭等。

(2)权力结构是指家庭成员之间的权力支配,如谁是家庭主要意见的决策者。家庭权力结构的基本类型有四种:传统权威型、工具权威型、分享权威型、感情权威型。

(3)角色结构是指家庭对每个家庭成员所期待的行为和规定的家庭权利、职责与义务。例如,父母有抚养子女的义务,同时子女有赡养父母的义务。

(4)沟通过程是指家庭成员传递信息的过程。良好的沟通方式是家庭内部和谐的保证。

(5)家庭价值观是指家庭成员对家庭生活的行为准则和生活目标的共同态度、基本信念,家庭价值观是否相同影响家庭内部结构。

家庭养育过程是一个由多因素决定的系列行为集合,它广泛地受到父母的成长史和人格、儿童的特征以及压力或支持的情境因素的影响,不同的家庭通常采用不同的养育方式,即父母在日常生活过程中对子女成长所表现出的稳定的态度和行为,对孩子的发展产生的整体影响。

有研究者认为,养育方式从定义上可以分为:狭义的,指父母在对待儿童及其他年幼子女的一种教育方式;广义的,指家里的每个个体之间所起到的相互教育作用。

家庭环境指以家庭这一社会群体为核心形成的物质条件和精神条件的总和,是形成并影响家庭教养方式的重要前提。

(二)家庭环境对婴幼儿健康状态的影响

1. 家长身心健康

相关研究表明,父母的愤怒会毁坏孩子的适应能力。父母对婴幼儿的不良情绪的爆发常常会发生在工作不顺、情感受到挫伤的时候。在婴幼儿时期曾遭受过虐待或者性侵犯的家长,很可能会虐待或者侵犯自己的孩子。

目前,许多家长只注重婴幼儿的身体健康,殊不知父母的情绪对婴幼儿有着强烈的感染力,会对婴幼儿的身心健康造成以下严重的影响。

第一,影响婴幼儿的个性发展。家长常对婴幼儿发脾气甚至动手打婴幼儿,会使婴幼儿缺乏安全感、性格孤僻,甚至会憎恶父母,导致家庭不和。

第二,影响婴幼儿的心理健康。父母在情绪暴躁的情况下常会责骂婴幼儿,用消极的话刺激婴幼儿,这些负面影响会在婴幼儿内心生根发芽,之后会产生早恋、自残、打架斗殴等问题。

第三,影响婴幼儿未来的成长。父母是婴幼儿最好的老师,家长的一言一行婴幼儿都会模仿,不健康的行为直接影响婴幼儿走向社会的发展,影响他们的未来。

2. 家庭生活方式

家庭生活方式是指人们在一定的社会条件制约下和价值观念的引导下所形成的,满足自身生活需要的全部活动形式与行为特征。家庭生活方式包括衣、食、住、行以及闲暇时间的利用等。婴幼儿期正处于高度模仿期间,家庭生活方式是否健康会直接影响婴幼儿身心健康的发展。

家庭生活方式对婴幼儿的影响主要体现在以下四个方面。

(1)饮食习惯。饮食是人类生存以及维护个体健康的基础。据世界卫生组织的调查统计数据显示,在众多影响身体健康的因素中,饮食习惯这一因素所占比重高达55%。而在人体发育过程中,婴幼儿阶段是饮食习惯养成的关键时期。婴幼儿饮食习惯对于增强机体的新陈代谢、维持身心健康、预防疾病等都有一定的作用。

（2）起居习惯。健康的起居习惯对婴幼儿的睡眠、健康、学习都有重要影响，应重视日常生活行为习惯的教育，从小注重培养，建立好的卫生习惯，如科学的刷牙习惯，饭前便后洗手的习惯，坐、立、行、卧的良好姿势，爱清洁、良好的用眼习惯等。养成教育比矫正教育更为有效，健康的生活起居习惯应从小培养。

（3）消费方式。婴幼儿于父母庇护之下，身心尚未发育完成，其消费绝大部分是通过家长间接完成的，婴幼儿的消费经验也是通过模仿父母的消费行为而获得的，所以家庭消费方式对婴幼儿消费观的影响是最直接和最主要的。家庭合理的消费过程可以提高婴幼儿对金钱的认识，培养其正确的购物技巧和消费理念。

（4）休闲方式。现代家庭的休闲方式呈现出集体化、多元化的特征。通过合适的休闲活动可观察和了解孩子的个性、兴趣与专长，发掘其潜能，还能建立良好的亲子关系。亲子活动中父母所承担的不仅是家长的角色，他们还扮演着孩子游戏和玩耍伙伴的角色。

3. 家庭养育方式

养育从本质上说是建立一种亲子关系。美国心理学家鲍姆林德提出了三种养育方式：专制型、权威型和放纵型。建立一个安全稳定的依恋关系是理想亲子关系的核心。家庭养育方式在婴幼儿成长过程中发挥着重要作用。良好的养育方式有利于婴幼儿身心健康，不良的养育方式将在一定程度上对婴幼儿的生长发展起阻碍作用。

家庭养育方式不仅对婴幼儿的性格和健康非常重要，而且对婴幼儿的生活起居、饮食、睡眠，生活技能的养成，婴幼儿的安全教育，疾病的预防及处理等技能的培养等都非常重要。

4. 家庭环境安全

家庭环境是儿童最初的也是最重要的环境，其安全主要包括家庭居住环境安全和家庭安全等方面。

（1）家庭居住环境安全。家庭居住环境安全包括环境的整洁、采光、温度、湿度、噪声等，这些对婴幼儿的心情、睡眠等方面有直接的影响；同时，家庭居住环境的安全隐患也可能对婴幼儿的身心健康造成一定的影响，例如孩子跌倒、磕碰、触电、烫伤等。

（2）家庭安全。家庭安全包括食品安全、厨房安全、药品安全等。

① 食品安全。食品安全与营养供给是维持人类正常生活与健康的重要因素。不安全的食物产生的致病菌通过肉眼是无法观察到的，且24小时后才可能发作，所以很难察觉。尽管大部分食物中毒并不严重到致命，但是有时候还是会引发严重问题，如肾衰竭、脑膜炎等情况，严重危害婴幼儿健康。

② 厨房安全。厨房是家中危险系数最高的地方，易发生如碰伤、烫伤或烧伤等意外。对于婴幼儿来说厨房是一个易引起婴幼儿关注的场所，家长一定要防患于未然，尽量让婴幼儿远离厨房。

③ 药品安全。婴幼儿处于生长发育阶段，机体脆弱，用药一定要谨慎。婴幼儿安全用药应遵循儿童装、简单化、物理手段优先、首选口服药且谨遵医嘱等原则。

三、园所因素分析

托幼机构园所（包括幼儿园、托育机构、早教机构，下同）是对婴幼儿进行集体教养的专业机构，对婴幼儿所在的园所环境进行必要的评估是保障婴幼儿在园所健康生活的重要条件。

（一）园所环境影响因素概述

1. 园所物质环境

园所物质环境分为广义和狭义两个方面。广义的园所物质环境是指对托幼机构园所教育产生影响的一切自然环境与人工环境中的物质要素的总和，包括自然风光、城市建筑、社区绿化、园所物质条件、居室空间安排、室内装潢设计等。狭义的园所物质环境是指托幼机构园所内对婴幼儿发展有影响作用的各种物质要素的总和,包括园舍建筑、园内装饰、场所布置、设备条件、物理空间的设计与利用及各种材料的幼儿园走廊的设计选择与搭配等。

2. 园所文化

文化是社会发展中人们形成的行为、思维方式及价值体系,也是人类对生态系统的适应。园所文化是由全体成员认同的价值观念、情感态度、伦理道德、行为准则、习惯传统等凝聚而成的精神力量,其形成的过程一方面受社会的影响,另一方面在本园教育和管理的实践中被创造并逐渐完善。

每个园所都在一定的时间和空间中开展教育,场地、园舍、设施等的创设和利用,造成了特定的物质环境,对婴幼儿行为的变化产生影响;建立园所文化,创设特定的精神(心理)环境,可以对婴幼儿的行为产生陶冶作用。

3. 保教方式

"保教"是指在托幼机构园所、社会福利机构及其他保育机构中,对婴幼儿进行保育和教育。其中,保育的主要内容是保护婴幼儿安全和卫生健康。

(二)园所环境对婴幼儿健康状态的影响

1. 园所物质环境影响

婴幼儿正处于生长发育阶段,身体各方面器官发育尚不完善,身体机能与成年人相比也较弱。婴幼儿呼吸系统中的气管和支气管较为狭窄,管腔内黏膜柔嫩,血管较多,黏液腺的分泌不足,易受损伤,这就要求托幼机构园所的坐落位置定要远离污染区,室内通风良好、阳光充足。托幼机构园所新的设备要满足健康标准,尤其是室内设施甲醛含量一定要符合标准。

2. 园所文化影响

园所文化是指园所主体在整个园所生活中所形成的具有独特凝聚力的园风园貌、制度规范和精神气氛等,其核心是园所在长期的办学过程中所形成的共同的价值观念、思想观念和行为方式,它是园所特有的且为园所大多数成员共同遵循的最高目标、价值标准、基本信念和行为规范。物质文化是文化层面最显而易见的一层,比如班级内的文化环境布置,是否符合班级特点或婴幼儿年龄特点,盥洗室防滑、防烫、节约用水等标志无形中引导婴幼儿学习安全知识、树立环保意识等。精神文化是园所文化的观念层,是指园所在长期的保育实践中所创造和积淀的并为其师生员工所认同和遵循的文化传统、价值观念和行为习惯等方面的结晶。园所举办的各种节日文化活动是园所精神文化的具体活动形式。

3. 保教方式影响

"保"和"教"是托幼机构园所教育整体的不同方面,对婴幼儿的发展起着重要作用。"保"是指"保育",侧重于婴幼儿的身体与生活的养护与照顾;"教"是指"教育",侧重于对婴幼儿知识、技能的传授和学习,按照五大领域的要求开展有针对性的教育活动。

婴幼儿期是人一生发展的关键期之一,保教人员和家长对孩子发展的作用不可忽视,尤其是托幼机构园所保教方式的选择对婴幼儿的健康影响极大。目前,托幼机构园所最主要的保教模式有两种,一种是保教分离,另一种是保教结合,这两种模式对婴幼儿的身心健康有着不同的影响。

(1)保教分离模式。现阶段很多托幼机构园所对保教的观念有所转变,但是个别托幼机构园所还是将"保"和"教"分开实施,保育工作主要针对婴幼儿体检、生活习惯、饮食营养、安全活动、卫生疾病等问题,教育工作主要关注婴幼儿的知识掌握、技能学习等情况。保教分离模式使得托幼机构园所只注重各自的工作,责任分散,常会出现互相推脱的现象,这样不利于培养婴幼儿良好的生活能力和实践能力。

(2)保教结合模式。保教结合强调婴幼儿身体、心理和社会性三个方面的和谐健康发展,不能顾此失彼。托幼机构园所工作目标应该包括促进婴幼儿身体发育,增进婴幼儿对环境的认识,培养婴幼儿信心等良好的个性心理品质和行为习惯以及感受美与表现美的能力。坚持保教结合是由婴幼儿的年龄特点和教育性质决定的,两者应相互渗透、相互结合,做到"保育结合,医育融合"。

四、社会因素分析

社区环境作为一种婴幼儿教育环境,具有教育性,如对婴幼儿初步认识社会、培养情感以及良好道德品质的萌芽等方面的影响都是潜移默化的。此外,社区环境具有显著的社会性。婴幼儿在社区中活动,置身于一定的社会组织和社会关系之中,社区向婴幼儿展示了不同于其他教育环境的更丰富、更复杂、更生动的一面。社区环境还具有共享性,即生活在社区内的每一个婴幼儿共同拥有同一社区环境,社区环境为社区内的婴幼儿所共享。

(一) 社区环境影响因素概述

1. 社区

社区是若干社会群体或社会组织聚集在某一个领域里所形成的生活上相互关联的大集体,是社会有机体最基本的内容,是宏观社会的缩影。

2. 社区物质环境

从广义的社区环境来看,构成社区物质环境的基本要素包括气候、地形、地貌、水文、土壤和动植物。从狭义的社区环境来看,社区物质环境的基本要素主要是指社区的区位、规划的范围,社区内的绿化、净化和美化状况,社区的生活环境、消费状况和治安状况等。

3. 社区文化环境

从广义的社区环境来看,影响社区存在与发展的各种非经济因素,构成了社区的文化环境。这些文化环境包括社会的性质与制度、行政体制的变动、传统的道德观念与风俗习惯。从狭义的社区环境来看,文化环境主要指社区的人文环境、生活习惯和人际关系状况。

(二) 社区环境对婴幼儿健康状态的影响

除了家庭,社区是婴幼儿生活最重要的活动场所,也是婴幼儿人生观、价值观、世界观的形成的发源地之一。

1. 社区物质环境影响

物质环境作为社区环境的重要组成部分,在现代社会中越来越凸显出对社区婴幼儿发展的重要作用。比如社区生活服务方面的配套是否完善,附近学校办学水平的高低都会对婴幼儿的成长与发展产生重要影响。

2. 社区文化环境影响

社区文化环境主要包括物质文化环境、精神文化环境和制度文化环境。社区的物质文化环境直接影响婴幼儿的生活健康。社区的精神文化环境对婴幼儿卫生习惯以及文明言行举止的养成有一定的促进作用。社区的制度文化环境会对婴幼儿产生一种榜样示范作用,促使婴幼儿生活不断规范化和有序化。

模块小结

本模块主要围绕婴幼儿健康风险评估与分析展开介绍,内容涉及婴幼儿健康风险评估程序、婴幼儿健康风险评估方法,以及婴幼儿健康影响因素分析三部分。本模块理论与实践并重,在了解婴幼儿评估标准分类与内容的基础上,学习者需要掌握婴幼儿健康状态评估标准的制定内容、方法、步骤。婴幼儿健康评估的实施具有完整的程序,评估时应当按照准备阶段、实施阶段、反馈阶段严格规划与执行。同时,需要对婴幼儿健康评估的规范化操作,按照实施要领,掌握制定指标体系的实操规范,制定标准体系的实操规范,制定计量体系的实操规范。婴幼儿健康风险评估方法包括:专项评估与综合评估、定量评估与定性评估、自我评估与他人评估。婴幼儿生长发育评价具有可操作性和实践指导意义,可操作的方法有:粗略估算法、发育等级评价法、发育曲线图评价法、百分位数评价法、三项指标综合评价法。婴幼儿健康影响因素非常广泛,包括:个体因素、家庭因素、园所因素、社会因素。在实际工作中,需要综合考虑各种因素,进行分析与指导婴幼儿健康管理工作。

思考与练习

在线练习

一、单选题

1. 婴幼儿健康状态评估方案的核心部分,反映人们价值认识的是(　　)。
   A. 婴幼儿评估标准　　　　　　　　　B. 婴幼儿评估程序
   C. 婴幼儿评估规范　　　　　　　　　D. 评估实施准备

2. 对事物(指标等)在进行特性描述和材料分析的基础上,制定出定性评估标准后实施的评估类型是(　　)。
   A. 定量评估　　　　　　　　　　　　B. 定性评估
   C. 自我评估　　　　　　　　　　　　D. 他人评估

3. 伴性遗传疾病常发生在(　　)身上。
   A. 女性　　　　　　B. 男性　　　　　　C. 儿童　　　　　　D. 成人

4. 慢跑、快走、骑自行车、跳舞、游泳等是(　　)。
   A. 有氧锻炼　　　　B. 柔韧锻炼　　　　C. 力量锻炼　　　　D. 康复锻炼

5. 家庭的人口组成是(　　)。
   A. 家庭结构　　　　B. 权力结构　　　　C. 角色结构　　　　D. 人口结构

二、多选题

1. 评估实施阶段是婴幼儿健康状态评估工作的核心部分,一般包括(　　)。
   A. 策划准备　　　　B. 资料搜集　　　　C. 汇总分析　　　　D. 结论报告

2. 婴幼儿健康风险评估方法包括(　　)。
   A. 专业评估　　　　　　　　　　　　B. 综合评估
   C. 定性评估　　　　　　　　　　　　D. 定量评估

3. 生长发育的评价方法有(　　)。
   A. 精确计算法　　　　　　　　　　　B. 等级评价法
   C. 发育曲线图评价法　　　　　　　　D. 百分位数评价法

4. 家庭环境对婴幼儿健康状态的影响包括(　　)。
   A. 家长身心健康　　　　　　　　　　B. 家庭生活方式
   C. 家庭养育方式　　　　　　　　　　D. 家庭环境安全

5. 狭义的社区文化环境包括(　　)。
   A. 传统道德观念　　　　　　　　　　B. 人文环境
   C. 生活习惯　　　　　　　　　　　　D. 人际关系

三、简答题

1. 如何制定婴幼儿健康状态评估标准?

2. 婴幼儿健康评估程序是什么?
3. 影响婴幼儿健康的个体因素有哪些?
4. 家庭环境对婴幼儿健康状态的影响有哪些?
5. 社区环境对婴幼儿健康状态的影响有哪些?

实训任务

请根据【实训三:婴幼儿健康测量评估】中(一)健康测量评估 1 的实训要求,完成实训,并提交实训报告。具体实训目的、实训准备、实训要求、实训形式,请参见模块九实训三。

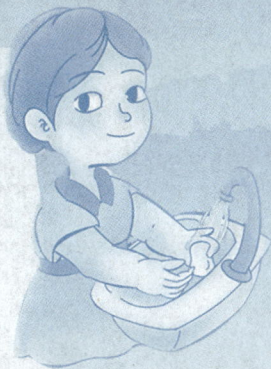

模块四
家庭婴幼儿健康管理

PPT

本模块课件

模块导读

　　家庭是婴幼儿健康成长最主要且最重要的场所,家庭成员对婴幼儿的护理也影响着其身心健康。本模块内容聚焦于家庭中婴幼儿的健康管理,从新生儿家庭访视、生长监测和定期健康检查、婴幼儿发育筛查三大方面入手,具体介绍家庭中确保新生儿健康成长的关键之处,进而使保教人员了解如何指导家庭成员健康护理婴幼儿,学习者可以利用模拟实践加深印象,从而提高相应操作能力。

学习目标

　　1. 了解及掌握新生儿家庭访视、生长监测和定期健康检查及婴幼儿发育筛查的意义、内容等相关理论基础知识。

　　2. 掌握新生儿家庭访视、生长监测方法,树立婴幼儿健康管理的家庭意识。

　　3. 学以致用,尝试运用相关理论,模拟新生儿家庭访视活动及婴幼儿健康检查活动,解决生活中和婴幼儿家庭健康管理有关的问题。

　　4. 在了解家庭对婴幼儿成长过程中的重要性的基础上,知道父母的辛苦,懂得感恩父母。

内容结构

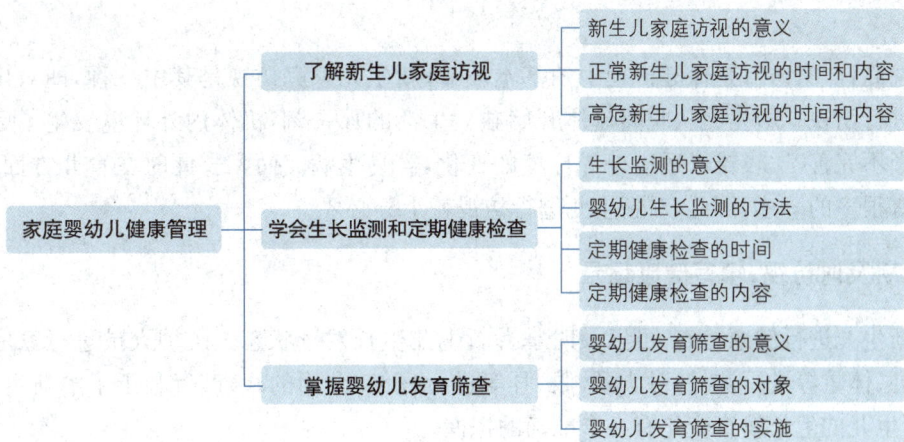

任务一　了解新生儿家庭访视

案例导入

　　王女士分娩了一个孕38周的男孩,现在刚满月,社区护士进行家庭访视。护士先测量了宝宝的身高、体重并对其全身进行观察,随后对宝宝的发育情况进行简单叙述。王女士就宝宝身高不够的问题询问护士。护士对王女士的困惑进行了详细的解答,并告知她新生儿的生长发育特点,肯定了之前的喂养方法,并指导正确的含吮乳晕和抱喂姿势。王女士认真听取社区护士的建议,并由衷感慨:"家庭访视真的太重要了,能让我们家长学到很多正确的喂养知识,真是谢谢你们!"社区护士笑着说:"是你们家长的积极配合,使得我们这项工作发挥它最大的意义。"

　　为什么说新生儿家庭访视这么重要呢? 新生儿访视时具体要做些什么呢? 家长与工作人员应该如何配合?

任务要求

　　学习本任务,了解新生儿家庭访视的意义,意识到新生儿家庭访视的重要性,明确新生儿家庭访视的时间,掌握新生儿家庭访视的内容,尤其是高危新生儿家庭访视的注意事项,学会填写家庭访视记录表。

一、新生儿家庭访视的意义

　　家庭访视简称"家访",是保健护理中的基本环节,新生儿家庭访视是其中一种,即对出生后28天内的新生儿进行访视。新生儿从脱离母体开始独立生活的那一刻,机体内外环境发生了巨大变化,各种生理功能尚不完善,比较难以适应外界环境的变化,容易生病。而家长此时在育儿方面,如哺乳、脐带护理等也有很多的疑惑,因此,对新生儿进行访视就十分必要。

(一) 定期及时访视,填写健康记录

　　定期对新生儿进行健康检查,可以及时掌握新生儿生长发育状态。医护人员进行家庭访视时,对新生儿的身高、体重等进行测量,对头颈、眼、耳等进行仔细、全面的检查,有利于了解新生儿的生长发育情况,对新生儿的生长发育变化有一个准确的把握。

(二) 早期发现异常,及时处理转诊

　　定期进行新生儿家庭访视,能在早期发现异常和疾病,及时处理和转诊,降低新生儿患病率和死亡率。新生儿访视是儿童保健工作的重点内容之一,医护人员进行家庭访视时,关注新生儿的各个方面,如果发现新生儿有任何不适的情况,可以立即做出判断,并及时处理;如果情况比较严重,则立即进行

转诊,降低新生儿的患病及死亡风险。

(三) 宣传育儿知识,指导科学养育

定期进行新生儿家庭访视,宣传科学育儿知识,指导家长做好新生儿喂养、护理和疾病预防,有助于促进新生儿健康成长。很多新生儿的父母都是第一次做爸爸妈妈,是新手父母,育儿知识不够丰富,即使现在三孩政策放开,父母有了之前的育儿经验,但不一定科学适宜,急需专业人员的指导。另外,随着孩子的出生,家庭结构发生了变化,父辈和祖辈的育儿观念不同,育儿冲突可能也会出现,这时正确的育儿知识就显得极为重要。医护人员在进行家庭访视时,会向家长宣传科学育儿知识,指导家长做好母乳喂养、脐部护理等方面的工作,提供比较合适的育儿方法。家长在访视时也可以提前准备问题,通过访视人员的解答,既满足自身对育儿知识的渴求,也能使一些旧的育儿理念得到纠正,针对性强,效果好。

二、正常新生儿家庭访视的时间和内容

正常新生儿指足月出生、体重达标、无任何异常的新生儿。他们在母体中发育较好,能够较好地适应外界的环境变化。根据《全国儿童保健工作规范(试行)》,正常新生儿家庭访视时间应不少于2次。每次访视前,医护人员需用肥皂和清水洗手、戴口罩。每次访视完毕,及时填写访视记录,并给婴儿父母反馈。每次访视重点不同,发现问题应及时处理,并增加访视次数,或及时转医院诊治。第四次访视结束后,填写小儿生长发育图,转入婴儿期系统保健。访视内容包括全面健康检查、母乳喂养和科学育儿指导,发现异常,应指导及时就诊。

(一) 第一次访视

在新生儿出院后的7日内进行。访视内容主要有以下四点。

(1) 观察:①新生儿起居环境及周围卫生,如室内温度及湿度、居家通风,新生儿所用物品等;②新生儿的一般健康状况,如呼吸、面色,有无黄疸等。

(2) 询问:①向家长了解新生儿出生的情况,如出生时的体重、身长、分娩方式等;②进一步了解新生儿出院后的进食、睡眠、大小便情况等;③确认新生儿是否已在医院接种了乙肝疫苗和卡介苗。

(3) 测量:测量体重、身长及进行全身检查。检查时特别注意检查脐带脱落情况,脐带部位是否有感染;对于颈部、腋部、腿弯等处的皮肤着重检查是否因包裹过热或肥胖出现糜烂的情况;是否出现尿布疹;身体各部位有无畸形,观察新生儿的各种反射和四肢活动情况等,发现异常及时处理或建议转诊。

(4) 指导:医护人员指导家长正确护理新生儿,向家长宣传母乳喂养、护理及预防感染的方法,指导为新生儿添加维生素D的方法和剂量。如发现问题应酌情增加访视次数,与家长约定好时间,必要时进行转诊。

(二) 第二次访视

第二次访视即满月访视,在新生儿出生后的28~30日内进行,也可结合接种乙肝疫苗第二针,在乡镇卫生院、社区卫生服务中心进行随访。满月访视的主要任务是对新生儿进行全面的体格检查,包括视力、听力检测,体重、身长测量,将这次的体重、身长与刚出生时进行比较,若增长较少,应分析原因,指导喂养,加强管理,必要时转诊。

在医护人员进行家庭访视时,需完成新生儿家庭访视记录表(见表4-1),以便归档整理,与后续访

视中的各指标进行对比,评估婴幼儿生长发育水平,为家长提供合理指导。

表 4-1　新生儿家庭访视记录表

姓名:

性别	0 未知的性别　1 男　2 女 9 未说明的性别			出生日期	□□□□□□□□
身份证号				家庭住址	
父亲	姓名	职业	联系电话		出生日期
母亲	姓名	职业	联系电话		出生日期
出生孕周_____周	**母亲妊娠期患病情况**　1 糖尿病　2 妊娠期高血压　3 其他_____				□
助产机构名称_____	**出生情况**　1 顺产　2 胎头吸引　3 产钳　4 剖宫　5 双多胎 6 臀位　7 其他_____				□/□
新生儿窒息　1 无　2 有 (Apgar 评分:1 分钟　　5 分钟　　不详)□				**是否有畸形**　1 无　　2 有_____	□
新生儿听力筛查　1 通过　2 未通过　3 未筛查　4 不详					□
新生儿疾病筛查　1 甲低　2 苯丙酮尿症　3 其他遗传代谢病_____					□
新生儿出生体重_____ kg		**目前体重_____ kg**		**出生身长_____ cm**	
喂养方式　1 纯母乳　2 混合　3 人工　□		***吃奶量_____ml/次**		***吃奶次数_____次/日**	
*呕吐　1 无　2 有　　　　　□		***大便**　1 糊状　2 稀		***大便次数____次/日**	
体温_____℃		**脉率_____次/分钟**		**呼吸频率_____次/分钟**	
面色　1 红润　2 黄染　3 其他_____　□		**黄疸部位**　1 面部　2 躯干　3 四肢　4 手足			□
前囟_____cm×_____cm　1 正常　2 膨隆　3 凹陷　4 其他_____					
眼外观　1 未见异常　2 异常_____　□		**四肢活动度**　1 未见异常　2 异常_____			□
耳外观　1 未见异常　2 异常_____　□		**颈部包块**　1 无　2 有_____			□
鼻　1 未见异常　2 异常_____　□		**皮肤**　1 未见异常　2 湿疹　3 糜烂　4 其他_____			□
口腔　1 未见异常　2 异常_____　□		**肛门**　1 未见异常　2 异常_____			□
心肺听诊　1 未见异常　2 异常_____　□		**外生殖器**　1 未见异常　2 异常_____			□
腹部触诊　1 未见异常　2 异常_____　□		**脊柱**　1 未见异常　2 异常_____			□
脐带　1 未脱　2 脱落　3 脐部有渗出　4 其他_____					□
转诊建议　1 无　　2 有 原因:_____ 机构及科室:_____					□
指导　1 喂养指导　2 发育指导　3 防病指导　4 预防伤害指导　5 口腔保健指导　　　_____					
本次访视日期　　年　月　日			**下次随访地点**		
下次随访日期　　年　月　日			**随访医生签名**		

新生儿家庭访视记录表填表说明:

1. 姓名:填写新生儿的姓名。如没有取名则填写母亲姓名＋之男或之女。

2. 出生日期:按照年(4位)、月(2位)、日(2位)顺序填写,如19490101。

3. 身份证号:填写新生儿身份证号,若无,可暂时空缺,待户口登记后再补填。

4. 父亲、母亲情况:分别填写新生儿父母的姓名、职业、联系电话、出生日期。

5. 出生孕周:指新生儿出生时母亲怀孕周数。

6. 新生儿听力筛查:询问是否做过新生儿听力筛查,将询问结果相应在"通过""未通过""未筛查"上划"√"。若不清楚在"不详"上划"√"。

7. 新生儿疾病筛查:询问是否做过新生儿甲低、新生儿苯丙酮尿症及其他遗传代谢病的筛查,筛查过的在相应疾病上面划"√";若是其他遗传代谢病,将筛查的疾病名称填入。

8. 喂养方式:将询问结果在相应方式上划"√"。

9. 查体:

眼外观:婴儿有目光接触,眼球能随移动的物体移动,结膜无充血、溢泪、溢脓时,判断为"未见异常",否则为"异常"。

耳外观:当外耳无畸形,外耳道无异常分泌物,无外耳湿疹时,判断为"未见异常",否则为"异常"。

鼻:当外观正常且双鼻孔通气良好时,判断为"未见异常",否则为"异常"。

口腔:当无唇腭裂、高腭弓、诞生牙、口炎及其他口腔异常时,判断为"未见异常",否则为"异常"。

心肺:当未闻及心脏杂音,心率和肺部呼吸音无异常时,判断为"未见异常",否则为"异常"。

腹部:肝脾触诊无异常时,判断为"未见异常",否则为"异常"。

四肢活动度:上下肢活动良好且对称时,判断为"未见异常",否则为"异常"。

颈部包块:触摸颈部是否有包块,根据触摸结果,在"有"或"无"上划"√"。

皮肤:当无色素异常,无黄疸、发绀、苍白、皮疹、包块、硬肿、红肿等,腋下、颈部、腹股沟部、臀部等皮肤皱褶处无潮红或糜烂时,判断为"未见异常",否则为"异常"。

肛门:当肛门完整无畸形时,判断为"未见异常",否则为"异常"。

外生殖器:当男孩无阴囊水肿、鞘膜积液、隐睾,女孩无阴唇黏连,外阴颜色正常时,判断为"未见异常",否则为"异常"。

10. 指导:做了哪些指导请在对应的选项上划"√",可以多选,未列出的其他指导请具体填写。

11. 下次随访日期:根据儿童情况确定下次随访的日期,并告知家长。

三、高危新生儿家庭访视的时间和内容

凡在孕期、生产时及新生儿时期遭受某些高危因素影响的新生儿,如出生时体重低于2 500 g的低出生体重儿、早产儿,经历生产窒息、新生儿肺炎等的新生儿,除常规新生儿访视外,应适当增加访视次数和内容。

(一) 增加访视次数

根据卫生部办公厅印发的关于新生儿访视等儿童保健技术规范中的要求,高危新生儿首次访视应在得到高危新生儿出院(或家庭分娩)报告后3日内进行,后续访视根据具体情况酌情增加访视次数,提前和家长约定好时间,做好准备工作。

(二) 指导喂养

高危新生儿尽可能采取母乳喂养,保证新生儿的营养。年龄越小,体重越低,每次哺乳量就会越

少，间隔时间也就越短。时刻关注新生儿的体重变化，满月时如果体重增长不足600 g则分析原因，必要时转诊。

（三）指导护理

高危新生儿需要家长及照料者更加悉心地护理。家长应时刻观察新生儿的情况，观察吃奶、面色、呼吸、大小便等的情况，并及时记录，做好备份，如果发现异常则需要立即转诊治疗。

（四）预防感染

高危新生儿在生产过程中就有一些不适，在适应外界环境的时候需要更长的时间，稍不注意可能就会受到感染，因此，高危新生儿更需要注意预防感染。家人在护理的过程中应注意卫生，勤洗手，保持室内通风，对婴儿使用的物品及时进行清洗及消毒，保证婴儿周围环境的清洁。

任务二 学会生长监测和定期健康检查

案例导入

宁宁的爸爸妈妈抱着6个月的宁宁来到妇幼保健院检查身体。经过了一系列排队、焦急等待，终于完成了体检。他们拿着体检报告，来到医生办公室。医生边看着这些报告单边说："身高、体重和上次比较起来看都在稳步增长，从曲线上看是有些偏重，但不算肥胖，问题不大。妈妈还是继续坚持母乳，宝宝6个月之后需要慢慢添加辅食，由少到多，由稀到稠，每次添加一点……"宁宁妈妈听了医生的建议，不住地说："嗯嗯，好的，医生，我们回家就按您说的这些方法给她添加辅食，谢谢您。"

为什么要定期对婴幼儿进行健康检查？健康检查的内容主要有哪些？家长应如何配合进行健康检查呢？

任务要求

通过本任务的学习，了解生长监测的意义，知道婴幼儿生长监测的方法，并学会对婴幼儿进行生长监测，明确定期健康检查的时间及每次健康检查的内容，尝试着对婴幼儿进行健康检查。

一、生长监测的意义

生长监测是对婴幼儿体格生长进行定期连续的测量与评价的过程，是判断其营养状况的最有效方法。在进行生长监测时，对婴幼儿身高、体重等进行测量，通过生长监测，可以帮助家长了解一段时期内婴幼儿生长发育的状况，及时发现问题，指导科学喂养，促进婴幼儿健康成长。

（一）有利于家长及时了解婴幼儿生长发育状况

婴幼儿生长发育具有规律性，按时进行生长监测，可以让家长及时了解自己的孩子在这一段时期内的发育情况,发现生长偏离,及早进行干预;医护人员根据婴幼儿的发育情况,可以指导抚养者制订适宜的方案,促使改善婴幼儿营养,降低不适当营养摄入。

(二) 及时发现婴幼儿生长疾病,降低后遗症的发生

婴幼儿生长发育过程中会受到遗传和环境的双重影响,营养、疾病、家庭和社会环境都会影响到他们的发育。在对婴幼儿进行生长监测时,通过全身体格检查,及时发现婴幼儿表现出的不适宜的动作及身体部位畸形等情况,做到早发现、早治疗,及时进行干预,降低后遗症的发生。

(三) 促进婴幼儿能力的发展

通过生长监测对婴幼儿的各方面进行检查,医护人员可以根据检查结果对后续的护理过程进行相应的指导,告诉家长如何促进婴幼儿的身体、运动、语言等各方面的发展,促进正常婴幼儿各项能力的发展,对于潜在影响婴幼儿发展的因素进行预防,促进有异常行为婴幼儿正常功能的建立。

二、婴幼儿生长监测的方法

2006 年世界卫生组织(WHO)绘制的儿童生长发育监测图比较适合我国儿童生长发育的规律,目前我国《儿童健康检查服务技术规范》中采用 WHO 的生长标准(见模块三中的图 3-2)。

对婴幼儿进行生长监测主要有以下四个步骤。

(1) 测量:定期、连续测量婴幼儿的身长(身高)、体重、头围等,测量时务必保证测量的准确性。

(2) 记录:在每次测量结束之后,记录婴幼儿身长(身高)、体重等发育曲线,找到本月龄的发育点,并对本月龄的平均值及上次测量的点进行比较。

(3) 评估:在生长发育曲线上对儿童的生长发育进行评估。一般有三种情况,正常、上扬、下偏。

(4) 指导:医护人员对照生长发育曲线向家长详细说明此次测量的结果,及时发现问题,有针对性地指导家长接下来如何护理婴幼儿。

三、定期健康检查的时间

定期健康检查是儿童保健工作的一项重要内容,在婴幼儿时期定期健康检查更为重要。《全国儿童保健工作规范(试行)》中规定要建立儿童保健册(表、卡),提供定期健康体检或生长监测服务,做到正确评估和指导。此规范对定期健康检查时间做了如下规定:新生儿出生时由出生医院的产科医生或新生儿科医生进行检查;出生后 28～30 天,即满月时带新生儿去医院或社区卫生服务中心建立儿童保健册(表、卡);婴儿期至少四次体检,建议分别在婴儿 3 个月、6 个月、8 个月及 12 个月到医院进行体检;3 岁及 3 岁以内的幼儿每年至少 2 次,即幼儿 1 岁半、2 岁、2 岁半及 3 岁到医院进行体检。健康检查可根据儿童个体情况,结合预防接种时间或本地区实际情况适当调整时间,增加检查次数,提高婴幼儿健康水平。

四、定期健康检查的内容

《全国儿童保健工作规范(试行)》中的《儿童健康检查服务技术规范》对婴幼儿健康检查内容做了详细的说明,具体如下。

1. 问诊

医护人员询问家长在家照料婴幼儿的情况,包括以下五个方面:

(1) 喂养及饮食史:喂养方式、辅食添加情况、营养素补充剂添加情况。

（2）生长发育史：既往体格生长、心理行为发育情况。

（3）生活习惯：睡眠、大小便、卫生习惯等。

（4）过敏史：药物、食物等过敏情况。

（5）患病情况：两次健康检查之间患病情况。

2. 全身体检

即医护人员面对面对婴幼儿进行身体全面检查，目测婴幼儿的发育、精神状态，检查五官、胸部、腹部、脊柱和四肢及外生殖器等是否有异常，观察婴幼儿的神经系统发育情况，若有异常立即转诊。

（1）一般情况：观察儿童精神状态、面容、表情和步态。

（2）皮肤：有无黄染、苍白、发绀（口唇、指趾甲床）、皮疹、出血点、瘀斑、血管瘤，颈部、腋下、腹股沟部、臀部等皮肤皱褶处有无潮红或糜烂。

（3）淋巴结：全身浅表淋巴结的大小、个数、质地、活动度、有无压痛。

（4）头颈部：有无方颅、颅骨软化、前囟大小及张力、颅缝，有无特殊面容、颈部活动受限或颈部包块。

（5）眼：外观有无异常，有无结膜充血和分泌物，眼球有无震颤。婴儿是否有注视、追视情况。

（6）耳：外观有无异常，耳道有无异常分泌物。

（7）鼻：外观有无异常，有无异常分泌物。

（8）口腔：有无唇腭裂，口腔黏膜有无异常。扁桃体是否肿大、乳牙数、有无龋齿及龋齿数。

（9）胸部：胸廓外形是否对称，有无漏斗胸、鸡胸、肋骨串珠、肋软骨沟等，心脏听诊有无心律不齐及心脏杂音，肺部呼吸音有无异常。

（10）腹部：有无腹胀、疝、包块、触痛，检查肝脾大小。

（11）外生殖器：有无畸形、阴囊水肿、包块，检查睾丸位置及大小。

（12）脊柱四肢：脊柱有无侧弯或后突，四肢是否对称、有无畸形，有条件者可进行发育性髋关节发育不良筛查。

（13）神经系统：四肢活动对称性、活动度和肌张力。

3. 体格测量

测量婴幼儿的身长（身高）、体重，2岁内的婴幼儿还可增加头围和胸围的测量。每次测量用具、方法要统一，要力求准确。根据测量结果，医生按婴幼儿的年龄对其体格生长情况进行评价。

4. 实验室及其他辅助检查

（1）血红蛋白或血常规检查：6～9月龄儿童检查1次，1～6岁儿童每年检查1次。

（2）其他检查：有条件单位可根据儿童具体情况开展尿常规、膳食营养分析等检查项目。

知识拓展

《中国儿童发展纲要（2021—2030）》中对儿童健康的要求

任务三　掌握婴幼儿发育筛查

案例导入

19个月大的丁丁还不怎么会叫爸爸妈妈，有时候对着爸爸也会叫妈妈，并且喜欢自己一个人玩玩具，别人叫他名字也不理，跟没听见似的，妈妈很着急，带他去保健院检查。儿保医生为其做了视力、听力检查及相关的心理筛查和评估，发现丁丁语言发育迟缓，沟通交往也存在问题。在征得父母同意后，医院对丁丁进行了语言训练和沟通训练,同时教会父母在家里如何与丁丁做游戏,如何进行有效互动。丁丁妈妈在家按照医生所教的方法,和丁丁保持良好互动。通过半年多的努力,丁丁词汇量逐渐增加,也慢慢和其他小朋友进行互动,而家长与医生的共同配合还一直在进行中。

对婴幼儿进行发育筛查有什么意义?进行发育筛查的时候主要是针对哪几方面呢?

任务要求

通过本任务的学习,了解婴幼儿发育筛查的意义,知道婴幼儿发育筛查的对象有哪些,掌握一些发育筛查的方法,尤其是对婴幼儿听力、视力、心理行为的筛查,从整体上把握婴幼儿发育筛查。

一、婴幼儿发育筛查的意义

婴幼儿发育是一个动态连续的过程,包括体格、社会、情绪和认知等各方面。在这一过程中,婴幼儿会因为各种原因出现发育障碍性疾病,如听力受损、视力损害、学习障碍、发育性运动协调障碍等,这些发育障碍性疾病会对婴幼儿一生的发展造成深远的影响。有些发育障碍在出生时即可被识别,有些障碍是在出生之后才会显现出来,同一发育障碍在不同时期也有不同的表现,因此,发育障碍发现得越早,治疗越及时,效果就越好。众多研究也表明,在发育障碍早期进行干预,能更好地改善婴幼儿未来的生活质量。所以,早期鉴认婴幼儿发育或行为异常是婴幼儿保健医生监测其生长发育的重要任务之一。在儿童保健中,发育筛查已纳入我国国家儿童保健技术规范,即每次儿童健康检查时,均应进行儿童发育检测和指导。

发育筛查是采用简便、有效、标准化筛查工具帮助识别发育迟缓、障碍或发育性疾病,需要进行复杂或综合评估的儿童,由家长或其他陪护人员完成筛查评分工作,专业保健医师对评分结果进行分析解释。发育筛查虽不能够确诊婴幼儿发育疾病,但是可以识别婴幼儿的发育异常,可以确定发育监测过程中所发现的婴幼儿发育问题,提高早期识别婴幼儿发育障碍的效率。通过发育筛查,早期识别婴幼儿发育、行为异常问题对于实施早期干预、早期治疗具有重要意义,有助于降低婴幼儿早期残疾率,促进儿童早期健康发育以及婴幼儿健康发展。

二、婴幼儿发育筛查的对象

我国《儿童心理保健技术规范》对儿童健康管理中的发育筛查进行了规范,包括了对婴幼儿的发育筛查工作,指出发育筛查的对象包括正常出生儿和高危新生儿。对正常出生儿的发育筛查是在进行体检的同时进行心理行为发育监测与指导,进行普及性筛查;对高危新生儿进行系统发育监测。可以将发育筛查纳入常规保健中,对所有出生的婴儿均在新生儿出生、新生儿访视、婴幼儿定期健康检查或生长监测时进行发育筛查。高危新生儿的发育障碍比正常出生儿要高,因此要重视高危新生儿的发育筛查。满月之后,在进行常规体检的时候对婴幼儿的发育程度进行筛查,尽最大能力做到发育障碍儿童的早期识别、早期干预、早期转诊和治疗。

不论是正常出生儿还是高危新生儿,在对其进行发育筛查的时候,都要考虑以下内容:①了解并关注家长担忧,家长的担忧能够为筛查提供有价值的信息;②记录婴幼儿发育史,在进行体检时,医护人员详细记录其发育进展,及时发现发育异常;③全面观察婴幼儿发育过程,获得信息的精确观察;④识别并分析婴幼儿发育过程中的保护因素以及高危因素,尽早避免环境、基因等危险因素的积累加剧发育风险;⑤记录婴幼儿发育进程及出现的预警情况。

三、婴幼儿发育筛查的实施

我国婴幼儿保健工作经历了长时间的发展之后,逐渐形成了自己的一套体系。以往婴幼儿保健常规管理主要集中在婴幼儿的体格生长,并且提供喂养方面的指导,在此基础上,慢慢充实其内容,涵盖生长监测、疾病筛查、发育监测等多方面的保健内容。而发育筛查方面的内容也逐渐丰富起来,除了最开始的智力监测与筛查,逐渐扩大到对婴幼儿视力、听力、运动、智力、语言等多方面的发育筛查,使得家长及医师对婴幼儿的发育有更加全方位的了解。有些筛查并不是每个婴幼儿都需要做,而是在出现了一定的不适现象后再去做,以下就几种比较常用的方法进行阐述。

(一)听力筛查

如果在婴幼儿时期听力出现了障碍,会影响其日后感知和认识外界事物的过程,特别是语言信息的输入受损,会引起语言发育迟缓、学习障碍等后续反应,给家庭带来养育困难,增加家庭负担。因此,应该在新生儿时期对听力进行筛查,尽早发现有听力障碍的婴儿,尽早治疗。

新生儿期,在分娩医院,由儿科医生对新生儿的听力进行检查,在产后28~42天内再对听力进行复筛,如果没有通过则转至听力诊断中心进行进一步的筛查。通过了新生儿时期的听力筛查,并不是说万无一失,在这之后,0~6岁每一阶段都需要进行听力的筛查,尽早发现听力受损现象,做到早干预、早治疗,其中6、12、24、36月龄是听力筛查的重点月龄。

国家卫生计生委2013年颁布的《儿童耳及听力保健技术规范》中对耳及听力保健指出,进行听力筛查主要检查:①耳的外观,检查有无外耳畸形、外耳道有无分泌物、外耳湿疹等;②听力筛查,运用听觉行为观察法(见表4-2)或便携式听觉评估表(见表4-3)进行听力筛查。在筛查中,出现表格中所说的阳性情况应及时转诊,做进一步诊断。

表4-2 0~3岁婴幼儿听觉行为观察法听力筛查阳性指标

年 龄	听觉行为反应
6月龄	不会寻找声源
12月龄	对近旁的呼唤无反应 不能发单字词音
24月龄	不能按照成人的指令完成相关动作 不能模仿成人说话(不看口型)或说话别人听不懂
36月龄	吐字不清或不会说话 总要求别人重复讲话 经常用手势表达主观愿望

表4-3 0~6岁儿童听觉评估仪听力筛查阳性指标[室内本底噪声≤45dB(A)]

年龄	测试音强度	测试音频率	筛查阳性结果
12月龄	60(dB SPL,声场)	2 kHz(啭音)	无听觉反应
24月龄	55(dB SPL,声场)	2、4 kHz(啭音)	任一频率无听觉反应
3~6岁	45(dB HL,耳机或声场)	1、2、4 kHz(纯音)	任一频率无听觉反应

医护人员在进行听力筛查之后,也要向家长说明正确的耳及听力的保健知识,指导他们正确保护听力,避免听力受损。

（二）视力筛查

视力与听力一样，对婴幼儿日后的生活影响巨大，万一受损，将会使其在日后生活比较艰难。0～6岁的儿童处于视觉发育的关键期，每个阶段都应进行相应的视力筛查，早发现、早治疗，最大限度地促进视力早期康复，保护和促进其视功能的正常发育。

国家卫生计生委2013年颁布的《儿童眼及视力保健技术规范》规定，健康儿童在出生后28～30天内进行首次眼病筛查，之后分别在3、6、12月龄及2、3、4、5、6岁健康检查的同时进行阶段性眼病筛查和视力检查。具有眼病高危因素的新生儿，应当在出生后尽早由眼科医师进行检查。出生体重＜2 000 g的早产儿应当在生后4～6周由眼科医师进行首次眼底病变筛查。

视力筛查是早期儿童视力问题的最主要检测手段，不同年龄段检查重点不同，满月访视时进行光照反应检查，以发现眼部结构异常；3月龄婴儿进行瞬目反射检查和红球试验，以评估婴儿的近距离视力和注视能力；6月龄婴儿进行视物行为观察和眼位检查；1～3岁的幼儿进行眼球运动检查，以评估儿童有无视力障碍和眼位异常；3岁以上则主要进行视力、屈光及眼位的筛查。

在视力筛查的同时，医护人员要对家长和婴幼儿进行眼及视力的保健指导，提醒他们注意用眼卫生，防止眼外伤，预防传染性疾病。在进行筛查后若出现异常行为，则立即进一步诊断，及早进行干预及治疗。

（三）心理行为发育筛查

儿童发育有一定的规律性，在相应的年龄段会在动作、语言、认知及社会等方面表现出相应的水平来，若出现有2个或2个以上的明显落后现象，则会认为是发育迟缓，需要进行干预。目前，我国心理行为发育筛查主要借助发育量表，如小儿智能发育筛查量表（DDST）、0～6岁儿童发育筛查量表（DST）等，对其心理行为发育问题进行筛查评估，有些社区基层儿童保健机构也采用生长发育监测图和预警征象（见表4-4）进行初筛。心理行为发育筛查的时间可结合婴幼儿定期体检的时间，即3月龄、6月龄、8月龄、12月龄、18月龄、2岁、2.5岁、3岁。

表4-4　儿童心理行为发育问题预警征象

年　龄	预警征象		年龄	预警征象	
3月龄	对很大的声音没有反应 不注视人脸，不追视移动的人或物品 逗引时不发音或不会笑 俯卧时不会抬头	□ □ □ □	18月龄	不会有意识叫"爸爸、妈妈" 不会按要求指人或物 不会独走 与人无目光对视	□ □ □ □
6月龄	发音少，不会笑出声 紧握拳不松开 不会伸手及抓物 不能扶坐	□ □ □ □	2岁	无有意义的语言 不会扶栏上楼梯/台阶 不会跑 不会用匙吃饭	□ □ □ □
8月龄	听到声音无应答 不会区分生人和熟人 不会双手传递玩具 不会独坐	□ □ □ □	2岁半	兴趣单一、刻板 不会说2～3个字的短语 不会示意大小便 走路经常跌倒	□ □ □ □
12月龄	不会挥手表示"再见"或拍手表示"欢迎" 呼唤名字无反应 不会用拇食指对捏小物品 不会扶物站立	□ □ □ □	3岁	不会双脚跳 不会模仿画圆 不能与其他儿童交流、游戏 不会说自己的名字	□ □ □ □

注：该表检查有无相应月龄的发育偏异，并在"□"内打"√"。出现任何一条预警征象应当及时登记并转诊。

在婴幼儿定期健康检查过程中,应当以儿童心理行为发育特点为基础,根据个体化原则,注重发育的连续性和阶段性特点,给予科学的心理行为发育的预见性指导。对高危儿及心理行为发育异常儿,要加大筛查力度,诊断困难者要及时转诊至心理相关门诊或专科医院,并协助康复治疗。

模块小结

家庭是婴幼儿最主要的生活场所,本模块重在以家庭为中心的婴幼儿健康管理,对新生儿家庭访视、婴幼儿的生长监测及发育筛查进行了梳理。新生儿家庭访视需要做到:定期及时访视,填写健康记录;早期发现异常,及时处理转诊;宣传育儿知识,指导科学养育。婴幼儿生长监测具有重要意义,有利于家长及时了解婴幼儿生长发育状况;及时发现婴幼儿生长疾病,降低后遗症的发生;促进婴幼儿能力的发展。掌握婴幼儿定期健康检查的时间和内容要求,在掌握基本检查时间的基础上,需要根据儿童个体情况,结合预防接种时间或本地区实际情况适当调整时间,增加检查次数,提高婴幼儿健康水平。

婴幼儿发育是一个动态连续的过程,婴幼儿会因为各种原因出现发育障碍性疾病,发育障碍发现得越早,治疗越及时,效果就越好。通过发育筛查,早期识别婴幼儿发育、行为异常问题对于实施早期干预、早期治疗具有重要意义。对所有出生的婴儿均在新生儿出生、新生儿访视、婴幼儿定期健康检查或生长监测时进行发育筛查。

思考与练习

在线练习

一、单择题

1. 正常新生儿家庭访视的次数应为（　　　）。

   A. 1～2 次　　　　　　B. 2～3 次　　　　　　C. 3～4 次　　　　　　D. 5～6 次

2. 新生儿家庭访视是保健的重点内容,以下内容叙述不当的是（　　　）。

   A. 访视的方法为一看、二问、三检查、四宣传

   B. 满月访视应对新生儿进行全面的检查

   C. 高危新生儿要适当增加访视次数

   D. 正常新生儿访视一次即可

3. 关于生长发育监测描述不当的是（　　　）。

   A. 一般以体重为中心进行定期、连续测量与评价

   B. 常规监测 1 岁内测量体重 5 次

   C. 常规监测第二年内测量体重 4 次

   D. 以月龄为横坐标、体重为纵坐标绘制体重曲线

4. 对 2～3 岁幼儿进行定期健康检查的时间是（　　　）。

   A. 每个月一次　　　　　　　　　　B. 每季度一次

   C. 每半年一次　　　　　　　　　　D. 每年一次

5. 早期发现营养不良患儿最主要的措施是（　　　）。

   A. 开展生长发育监测　　　　　　　B. 开展健康教育

   C. 指导喂养　　　　　　　　　　　D. 开展疾病预防

6. （　　　）是监测婴幼儿生长发育指标的常用参数。

   A. 年龄和智力　　　　　　　　　　B. 血色素和体重

   C. 体重和身长(高)　　　　　　　　D. 体重和腰围

二、多选题

1. 新生儿访视时,新生儿体检的内容包括(　　)。
   A. 测量血压
   B. 测量体重和身长等,并记录
   C. 脐带检查和处理
   D. 听诊

2. 婴幼儿的发育筛查包括(　　)。
   A. 智力
   B. 视力
   C. 听力
   D. 运动

3. 婴幼儿心理行为发育筛查方法有(　　)。
   A. 儿童生长发育监测图
   B. 标准化量表
   C. 神经运动检查
   D. 预警征象

4. 婴幼儿期肥胖/超重干预措施包括(　　)。
   A. 提倡 6 个月以内纯母乳喂养
   B. 控制婴幼儿体重增长速度,重度肥胖可适当减肥
   C. 强调合理膳食,避免过度喂养
   D. 避免低出生体重儿过度追赶生长

5. 新生儿期听力筛查后,进入 0～6 岁儿童保健系统管理,在健康检查的同时进行耳及听力保健,其中(　　)月龄为听力筛查的重点年龄。
   A. 6
   B. 12
   C. 24
   D. 36

三、简答题

1. 请简述新生儿家庭访视的意义。
2. 高危新生儿家庭访视时间和内容是如何规定的?
3. 婴幼儿进行生长监测主要步骤有哪些?
4. 婴幼儿发育筛查的意义是什么?
5. 如何进行婴幼儿心理行为发育筛查?

实训任务

　　请根据【实训三:婴幼儿健康测量评估】中(二)健康测量评估 2 的实训要求,完成实训,并提交实训报告。具体实训目的、实训准备、实训要求、实训形式,请参见模块九实训三。

模块五
托育机构婴幼儿健康管理

PPT
本模块课件

模块导读

　　托育机构健康管理是一种以安全、健康作为组织目的，通过机构和制度，采用一定的手段和措施，按照托育教育工作的规律和准则，以健康保教活动为主要目的的社会活动。本模块重点阐述托育机构婴幼儿健康管理的意义和任务、托育机构婴幼儿保健服务内容及托育机构婴幼儿健康工作管理三部分内容，目的在于帮助学习者快速学习并掌握托育机构婴幼儿健康管理的要点，为托育机构健康管理的实践工作提供一定的指导。

学习目标

1. 理解托育机构婴幼儿健康管理的意义和任务。
2. 掌握托育机构婴幼儿保健服务内容并学习专业的知识。
3. 掌握托育机构婴幼儿健康工作管理相关内容，并结合婴幼儿的表现给予支持引导。
4. 掌握正确的学习方法，根据案例与实践养成独立思考问题的习惯。

内容结构

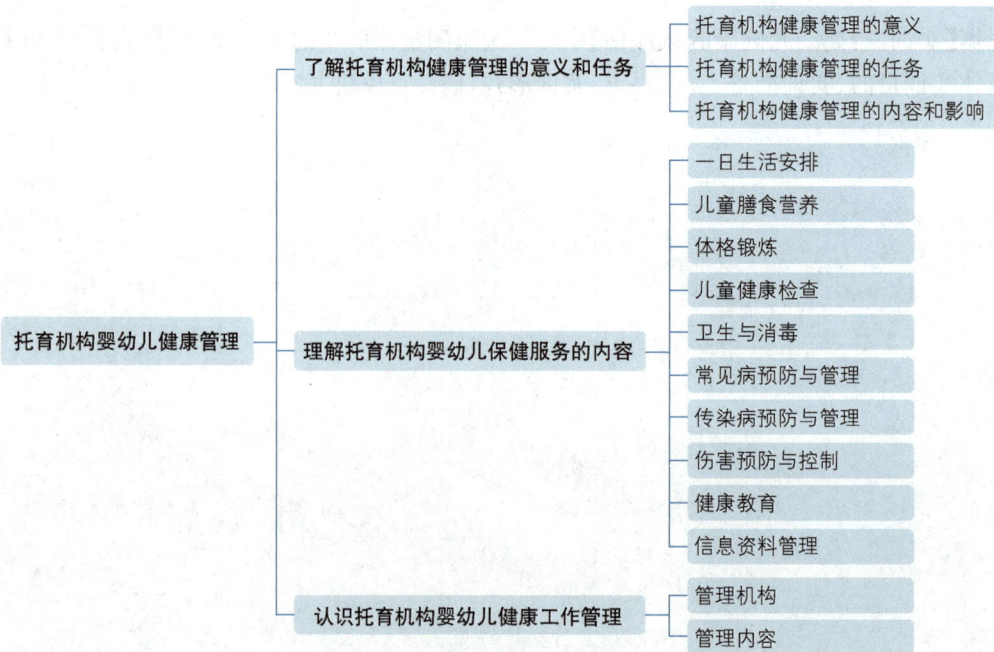

任务一 了解托育机构健康管理的意义和任务

案例导入

一天中午,某幼儿园中班的大部分幼儿都睡着了,还有个别幼儿没睡。这时,值班教师到别的班去倒开水,并聊了一会儿,待她回班后,发现一名幼儿头部红肿,问其原因,是刚才教师外出后,他在床上玩耍,不小心摔伤的。教师赶忙帮幼儿揉了揉,便安慰他睡觉。下午当家长接孩子时看到幼儿伤情,非常生气,要求领导解决处理。

你是如何看待上述现象的? 如果你是这位幼儿园老师,你会如何处理?

任务要求

通过本任务的学习,了解托育机构婴幼儿健康管理的意义、任务及内容,并能知晓托育机构健康管理对婴幼儿及家长的影响,从而指导托育机构贯彻预防为主、保教结合的方针,认真做好卫生保健工作,不断提高卫生保健工作水平,预防传染病的发生,保障儿童身心健康。

一、托育机构健康管理的意义

健康管理有利于调动个体和群体及整个社会的积极性,更好地保护人类的健康。托育机构健康管理工作是儿童保健的重要内容。幼儿及学龄前儿童正处于体格和神经心理不断生长发育的阶段,全身各器官的生理功能尚不够完善,机体的免疫功能低下,适应外界环境的能力较差。儿童在集体生活条件下相互密切接触,如果疏于管理,容易引起疾病的传播和流行。因此,托育机构中必须贯彻"预防为主"的方针,认真做好各项卫生保健工作,才能保证儿童的身心健康。儿童是祖国的未来和希望,做好托育机构儿童的卫生保健和早期教育工作,是国家现代化发展人才储备的一项战略任务。

二、托育机构健康管理的任务

托育机构健康管理的任务是贯彻"预防为主、保教结合"的方针,认真做好卫生保健工作,为集体儿童创造良好的生活环境,不断提高卫生保健工作水平,预防传染病发生,降低常见病的发病率,保障儿童身心健康。

按照世界卫生组织(WHO)的科学定义,"健康"是指"不仅没有身体上的缺陷和疾病,还要有完整的生理、心理状态和适应社会的能力"。因此,集体儿童机构的健康管理工作,既要保证儿童正常的体格发育,又要促进儿童心理和智力的发展,应贯彻以保健为基础、保教结合的方针,认真做好保健工作,开展早期教育。托育机构健康工作的具体任务如下。

（1）根据幼儿及学龄前儿童各年龄段的特点，建立科学、合理的一日生活制度，培养儿童良好的卫生习惯。

（2）为儿童提供合理的营养膳食，科学制订食谱，定期进行营养评估，保证膳食平衡。

（3）制订与儿童生理特点相适应的体格锻炼计划，根据儿童年龄特点开展游戏及体育活动，保证儿童户外活动时间，增进儿童身心健康及抗病能力。

（4）建立健康检查制度，开展儿童定期健康检查工作，建立健康档案。坚持晨检及全日健康观察，做好常见病的预防，发现问题及时处理。

（5）严格执行卫生消毒制度，做好室内外环境及个人卫生。加强饮食卫生管理，保证食品安全和卫生。

（6）协助落实国家计划免疫规划，在儿童入园时应查验其预防接种证，未按规定接种的儿童要告知其监护人并指导补种。

（7）加强日常保育护理工作，对体弱儿童进行专案管理。定期开展儿童眼、耳、口腔保健，开展儿童心理卫生保健。

（8）建立卫生安全管理制度，落实各项卫生安全防护工作，预防伤害事件的发生。

（9）制订健康教育计划，对儿童及其家长开展多种形式的健康教育活动。

（10）做好各项卫生保健工作信息的收集、汇总和报告工作。

三、托育机构健康管理的内容和影响

（一）托育机构健康管理的内容

为加强托育机构专业化、规范化建设，按照《国务院办公厅关于促进3岁以下婴幼儿照护服务发展的指导意见》（国办发〔2019〕15号）的要求，国家卫生健康委组织制定了《托育机构管理规范（试行）》，自2019年10月8日起施行。《托育机构管理规范（试行）》文件中对托育机构健康管理的主要内容要求如下。

（1）坚持儿童优先的原则，尊重婴幼儿成长特点和规律，最大限度地保护婴幼儿，确保婴幼儿的安全和健康。

（2）婴幼儿进入托育机构前，应当完成适龄的预防接种，经医疗卫生机构健康检查合格后方可入托；离开机构3个月以上的，返回时应当重新进行健康检查。

（3）托育机构应当科学合理安排婴幼儿的生活，做好饮食、饮水、喂奶、如厕、盥洗、清洁、睡眠、穿脱衣服、游戏活动等服务。

（4）托育机构应当顺应喂养，科学制定食谱，保证婴幼儿膳食平衡。有特殊喂养需求的，婴幼儿监护人应当提供书面说明。

（5）托育机构应当保证婴幼儿每日户外活动不少于2小时，寒冷、炎热季节或特殊天气情况下可酌情调整。

（6）托育机构应当以游戏为主要活动形式，促进婴幼儿在身体发育、动作、语言、认知、情感与社会性等方面的全面发展。

（7）托育机构应当坚持晨午检和全日健康观察，发现婴幼儿身体、精神、行为异常时，应当及时通知婴幼儿监护人。

（8）托育机构发现婴幼儿遭受或疑似遭受家庭暴力的，应当依法及时向公安机关报案。

（9）婴幼儿患病期间应当在医院接受治疗或在家护理。

（10）托育机构应当建立卫生消毒和病儿隔离制度、传染病预防和管理制度，做好疾病预防控制和婴幼儿健康管理工作。

（11）托育机构工作人员上岗前，应当经医疗卫生机构健康检查，合格后方可上岗。

（12）托育机构应当组织在岗工作人员每年进行1次健康检查。在岗工作人员患有传染性疾病的，应当立即离岗治疗；治愈后，须持病历和医疗卫生机构出具的健康合格证明，方可返岗工作。

（13）托育机构应当按照有关托儿所卫生保健规定，完善相关制度，切实做好婴幼儿和工作人员的健康管理，做好室内外环境卫生。

（14）托育机构应当制订年度工作计划，每年年底向卫生健康部门报告工作，必要时随时报告。

（15）各级妇幼保健、疾病预防控制、卫生监督等机构应当按照职责加强对托育机构卫生保健工作的业务指导、咨询服务和监督执法。

托育机构相关人员应有相应的执业资格，机构应与社会卫生服务机构建立信息上的密切联系，相互配合。托育机构要积极配合医疗保健机构开展幼儿健康管理工作，加强宣传，做好幼儿体检的组织工作，提供场地和必要物品，确保工作顺利开展，且托育机构与医疗保健机构不得向幼儿监护人收取任何相关费用。

（二）托育机构健康管理的影响

对于儿童来说，现代社会的生活环境复杂。如果能够从小就进行健康管理，尽早了解孩子在健康方面的隐患，及时去规避、改善，就能达到避免或延缓疾病发生的风险，让孩子拥有更好的健康体魄，为美好的人生奠定坚实的基础。

对于家长来说，健康管理体制的建成使他们可以更放心地将孩子交给机构，能够省下更多的时间去做自己的事情，可以给孩子更专业、科学的喂养方式，提高孩子的身体素质。

任务二 理解托育机构婴幼儿保健服务的内容

案例导入

"小朋友们，去拿水杯排队倒水喝。"教师的话音刚落，孩子们一哄而上，抢着去拿水杯，有几个水杯哐当掉到了地上。格格也拿着自己的水杯排到了队伍中。班级里只有一个饮水口，十多个孩子排着队，无所事事地边等边相互用水杯敲敲打打。格格等得有点心急了，嘴里嘬着："好慢啊！"等了几分钟，终于轮到格格了，她迫不及待地接了一杯水准备回到座位上喝。这时，教师说："请小朋友去上厕所。"好几个孩子跑去上厕所，有个孩子不小心撞掉了格格端着的水杯，水洒了一地，教师皱皱眉头，把格格拉到一旁，赶紧拿拖把把地拖干。格格不开心地撅着小嘴，捡起水杯重新排队。

你如何看待上述现象？如果你是一位幼儿园老师，你会如何处理？

任务要求

通过本任务的学习，理解合理安排一日生活的意义、依据、原则；能够了解食物种类、计算营养比例、掌握制订食谱的原则等膳食计划安排,并掌握膳食管理的要求;了解入园(所)健康检查的要求、内容和处理原则,掌握全日健康观察的内容要求;了解卫生与消毒、常见病预防与管理、传染病预防与管理、伤害预防与控制、健康教育、信息资料管理等内容要求。

托育机构卫生保健工作应针对儿童集体居住的特点,围绕保证与促进儿童体格发育及心理发展这两个中心,加强科学管理,认真做好卫生保健与集体教养工作。

一、一日生活安排

合理的生活制度是根据儿童的年龄特点,合理安排儿童一日生活的主要内容如进餐、睡眠、室外活动、游戏和作业等每个生活环节的时间、顺序、次数和间隔。

(一) 安排合理生活的意义

1. 保证儿童神经系统的正常发育

婴幼儿时期大脑皮质功能发育尚不成熟,分析识别能力弱,对强烈刺激耐受力小,在一定时间的活动后,就会因大脑皮质的某个区域兴奋扩散而感到疲劳,所以不能给儿童过强的活动。一日生活中应经常变换活动的内容和方式,使大脑皮质各个区域轮流兴奋和抑制。此外,还应注意让婴幼儿得到充足的睡眠,以补充神经细胞所消耗的能量及消除疲劳,保证神经系统的正常发育。

2. 保护消化系统的功能

婴幼儿时期消化系统功能发育尚未成熟,消化能力弱,胃容量小,而生长发育迅速,每日热量的需要量相对成人较多,所以应制订合理的进餐次数和间隔时间,以保护消化系统的正常功能及满足儿童营养的需要。

3. 培养良好的生活习惯

每日要定时、有规律地安排儿童进行游戏、学习、进餐、睡眠等活动,使儿童大脑皮质的有关区域对外界刺激形成条件反射,从而养成良好的生活习惯。另外,在托育机构内,儿童的年龄不完全一样,只有在合理的作息制度下,才便于保教人员对不同年龄的儿童进行教育和护理,从而使托育机构工作有条不紊,秩序井然。

(二) 一日生活安排的依据

一日生活安排首先是根据不同年龄儿童的生理和心理发育的特点及规律来安排的。例如,年龄越小的幼儿,睡眠时间越长,次数越多。其次,应根据各地气候及不同季节做具体安排。例如,冬季昼短夜长,早晚气温低,午睡可缩短 1 小时左右,早晨起床可稍推迟,晚上上床时间应提前 30 分钟至 1 小时,以便利用气候较暖、阳光充足的时间进行户外活动;夏季早晚凉爽,中午炎热,午睡时间可延长 1 小时左右,早晨起床及晚上上床时间可分别提前和推迟 30 分钟至 1 小时,总之,要保证儿童有充足的休息时间。另外,还应适当考虑家长工作时间安排的需要,方便家长接送,同时使儿童家庭生活时间能与园(所)的生活衔接起来,争取家长配合,共同遵守生活制度。

(三) 一日生活安排的原则

第一,应根据各年龄段儿童的生理、心理特点,结合本地区的地理位置和季节变化,制定合理的生活制度(见表 5-1)。

表 5-1　儿童一日生活时间安排(参考)

年龄	饮食		室外活动时间(小时)	睡眠		
	次数(正餐十点心)	正餐间隔时间(小时)		日间次数	日间时间(小时/次)	夜间时间(小时)
1～2岁	3＋2	3.5～4.0	≥2.0	2	1.5～2.5	10.0～12.0
3～6岁	3＋1或3＋2			1	2.0～2.5	8.0～10.0

第二,合理安排儿童睡眠、进餐、大小便、活动、游戏等各个生活环节的时间、顺序和次数,注意动静结合,组织集体活动与自由活动结合,室内活动与室外活动结合,不同形式交替进行。

第三,每日应该有充足的户外活动时间,正常情况下儿童户外活动时间每日不少于 2 小时,寄宿制儿童不少于 3 小时,寒冷、炎热季节可酌情调整。进餐时间以 20～30 分钟/餐为宜,餐后安静活动或散步时间为 10～15 分钟,午睡时间根据季节为 2.0～2.5 小时/日。

(四) 执行注意事项

第一,要持之以恒,勿随意变更。园长和卫生保健人员应定期观察生活作息制度的执行情况,发现问题及时予以纠正,以保证儿童在托育机构生活的规律性和稳定性。

第二,通过一日生活的各个环节,对儿童进行生活护理、卫生保健及教育工作。

第三,工作人员要合理分工,并严格执行工作程序及岗位责任制,以保证生活制度的贯彻落实。

二、儿童膳食营养

儿童营养管理是托育机构卫生保健工作的重要内容。营养是保证儿童正常生长发育和身心健康的重要因素,良好的营养可促进体格生长和智力发育,而营养不足则会导致生长迟缓、体重不增,甚至发生贫血等营养性疾病。因此,托育机构应根据儿童对营养素的生理需要,合理安排儿童的营养膳食。

(一) 做好膳食计划

有计划地按照各年龄段儿童的营养需要,选择食品的种类,计算数量,制订食谱,加上合理的烹调,构成膳食计划。

1. 选择食品的种类

食品包括四大类:

① 富有优质蛋白质的食物,如牛奶、鸡蛋、瘦肉、动物血、动物肝、豆类和豆制品等。

② 含维生素、无机盐、各种微量元素和膳食纤维的食物,如新鲜蔬菜和水果等。

③ 供给的热量食品,主要有谷类、油类、糖等。

④ 调味品,包括食盐、酱油、醋等。

2. 计算数量及营养素正确比例

蛋白质、脂肪、碳水化合物的重量比值接近 1：1：(4～5),三种产热营养素所供热量分别占总热量的 12%～15%、30%～35%、50%～60%,动物蛋白质及豆类蛋白质应不少于总蛋白质的 50%。全日热量分配:早餐、午餐和晚餐提供的热量分别占 30%、40% 和 30%。

每日所需食品种类和数量可这样计算:先算出总量,即各年龄组儿童每餐热量的需要(MJ 或 kcal)×每餐热量分配的比例(%)×儿童数;然后,再根据各年龄组儿童每日膳食可供热量(MJ 或 kcal)分配于蛋白质、脂肪与碳水化合物三种主要成分,根据百分法计算。实际采购前应包括一定量不全食用的报废成分。

3. 制订食谱

食谱是一日食物的量、调配和烹调方法的实施方案，是膳食计划的重要部分。根据儿童生理需求，参考"膳食营养素参考摄入量（DRIs）"制订膳食计划。不同年龄组儿童所需要的食品的种类、数量，如何分配及烹调，都必须通过食谱来决定。根据膳食计划制订带量食谱。食谱应每1～2周更换一次，食物品种要多样化且合理搭配。4～6岁儿童每餐包括鱼、肉、蛋类50～60 g，蔬菜80～120 g，谷类60～70 g；2～3岁儿童的以上各类食物量减少10 g。定期做营养计算和分析，作为矫正食谱的依据。有条件的托育机构可为贫血、营养不良、食物过敏等儿童提供特殊膳食。不提供正餐的托育机构，应每日至少提供一次加餐。

制订食谱的原则主要包括以下五点：

① 根据伙食费计算膳食，为儿童提供平衡膳食，力求满足各种营养素的需要，食谱必须保证膳食计划所拟订的食品种类和数量，不可任意改变。

② 注意季节变化，冬季可多食用高热量食物，夏季可多食用清淡、凉爽的食物。

③ 为适合幼儿消化功能，食品要细软，不食用刺激性及过于油腻的食品，3岁以上食物种类可近似成人。

④ 食品应多样化，有利于各种营养素的互补作用，提高食物的利用率，并能增进食欲。

⑤ 注意儿童接受食物的程度，不应有余或不足。

4. 讲究烹调技术

主副食的选料、洗涤、切配、烹调方法应科学合理，减少营养素的损失，符合营养膳食的要求。烹调食物既要保持营养素，又要按照营养心理学要求，注意色、香、味、形，符合儿童口味。经常变化食物形式或味道，诱发儿童的食欲，保持良好的食物兴奋性。

5. 做好餐时服务

餐时服务是集体儿童机构特别重视的问题。应注意进餐环境的清洁、安静、舒适，并做好进餐前的准备，让儿童产生条件反射，以利于增进食欲。保教人员应耐心和蔼，了解每个儿童饮食行为的特点，根据每个儿童的特点，鼓励儿童将自己的一份饮食吃完，以保证摄入足够的营养素。同时应关心每个儿童对食物的好恶，注意纠正儿童偏食的不良习惯。对食欲较差、进食慢的儿童，要给予帮助和鼓励。在进餐的过程中，还应注意培养儿童用餐时的互助、礼貌等良好习惯。

（二）注重膳食卫生

（1）托育机构的食堂必须取得"餐饮服务许可证"，并根据《中华人民共和国食品安全法》等相关法律法规的规定制定各项食堂管理制度。

（2）儿童食堂和食品库房应定期清扫，保持卫生，采取措施消灭苍蝇、老鼠、蟑螂和其他有害昆虫。所有用具及食物必须生熟分开放置。餐具、熟食盛器等按要求统一在食堂消毒，消毒后的食具应保洁存放，符合卫生标准。

（3）儿童食品应在具有"食品生产许可证"或"食品流通许可证"的单位采购。食品进货必须索证验收，食物保证新鲜，禁止加工变质、有毒、不洁、超过保质期的食物，禁止提供隔夜剩饭菜及生冷拌菜。

（4）接触食品的炊事人员和保育人员应做好个人卫生，接触食品前均应用肥皂流动水洗净双手，穿戴清洁的工作衣，不留长指甲，不涂指甲油，不戴戒。炊事人员操作熟食时需戴口罩、帽子，禁止穿工作衣如厕，各项操作必须符合要求。

（三）加强膳食管理

1. 膳食管理要求

（1）托育机构食堂应明确食堂管理人员、炊事人员的岗位工作职责，上岗前应参加妇幼保健机构组织的儿童营养专业知识培训。

（2）儿童膳食应专人负责,成立膳食管理委员会,由园(所)长、卫生保健人员、保教人员、炊事员、财会人员、家长代表组成,定期召开会议,研究并解决存在的问题,定期向家长反馈。

（3）工作人员(包括炊事员)和儿童膳食要严格分开。儿童膳食费专款专用,计划开支,每月结算并公布账目,每学期膳食收支盈亏不超过 2%,达到收支平衡。

（4）制定采购验收制度,建立出入库账目;每日各班统计出勤数,报告厨房,以便按量准备饭菜,避免浪费;开饭时间要有合理间隔,两餐间隔 3.5～4.0 小时,并准时开饭;婴儿的辅食添加应统一由园(所)内安排,如奶糕、蒸蛋、稀饭、菜泥、肉末、面条等,按时给婴儿添加。

2. 儿童膳食分级管理

儿童膳食实行分级管理,可按不同水平分为四级,并逐步提高膳食管理水平。

第一级:实行计划膳食,每周均有详细的膳食计划,有带量食谱,每周或 2 周计算一次营养素量,并达到合理膳食要求。

第二级:每半个月计算一次进食量,并做营养计算,为改进膳食提供依据,根据存在的问题不断改进膳食。

第三级:每半个月计算一次进食量,根据不同年龄组的营养要求考虑进食量,掌握主食、肉、蛋、蔬菜等食用量。

第四级:保证受托儿童吃饱、吃好、吃得卫生。

三、体格锻炼

儿童体质的强弱虽然受先天因素的影响,但后天的营养与锻炼亦很重要,因而托育机构应重视儿童的体格锻炼,正确利用空气、阳光和水等自然因素,积极开展户外活动。

卫生保健人员应指导保教人员根据儿童的年龄特点制订体格锻炼计划,每日有计划地组织儿童进行各种形式的体格锻炼,保证儿童适宜的运动量和运动密度,提高儿童身体素质。做好运动前的准备工作,加强运动中的保护,避免运动伤害。同时,注意观察儿童在运动中的面色、精神状态、呼吸、出汗量等,以及运动后的食欲、睡眠状况,进行体格锻炼效果评估。根据个体差异,对特殊儿童给予重点照顾。有条件的托育机构可进行 3～6 岁儿童体质测试,了解儿童的体质健康状况,以指导儿童体格锻炼。

四、儿童健康检查

托儿所、幼儿园应按照《托儿所幼儿园卫生保健管理办法》有关管理规定,做好儿童健康检查工作。

（一）入园(所)健康检查

1. 体检要求

儿童入园(所)前应经具有合法资质的医疗卫生机构进行健康检查,并填写健康检查表。入园(所)体检率应达 100%。儿童入园(所)时,托育机构应查验"儿童入园(所)健康检查表""儿童保健手册""预防接种证"。对于未按规定预防接种的儿童需要告知其监护人及时补种。托育机构不应拒绝乙肝表面抗原阳性但肝功能正常的幼儿入园。

2. 体检内容

体格检查的要求除按一般常规外,重点要控制传染病。经检查证明身体健康及近期无传染病接触史方可入园(所)。检查重点包括以下六点。

① 传染病:包括皮肤传染病、结膜炎、结核病、甲型肝炎等。

② 营养性疾病:如缺铁性贫血、口角炎、佝偻病(3 岁以下的儿童)。

③ 感觉器官:视力筛查(入园儿童),注意有无耳道流脓、耵聍以及鼻腔脓性分泌物。

④ 口腔:有无龋齿、缺齿和牙龈炎。

⑤ 咽:主要检查扁桃体等。

⑥ 其他:包括血红蛋白等。

3. 处理原则

有急性传染病接触史者应暂缓入园(所),需观察到隔离期满。有甲型病毒性肝炎、结膜炎、结核病等传染病者,暂时不宜入园(所),应及时治疗,待临床痊愈并度过隔离期后方可入园(所)。对龋齿、贫血等患儿,入园(所)后及时矫治。儿童入园(所)的健康记录表及预防接种卡应妥善保存,作为儿童健康状况及预防接种的基础资料,观察儿童健康水平的变化及预防接种的完成情况,同时也可作为对托育机构卫生保健工作质量评估的依据。

离园(所)3 个月以上的儿童,再入园(所)者需重新按照入园体检项目进行健康检查。有病毒性肝炎接触史的儿童应检疫 42 日,经体检证实其健康后方可回班。

转园儿童持原托育机构提供的"儿童转园(所)健康证明""儿童保健手册"可直接转园。"儿童转园(所)健康证明"有效期 3 个月。

(二) 定期健康检查

通过对儿童的定期体格检查,全面了解在园(所)儿童的生长发育及健康情况,定期评估儿童体格发育水平,检查有无不利于儿童生长发育的因素,及时加以干预,并对体检中所发现的疾病及弱点给予矫治;对体弱儿建立专案加强管理,定期健康检查率需在 95% 以上。

1. 健康检查内容

测量身高、体重,检查咽部、口腔、皮肤、心肺、肝脾、脊柱、四肢等,检测血红蛋白,测查视力、听力。在定期体检时用儿童心理行为发育预警征象进行发育筛查。

2. 健康检查次数

应根据儿童年龄的大小而定,原则是年龄越小,体检次数越多。一般 1 岁以内每 3 个月体检 1 次,1~2 岁每 6 个月体检 1 次,3 岁以上每年体检 1 次。每次按常规进行全面体检,并对儿童健康情况定期进行分析评价。其中,身长(身高)、体重的测量,3 岁以下儿童按健康体检的次数,3 岁以上儿童可每 6 个月测量 1 次。每次测量应统一方法及按固定时间进行,力求准确。每次测量后进行前、后对比,做出评价。

3. 检查结果的处理

体检后应及时向家长反馈健康检查结果。当发现发育、听觉、视觉异常及可疑异常者,应及时嘱咐家长带儿童去专科医院进一步检查,明确诊断。对异常者应建立专门档案,指导家长做好矫治及随访工作。

(三) 全日健康观察

1. 晨间检查

托育机构应做好每日晨间检查,晨检内容包括询问儿童在家有无异常情况,观察精神状况、有无皮肤异常,检查有无发热和携带不安全物品等。晨检应由有经验的卫生保健人员认真执行。检查步骤包括"一问""二看""三查"。

一问:通过询问家长了解儿童离园(所)后到来园(所)期间的一般健康情况,包括精神、食欲、睡眠、大小便等情况及有无咳嗽、流鼻涕等症状。

二看:要观看儿童精神是否活泼,面色是否正常,有无流泪、眼结膜充血、流鼻涕等,注意皮肤(包括面、额、耳后、颈部)是否有皮疹等。

三查:筛查儿童是否有发热,对可疑发热者应及时测量体温。根据当地儿童传染病流行情况对易感儿童进行重点检查。同时检查儿童口袋中是否携带可造成创伤的玩物,如石子、弹子、小刀、玻璃片等。

晨间检查后,要将所获得的情况进行综合分析,判断是否正常,并认真填写检查记录。对有传染病或其他疾病可疑者,嘱咐家长带儿童到医疗机构确诊及治疗;患病儿童应离园休息治疗。如果接受家长委托需要喂药,卫生保健人员或班级教师应与家长做好药品交接和登记,并请家长签字确认。

2. 全日健康观察

保教人员应对儿童进行全日健康观察,内容包括饮食、睡眠、大小便、精神状况、情绪行为等,并做好观察及处理记录。卫生保健人员每日上午、下午各巡视班级 1 次,并向班上保育老师、教师了解儿童的情况,发现患病儿童应尽快与家长联系,及时到医院诊治。

3. 掌握儿童缺勤情况

及时了解儿童缺勤原因。如系患传染病,则应对接触者及时采取预防措施,接触物要进行彻底消毒处理。

五、卫生与消毒

(一) 环境卫生

(1) 要建立健全室内外环境消毒清扫制度,坚持每日一小扫,每周一大扫,分片包干,定人定点,每周全面检查一次并记录,为儿童提供整洁、安全、舒适的环境。

(2) 保持室内空气流通、阳光充足;冬季要定时开窗通风换气,采取湿式清扫方式清洁地面。室内有防蚊、蝇、鼠、虫及防暑和防寒设备。定期熏蚊,随时灭蝇、鼠、蟑螂。

(3) 保持玩具、图书表面的清洁卫生,每 2 周进行一次玩具清洗和图书翻晒。枕席、凉席每日用温水擦拭,被褥每月曝晒 1~2 次,床上用品每月至少清洗 1 次。

(4) 厕所要清洁通风,无异味,每日定时打扫,保持地面干燥。便器用后及时清洗干净。抹布等卫生洁具各班专用专放并有标记,用后及时清洗干净,晾晒、干燥后存放;拖布清洗后应晾晒或拧干后存放。

(二) 个人卫生

(1) 儿童专用的茶杯、毛巾、餐巾应按时消毒,其他日常生活用品亦应专人专用,保持清洁。

(2) 培养儿童良好的卫生习惯。饭前便后应用肥皂和流动水洗手,早晚洗脸、刷牙,饭后漱口。做到勤洗头、洗澡、换衣,冬季至少每周洗澡、洗头一次。勤剪指(趾)甲,衣服、被褥勤洗勤晒,保持整洁。

(3) 工作人员应保持仪表整洁,注意个人卫生。饭前、便后和护理儿童前应用肥皂和流动水洗手,上班时不戴戒指,不在园内吸烟,处处给儿童做表率。

(三) 预防性消毒

卫生保健人员应定期学习有关消毒隔离的技术知识,做好托育机构内消毒隔离工作及对各班的检查指导。

1. 空气消毒

首选的方法是通风。活动室、卧室应经常开窗通风,保持室内空气新鲜。在寒冷、炎热季节应每日至少开窗通风 2 次,每次至少 10 分钟。在外界温度适宜、空气质量较好、保障安全性的条件下,应采取持续开窗通风的方式。在不适宜开窗通风时,尤其在传染病流行季节,每日可采取空气消毒机或紫外线等方法对室内空气进行消毒。但要注意阅读注意事项,以免达不到预防性消毒要求,或紫外线灯使用不当,损害到儿童的健康。采用紫外线杀菌灯进行照射消毒应每日 2 次,每次持续照射时间 60 分钟。建议使用移动式紫外线杀菌灯。按照每立方米 1.5 瓦计算紫外线杀菌灯管需要量。禁止紫外线杀菌灯照射人体体表。采用反向式紫外线杀菌时,应该用无臭氧式紫外线杀菌灯。

2. 餐具消毒

儿童餐具应在食堂集中清洗消毒,不要在教室清洗和消毒。建议采用煮沸消毒,从水沸后开始计时,煮沸消毒 15 分钟,或蒸汽消毒 10 分钟。如果使用餐具消毒柜、消毒碗柜消毒,应该使用符合国家规定标准的产品,按产品说明使用。保洁柜无消毒作用,因此不得用保洁柜代替消毒柜进行消毒。水杯每日清洗消毒,用水杯喝豆浆、牛奶等易附着于杯壁的饮品后,应及时清洗消毒。

3. 毛巾消毒

反复使用的餐巾每次用后消毒,擦手毛巾应每日消毒 1 次。消毒方法:①用洗涤剂清洗干净后,置阳光直接照射下曝晒干燥,曝晒时不得相互叠夹,曝晒时间不少于 6 小时;②煮沸消毒 15 分钟或蒸汽消毒 10 分钟,毛巾应疏松放置;③使用次氯酸钠类消毒剂消毒,将织物全部浸没在浓度为有效氯 250～400 mg/L 的消毒液中,浸泡消毒 20 分钟,消毒后用清水将残留消毒剂冲净。

4. 物体表面消毒

主要指餐桌、床围栏、门把手、水龙头等物体表面的消毒。餐桌每餐使用前应消毒,床围栏、门把手、水龙头等物体表面每日消毒 1 次。可采用表面擦拭、冲洗消毒方式。用次氯酸钠类消毒剂消毒,浓度为有效氯 100～250 mg/L,消毒 10～30 分钟。餐桌消毒后要用生活饮用水将残留消毒剂擦净,家具等物体表面消毒后也可用清水将残留消毒剂去除。抹布每次使用后消毒。

5. 洗手池、厕所地面消毒

使用次氯酸钠类消毒剂消毒。使用浓度为有效氯 400～700 mg/L,浸泡消毒 10～30 分钟。洗手池、厕所地面每日至少消毒 1 次,出现污染情况应随时擦拭清洁。拖布等卫生洁具每次使用后消毒。

6. 坐便器、盛装吐泻物容器的消毒

使用次氯酸钠类消毒剂消毒。使用浓度为有效氯 400～700 mg/L,浸泡消毒 30 分钟。蹲式便器和小便器(槽)用后及时冲洗,每日至少消毒 1 次。

7. 玩具图书消毒

图书每周至少通风晾晒 1 次,曝晒时不得相互叠夹,曝晒时间不少于 6 小时。可清洗的玩具使用次氯酸钠类消毒剂擦拭或浸泡,浓度为有效氯 100～250 mg/L,表面擦拭、浸泡时间为 10～30 分钟。根据污染情况,每周至少消毒 1 次。

8. 体温计消毒

每次使用后用 75%～80%乙醇溶液浸泡消毒 3～5 分钟。

六、常见病预防与管理

托育机构应将儿童常见的呼吸道、消化道疾病及营养性疾病列为常见病、多发病防治的内容。反复呼吸道感染、腹泻的儿童,中度和中度以上营养不良、缺铁性贫血、维生素 D 缺乏性佝偻病、单纯性肥胖、先天性心脏病、哮喘、癫痫等儿童,应作为重点管理对象,建立专门档案,加强日常健康观察和保育护理工作,并督促家长及时带患病儿童进行诊治。

卫生保健人员及保教人员应对体弱儿童的生活、保健、营养、护理及治疗等给予全面的关心和负责,给予必要的照顾,如适当增加营养及睡眠时间,每月为儿童测量一次体重,每季度做一次全面体格检查,掌握儿童生长发育趋势和健康情况。认真做好专门档案记录,定期进行统计分析,按病种做好小结,并向家长介绍体弱儿童的情况,宣传保健护理知识,获得家长积极配合。同时,通过健康教育普及卫生知识,培养全园儿童良好的卫生行为习惯,提供合理平衡膳食,加强体格锻炼,增强儿童体质,提高儿童对疾病的抵抗能力。

　　另外,定期开展儿童眼、耳、口腔保健,发现屈光不正、听力障碍、龋齿等问题进行登记管理和矫治指导。开展儿童心理卫生保健,对有心理行为问题的儿童可辅助专业人员矫治。

七、传染病预防与管理

　　在集体儿童机构,急性传染病易引起传播,造成流行。有些传染病还会给儿童健康和发育造成不良影响,甚至留下终身残疾。为此,托育机构应督促家长配合疾病预防控制机构按免疫程序和要求,完成免疫接种工作。应加强传染病的预防和管理,及时了解疫情,采取早预防、早发现、早诊断、早报告、早隔离、早治疗并实行及时正确的检疫等综合措施,消除或切断流行过程中的传染源、传染途径,及时保护易感儿童。

(一) 控制传染源

　　很多传染病在起病的早期传染性很强,越早管理好传染源就越能防止传染病的蔓延。为此,托育机构的卫生保健人员及保教人员都应熟练掌握儿童常见传染病的早期症状及发展情况,以便及早发现疫情,及时请家长带患儿到医院诊断和隔离治疗,加强护理,减少合并症。

(二) 切断传播途径

　　托育机构应建立传染病管理制度,发现传染病疫情或疑似病例后,按照《中华人民共和国传染病防治法》规定的程序报告疫情。托育机构内发现疑似传染病例时,应及时设立临时隔离室,对患儿采取有效的隔离控制措施。临时隔离室内环境、物品应便于实施随时性消毒与终末消毒,控制传染病在园(所)内的暴发和续发。对发生传染病的班级应按要求进行医学观察,医学观察期间该班不能有任何人员流动,不办理入托和转园手续。

　　发生传染病期间应加强晨检和全日观察,并采取必要的预防措施,保护易感儿童。同时加强对家长的宣传工作,告诫家长在传染病流行期间不要带儿童到公共场所。患传染病的儿童或工作人员痊愈后凭医疗卫生机构证明方可返回托育机构。来自疫区或有传染病接触史的儿童,检疫期过后方可入园(所)。

(三) 保护易感儿童

　　一旦发现疫情,应积极配合当地疾病预防控制机构对被传染病病原体污染(或可疑污染)的物品和环境实施随时性消毒与终末消毒,以杀灭可能存在于外界环境中的病原体。

　　对密切接触者应采取预防措施,进行医学观察;必要时进行被动免疫,提高儿童免疫水平。掌握易感儿名单,传染病流行季节,加强晨、午间检查及隔离检疫工作。

八、伤害预防与控制

　　在托育机构中保护儿童的安全,是保教人员义不容辞的责任,需具备对伤害事故的预见性及预防急救处理的常识,防止各种伤害事故的发生。

(一) 建立安全及检查制度

　　托育机构的各项活动应以儿童安全为前提,建立安全及检查制度,落实预防儿童伤害的各项措施。托育机构的房屋、场地、家具、玩教具、生活设施等应符合国家相关安全标准和规定,设立门卫,严格管理,避免儿童走失。

(二)普及安全知识

托育机构应加强对保教人员、儿童及家长的安全教育和急救训练。保教人员应接受预防儿童伤害相关知识的培训,做好儿童安全工作,消除伤害隐患,预防软组织损伤、骨折、烧(烫)伤、异物、中毒等伤害的发生。有条件的幼儿园,可带领儿童演练自然灾害发生时的疏散和自救技能。

(三)准备应急预案

托育机构应提前准备发生儿童外伤、食物中毒、暴力甚至火灾、地震等自然灾害突发事件的应急预案。发生意外事故或自然灾害造成重大伤害时,应立即采取有效措施,及时向上级有关部门报告,并认真分析发生事故的原因,从中吸取教训。

九、健康教育

卫生保健人员可以根据不同季节、疾病流行等情况负责制订全年健康教育工作计划,并组织实施。

(一)健康教育内容

健康教育的内容包括膳食营养、心理卫生、疾病预防、儿童安全以及良好行为习惯的培养等。

(二)健康教育方法

健康教育的形式包括举办健康教育课堂、发放健康教育资料、设置宣传专栏、咨询指导、安排家长开放日等活动。园(所)内设有固定的健康教育专栏或黑板报,1~2个月更换一次。每季度对保教人员开展一次健康讲座,每半年举办一次家长讲座。每班有健康教育图书,并组织儿童开展健康教育活动。

(三)健康教育评估

在做好健康教育记录的同时,注意定期评估相关知识知晓率和良好生活卫生习惯养成、儿童健康状况等健康教育效果。

十、信息资料管理

托育机构卫生保健人员应对卫生保健工作进行常规记录和建立健康档案。工作记录和健康档案应真实、完整、字迹清晰,根据情况随时记录。资料至少保存3年。

(一)健康档案

包括托育机构儿童入园(所)健康检查表、儿童转园健康证明、儿童定期健康检查手册等。

(二)卫生保健工作记录

包括儿童出勤、晨检及全日健康观察表、儿童体检记录、儿童体格评价记录、儿童食谱表、儿童膳食管理记录、免疫接种统计表、卫生消毒记录、儿童常见疾病与矫治记录、儿童传染病登记与统计表、儿童伤害和健康教育记录等。

（三）资料分析

每年对儿童体格发育、膳食营养、常见病、传染病、伤害等进行统计分析，掌握儿童健康状况。有条件的托育机构可应用卫生保健管理软件进行体格发育评价及营养评估等。

任务三　认识托育机构婴幼儿健康工作管理

案例导入

幼儿园的卫生保健工作是幼儿园工作中的一个重要组成部分，让每一个孩子健康成长是幼儿园的首要责任。某幼儿园小二班有个孩子确诊为手足口病，为了防止传染，园长安排保健医生购买了小儿利巴韦林冲剂 50 盒，每盒 18 包，由班级教师分四次给全园幼儿服用。

你认为这个幼儿园园长的做法正确吗？

任务要求

通过本任务的学习，了解婴幼儿健康管理的机构组成，理解国家和地方卫生健康委员会作为卫生行政部门监督和指导全国托育机构卫生保健工作的要求，掌握县级以上妇幼保健机构负责对辖区内托育机构卫生保健工作进行业务指导的具体内容，掌握托育机构婴幼儿健康管理工作具体任务内容。

现代管理学是通过计划、目标、组织、系统、信息、控制和激励等基本理论来指导实践。为提高现代管理水平和管理效果，对集体儿童机构卫生保健工作的管理必须适应各地发展的总目标与总要求，最大限度地调动与发挥各基层单位的积极性与创造性，来实现预期的目标。托育机构卫生保健工作的内容、任务、目标确定之后，为了实现目标，应制定方针政策，提出实施计划，安排工作重点，组织落实。在此过程中，需要合理、符合实际情况的科学管理，以达到最佳效果。

一、管理机构

（一）卫生行政部门

国家卫生健康委员会（原国家卫生和计划生育委员会）与教育部联合颁发的《托儿所幼儿园卫生保健管理办法》明确规定：县级以上各级人民政府卫生行政部门负责监督和指导辖区内托幼机构卫生保健工作，并将托幼机构的卫生保健工作作为公共卫生服务的重要内容。县级以上各级人民政府教育行政部门负责配合卫生行政部门指导托幼机构的卫生保健工作，督促托幼机构落实卫生保健工作。国家卫健委（原国家卫计委）妇幼健康服务司负责监督和指导全国托幼机构卫生保健工作，负责组织制定《托儿所幼儿园卫生保健工作规范》。各级人民政府卫生行政部门都设有妇幼保健职能部门，具体负责辖区内托幼机构卫生保健工作,在教育部门的配合下开展组织培训、调查研究、收集信息资料、卫生评估、分级分类验收等各项工作。结合本地区实际情况制定集体儿童保健工作的目标、方针、政策和监督管理实施计划,并将有关信息向上一级卫生行政部门反馈。

(二) 妇幼保健机构

《托儿所幼儿园卫生保健管理办法》中规定,县级以上妇幼保健机构负责对辖区内托幼机构卫生保健工作进行业务指导。业务指导的内容包括膳食营养体格锻炼、健康检查、卫生消毒、疾病预防等。托育机构卫生保健管理工作是妇幼保健机构的公共卫生职责。妇幼保健机构应设置集体儿童保健科或有专人负责托育机构卫生保健管理工作,协助卫生行政主管部门定期对托育机构进行健康检查、膳食营养、疾病预防、卫生消毒、体格锻炼和健康教育等方面的业务指导和监督。

二、管理内容

(一) 制订工作计划

协助卫生行政主管部门制定本辖区托育机构卫生保健工作规划、年度计划并组织实施,制定本地区的托育机构卫生保健工作评审实施细则。根据当地情况经常进行调查研究,找出薄弱环节,采取相应措施,制定出统一质量标准及工作常规,主动当好妇幼卫生行政机构的参谋。

(二) 建立例会制度

各级妇幼保健机构应建立专业例会制度,定期组织召开托育机构卫生保健工作例会(或妇幼保健例会中的托育机构卫生保健专项工作内容)。交流信息,研讨工作计划,介绍工作经验,布置工作任务,培训新知识,推广新技术。通过定期信息交流,加强横向联系,提高工作质量。

(三) 监督指导

各级妇幼保健机构在掌握信息的基础上,有计划地对辖区内的托育机构卫生保健工作进行监督指导,督促检查各园(所)保健制度执行情况,并协助解决有关业务疑难问题。

(四) 培训

市(地)级及以上妇幼保健机构负责对辖区内托育机构卫生保健人员进行岗前培训及考核,对在岗托育机构卫生保健人员定期进行疾病预防、卫生消毒、传染病防治、膳食营养、食品卫生、饮用水卫生等方面的培训。通过业务培训、经常性的业务讲座和现场观摩,不断提高专业人员的理论水平和实践技能。

(五) 组织交流活动

县(区)级及以上妇幼保健机构每年至少组织一次相关知识的经验交流或现场观摩活动。以实验性幼儿园及示范托儿所为基地,对各项保健工作进行实验研究,不断总结经验,以点带面,逐步提高业务水平。还可组织观摩、评比等活动,以激励各个单位做好保健工作。

(六) 检查评估

协调教育部门定期进行检查评估或分级分类验收,对未达标的园(所)提出整改意见,并帮助督促限期进行。对取得办园资格的托育机构每2~3年进行一次卫生保健工作检查评估,并将结果上报卫生行政主管部门。对新设立的托育机构进行招生前的卫生评价,并出具卫生评价报告。

（七）信息管理

收集辖区内托育机构卫生保健工作和儿童生长发育、传染病、常见病等信息，掌握所管辖范围内教育部门办园、企业办园、集体办园、私人办园等各类型托育机构的基本情况、卫生保健工作水平以及在园儿童健康状况，为卫生行政部门制定相关措施及时提供依据。

（八）部门与人员设置

1. 部门设置要求

托育机构应当根据规模、接收儿童数量等设立相应的卫生室或者保健室，具体负责卫生保健工作。卫生室应当符合医疗机构基本标准，取得卫生行政部门颁发的《医疗机构执业许可证》。保健室不得开展诊疗活动，其配置应当符合保健室设置基本要求。

2. 人员设置数量

托育机构聘用卫生保健人员应当按照收托 150 名儿童至少设 1 名专职卫生保健人员的比例配备卫生保健人员。收托 150 名以下儿童的，应当配备专职或者兼职卫生保健人员。

3. 人员资质要求

托育机构应当聘用符合国家规定的卫生保健人员。卫生保健人员包括医师、护士和保健员。在卫生室工作的医师应当取得卫生行政部门颁发的《医师执业证书》，护士应当取得《护士执业证书》。在保健室工作的保健员应当具有高中以上学历，经过卫生保健专业知识培训，具有托育机构卫生保健基础知识，掌握卫生消毒、传染病管理和营养膳食管理等技能。

（九）托育机构工作人员健康检查

1. 上岗前健康检查与管理

参加工作前，托育机构工作人员上岗前需经县（区）级以上人民政府卫生行政部门指定的医疗卫生机构（妇幼保健机构为主）进行健康检查，检查内容包括全面体格检查、X 线胸片、肝功能检测等，女性还需检查部分性传播疾病的病原体。检查后取得《托幼机构工作人员健康合格证》方可上岗。精神病患者或者有精神病史者不得在托育机构工作。

2. 定期健康检查与管理

托育机构在岗工作人员每年应当进行一次健康检查。发现疾病及时治疗，患传染病者治愈后必须经医师证明才能恢复工作。患痢疾、伤寒、甲型和戊型病毒性肝炎等消化道传染性疾病者，患淋病、梅毒、化脓性或渗出性皮肤病及结核病等传染病的保教人员及炊事员需离岗治疗，凭县（区）级以上医疗卫生机构出具的痊愈证明，方可回园（所）工作。在岗工作人员患有精神病者，应立即调离托育机构。工作期间有发热、腹泻等症状者，也需离岗诊断和治疗。

（十）违规整改处罚

托育机构有下列情形之一的，由卫生行政部门责令限期改正，通报批评；逾期不改的，给予警告；情节严重的，由教育行政部门依法给予行政处罚：

（1）未按要求设立保健室、卫生室或者配备卫生保健人员的；

（2）聘用未进行健康检查或者健康检查不合格的工作人员的；

（3）未定期组织工作人员健康检查的；

（4）招收未经健康检查或健康检查不合格的儿童入托幼机构的；

（5）未严格按照《托儿所幼儿园卫生保健工作规范》开展卫生保健工作的；

（6）托育机构未取得《医疗机构执业许可证》擅自设立卫生室，进行诊疗活动的，按照《医疗机构管理条例》的有关规定进行处罚；

（7）托育机构未按照规定履行卫生保健工作职责,造成传染病流行、食物中毒等突发公共卫生事件的,卫生行政部门、教育行政部门依据相关法律法规给予处罚;

（8）县级以上医疗卫生机构未按照本办法规定履行职责,导致托育机构发生突发公共卫生事件的,卫生行政部门依据相关法律法规给予处罚;

（9）卫生行政部门应当及时将处理结果通报教育行政部门,教育行政部门将其作为托育机构分级定类管理和质量评估的依据。

模块小结

托育机构是婴幼儿生活的又一重要场所,加强托育机构婴幼儿健康工作管理显得尤为重要。本模块主要介绍了托育机构健康管理的意义、任务、内容;托育机构婴幼儿保健服务内容包括一日生活安排、儿童膳食营养、体格锻炼、儿童健康检查、卫生与消毒、常见病预防与管理、传染病预防与管理、伤害预防与控制、健康教育、信息资料管理十个方面。托育机构婴幼儿健康工作管理的机构包括卫生行政部门、妇幼保健机构,需要在这些部门监督与指导下开展健康管理工作。管理内容包括:制订工作计划、建立例会制度、监督指导、培训、组织交流活动、检查评估、信息管理、部门与人员设置、托育机构工作人员健康检查、违规整改处罚十个方面。

预防性消毒检查与指导包括:空气消毒、餐具消毒、毛巾消毒、物体表面消毒、洗手池、厕所地面消毒、坐便器、盛装吐泻物容器的消毒、玩具图书消毒、体温计消毒。疾病的预防和管理是托育机构一直注重的方面,所以应更严格地执行和完善,让孩子们健康快乐地成长。在集体儿童机构,急性传染病易引起传播,造成流行,传染病预防与管理主要做到:控制传染源、切断传播途径、保护易感儿童。关于婴幼儿伤害预防与控制需要从建立安全及检查制度、普及安全知识、准备应急预案三个方面加强管理。

思考与练习

在线练习

一、单选题

1. 关于幼儿一日生活的安排,下列表述不正确的是(　　　)。

　　A. 一日生活安排尽可能减少环节的转换

　　B. 根据动静交替的原则来安排一日生活

　　C. 使用相对稳定的一日生活日程表,帮助幼儿掌握每一环节的名称

　　D. 环节转换时,幼儿集中后不可马上转入下一活动,应待全部幼儿到场后再开始下一活动

2. 钙的最好食物来源是(　　　)。

　　A. 乳和乳制品　　　　　　　　　　　　B. 蔬菜

　　C. 豆类和豆制品　　　　　　　　　　　D. 水

3. 托育机构应当贯彻保教结合、(　　　)为主的方针,认真做好卫生保健工作。

　　A. 治疗　　　　　B. 预防　　　　　C. 康复　　　　　D. 营养

二、多选题

1. 询问家长了解儿童离园(所)后到来园(所)期间的一般健康情况,包括(　　　)。

　　A. 精神　　　　　B. 食欲　　　　　C. 睡眠　　　　　D. 大小便

2. 下列哪项是健康管理的基本策略?(　　　)

　　A. 健康风险评估　　　　　　　　　　B. 需求管理

　　C. 疾病管理　　　　　　　　　　　　D. 灾难性病伤管理

3. 以下属于《"健康中国2030"规划纲要》内容的是( )。

    A. 强调预防为主,防患未然

    B. 坚持共建共享,全民参与

    C. 全民健康是建设健康中国的根本目的

    D. 突出慢性病防治工作的综合性和社会性

4. 母亲的哪些方面会对胎儿健康产生影响?( )

    A. 年龄   B. 健康状况

    C. 孕期营养   D. 孕期心理状态

5. 婴幼儿健康管理的基本流程有( )。

    A. 健康监测   B. 健康评估

    C. 健康综合干预   D. 疾病治疗

三、简答题

1. 请简述托育机构健康管理的意义。

2. 托育机构健康管理的任务有哪些?

3. 托育机构一日生活安排的依据是什么?请举例说明。

4. 做好膳食计划时制订儿童食谱的原则是什么?

5. 托育机构晨间检查的步骤有哪些?

实训任务

    请根据【实训三:婴幼儿健康测量评估】中(三)健康测量评估3的实训要求,完成实训,并提交实训报告。具体实训目的、实训准备、实训要求、实训形式,请参见模块九实训三。

模块六
社区婴幼儿健康管理

PPT

本模块课件

模块导读

　　本模块主要围绕社区婴幼儿健康管理的基本内容进行阐述，从我国当前社区婴幼儿健康管理的发展现状着手，梳理了社区婴幼儿健康管理的基本框架，指出了社区婴幼儿健康管理的意义。着重从社区婴幼儿健康管理的原则、内容、社区对托幼机构的管理以及社区婴幼儿健康管理的组织与评价等方面，阐明了社区婴幼儿健康管理的思路与方法。

学习目标

　　1. 了解我国社区婴幼儿健康管理的现状与基本管理框架。
　　2. 在今后的工作中，能够学会应用恰当的社区婴幼儿健康管理内容与方法。
　　3. 掌握社区婴幼儿健康管理的组织与评价。

内容结构

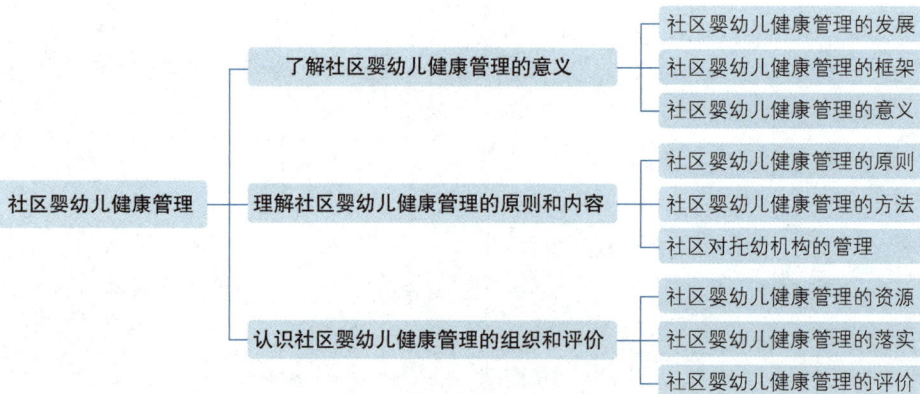

任务一　了解社区婴幼儿健康管理的意义

案例导入

2017 年 6 月 2 日，由龙华区人民医院举办的 2017 年省级继续医学教育项目《社区体弱儿童健康管理新进展》培训班在龙华区人民医院成功举办，来自各综合医院、妇幼保健院、医院社管中心、社会健康服务中心等约 200 名从事儿童保健管理研究、教育的医护人员齐聚一堂，就社区体弱儿童健康管理问题进行了学习与交流。体弱儿健康管理已经成为目前社区的重点工作，而儿保医生是做好该项工作的最直接、最有效的管理人员，被称为"天使守护者"，主要承担社区体弱儿童健康管理，指导新生儿、体弱儿喂养、护理、疾病预防等。

你认为社区医疗卫生保健系统的运行机制应当如何运转，才能当好辖区婴幼儿健康的"守护者"，管理好、服务好辖区体弱儿童呢？

任务要求

通过本任务内容的学习，能够了解社区婴幼儿健康管理的发展历程，掌握社区婴幼儿健康管理的框架，了解社区婴幼儿健康管理的意义。

正是基于社区卫生服务的积极作为，才能够有效地将科学育儿知识推广到辖区所在家庭，且对每个家庭不会造成显著的经济负担和社会负担。社区是婴幼儿生长的主要场所之一，社区婴幼儿管理工作的好坏与婴幼儿今后的成长和发展息息相关，为婴幼儿提供更好的健康管理服务，是整个社会对卫生保健工作的基本要求。

一、社区婴幼儿健康管理的发展

社区以家庭为基本单位，而占全国人口 1/3 的儿童是家庭中的重要成员，他们的身心健康关系到家庭乃至社会的稳定、全民族素质的提高。儿童健康管理工作正在从传统的生物医学模式向现代的生物-心理-社会医学模式转变。社区婴幼儿健康管理的开展为儿童保健工作的提升提供了有利的平台。

（一）是实现人人享有卫生保健的有效策略

初级卫生保健（primary health care）是社区内的个人和家庭能够普遍获得的基本卫生保健，这类保健的获得要采取他们能够接受且充分参与的方式，并且社区和国家能够承担所产生的费用。初级卫生保健既是国家卫生体系的核心组成部分，也是社区总体社会和经济发展的不可分割内容。初级卫生保健价值观中以实现"人人享有健康"的目标，要求卫生系统做到"卫生保健以人为本"，以满足大众的卫生需求和社会期望为目标,力图提供合理的、基于证据的和可预见性的应对措施,最终实现大众获得最佳健康的权利,并使卫生公平性和一致性最大化。社区儿童保健是初级卫生保健的重要内容,它以社区全体儿童为服务对象,提供系统服务,包括新生儿访视、儿童系统管理、健康检查及生长监测、合理喂养指导、早期教育指导及计划免疫接种等。通过社区卫生服务的网络能够有效地将这些服务内容推广到每个适龄儿童,且对每个家庭不会造成显著的经济负担和社会负担。开展社区儿童保健是实现人人享有卫生保健的有效策略。

(二) 是实现 WHO 儿童保健目标的重要手段

WHO 指出,儿童保健的目标为:①在健康的环境下成长,有爱和安全感;②能得到足够的营养;③接受适当的健康管理及健全的生活方式的指导;④能得到合理有效的卫生保健护理。社区儿童保健的重点是通过健康教育、咨询、预防接种及儿童生长发育的筛查等措施,促进儿童的生长发育及正常人格的形成,增强儿童体质,降低婴幼儿死亡率,减少儿童常见病及多发病的患病率,提高儿童的总体健康水平。

(三) 是合理利用卫生资源的有效措施

社区儿童保健以儿童的健康为中心,提供一揽子服务,各项服务可以在一次服务过程中同时完成,如在对儿童进行生长监测和健康检查的同时为其提供喂养指导和早期教育指导,这样就可以在投入少的情况下产生高的效益。同时,通过社区服务中心首诊,实现双向转诊制度,可以有效地避免盲目求医,减少医疗资源的浪费,保证卫生资源的合理利用。社区保健工作者为辖区儿童提供科学的育儿指导,从疾病的预防层面下功夫,能够有效地减少疾病的发生,同时可以做到有病早诊断、早治疗,从而减少医疗资源的过度使用。

(四) 是改变卫生服务模式的可靠途径

随着经济的发展,卫生服务模式正在从传统的生物医学模式向现代的生物-心理-社会医学模式转变。社区儿童保健倡导健康为中心的服务理念,服务内容为向儿童提供咨询和健康指导,从而促进儿童的健康发育,预防疾病的发生,而不仅仅是治疗疾病,因而是改变卫生服务模式的有效途径。

二、社区婴幼儿健康管理的框架

社区婴幼儿健康管理按照婴幼儿生长的时间轴主要分为以下四个阶段。

1. 胎儿期

从受精卵形成到胎儿出生为胎儿期,胎儿生长发育期极易受母体及环境影响,严重者可导致畸形、流产、死胎等。此一时期健康管理的重点在于预防,通过加强孕妇营养、密切关注孕期体检等措施,预防先天畸形、传染性疾病及早产等。

2. 新生儿期

从胎儿娩出后脐带结扎到出生后满 28 天称为新生儿期,新生儿脱离母体独自生活,但各组织器官还不成熟,适应性、协调性差,抵抗能力弱,死亡率高。新生儿健康管理内容包家庭访视、日常护理、疾病筛查、早期教育等内容。产后访视时间通常为产后 7 天、14 天、28 天,如发现异常情况应增加访视次数。访视中主要了解新生儿出生情况,检查黄疸程度、脐带是否脱落、喂养排泄、体格生长,知道补充维生素 D 等。

3. 婴儿期

新生儿开始直至满周岁称为婴儿期,婴儿生长发育快,消化吸收功能不完善,容易出现消化功能紊乱和营养不良,免疫力低,易患感染性疾病。婴儿期健康管理的内容包括合理喂养、日常护理、体格锻炼、防止意外、预防疾病。

4．幼儿期

心理学研究界通常将儿童 1～6 周岁的时期称为幼儿期,此一时期的特点是生长发育速度较前减慢、智力发展快、活动范围大、好奇心强、对危险的识别能力差。幼儿期健康管理的内容包括合理安排膳食、培养良好的生活习惯、培养日常习惯、早期教育、预防疾病与健康体检、预防意外伤害。

三、社区婴幼儿健康管理的意义

占全国人口 1/3 的婴幼儿是家庭中的重要成员,他们的身心健康关系家庭乃至社会的稳定,关系到全民素质的提高。人们迫切地需要良好而全面的保健服务,社区婴幼儿健康管理工作的开展为婴幼儿健康管理工作的提升提供了坚实的平台。WHO 提出婴幼儿健康管理的目标是:①在健康的环境下成长,有爱和安全感;②能得到足够的营养;③接受适当的健康管理及健全的生活方式指导;④能得到合理有效的卫生保健护理。因此婴幼儿健康管理就是为了促进婴幼儿生长发育及正常人格的形成,增强婴幼儿体质,降低婴幼儿死亡率,减少婴幼儿常见病及多发病的患病率,提高婴幼儿的总体健康水平。

社区婴幼儿保健是对社区范围内的婴幼儿进行持续性、整体化的健康管理,以保证婴幼儿具有良好的身体素质和健康的心理素质。社区是婴幼儿生长的主要场所之一,社区婴幼儿管理工作的好坏与婴幼儿今后的成长和发展息息相关,为婴幼儿提供更好的健康管理服务是整个社会对卫生保健工作的基本要求。每个社区都应配备具有医师资格的专职儿童保健人员,定期接受相关保健知识的培训,每年对社区婴幼儿进行身高、体重、心肺检查等,为婴幼儿家长提供健康咨询,为社区内婴幼儿提供医疗保健。

任务二　理解社区婴幼儿健康管理的原则和内容

案例导入

2021 年 3 月 30 日,津南区卫生监督执法人员对一家民办托幼机构进行日常监督检查时发现,该幼儿园不能提供 3 月份幼儿晨午检记录、因病缺勤追踪记录,小一班通风消毒记录最后记载时间为 3 月 25 日。经进一步调查询问证实为未严格按照《托儿所幼儿园卫生保健工作规范》开展卫生保健工作。针对该问题,执法人员曾于 2020 年底下达过责令立即改正的卫生监督意见。该幼儿园未严格按照《托儿所幼儿园卫生保健工作规范》开展卫生保健工作,且逾期不改的行为违反了《托儿所幼儿园卫生保健管理办法》第十五条第一款的规定,依据《托儿所幼儿园卫生保健管理办法》第十九条第一款第(五)项的规定,给予警告的行政处罚。为了更好地监管辖区内托育机构、幼儿园的良性运转,为辖区内广大婴幼儿的健康管理充当"第一屏障",社区应当从哪些方面对婴幼儿进行健康管理?

任务要求

为了婴幼儿的身体健康,托幼机构必须高度重视传染病的预防工作,采取相应预防保护措施,控制各种传染病的蔓延。社区应当配合属地卫生部门对婴幼儿托育机构进行严格的监督管理,管理中应当采取何种原则,通过哪些具体的方式方法进行管理,本任务将进行深入的探讨。

一、社区婴幼儿健康管理的原则

社区婴幼儿健康管理的目的是满足社区整个婴幼儿群体的健康要求。国际上对婴幼儿健康管理工作提出了经济性、效率性、有效性的原则,社区婴幼儿健康管理需要坚持以下四项原则。

1. 社区参与原则

社区婴幼儿健康管理与二、三级医疗机构医疗的最本质区别在于社区参与性,让社区成员来发现并确定自己在医疗保健上的问题。社区成员对自身的需求和特点最了解,同时婴幼儿健康管理工作的有效开展与其自身利益息息相关,可以有效地调动起社区参与的积极性,解决单靠卫生系统解决不了的问题。

2. 以健康为中心原则

社区婴幼儿健康管理工作的开展应包括促进婴幼儿健康成长的一系列服务,除了传统医学模式所涉及的疾病治疗和预防之外,还应包括保护和促进婴幼儿健康的举措,并且要以后者作为工作的重心。促进婴幼儿的健康成长,除了关心婴幼儿的体格生长、检测生长发育并提供营养指导外,还应关注婴幼儿的智力发育和心理行为发育。

3. 公平原则

"人人享有卫生保健"是社区婴幼儿保健的最终目标,体现了社区健康管理的社会公平性,每个婴幼儿都享有保健的权利,为实现这个目标,提供的服务应具有覆盖面广、获取方便、服务费用不高的特点。

4. 低投入、高产出原则

我国有近两亿的婴幼儿,随着二孩、三孩政策的相继实施,基数还有增长的态势。要想达到婴幼儿健康管理工作的广覆盖和有效推广,实现"人人享有卫生保健"的目标,必须根据社会发展水平和人民生活水平来提供相适应的婴幼儿保健服务。降低服务成本,提高婴幼儿健康水平,加强疾病的预防,是降低医疗成本的有效途径之一。

二、社区婴幼儿健康管理的方法

乡镇卫生院、村卫生室和社区卫生服务中心(站)等基层医疗卫生机构应根据《国家基本公共卫生服务规范》为辖区婴幼儿提供免费、自愿的基本公共卫生服务。在实施服务项目过程中,应结合全科医生制度建设、分级诊疗制度和家庭医生签约服务等工作,不断改进和完善服务模式,积极采取签约服务的方式为婴幼儿提供基本公共卫生服务。基层医疗卫生机构应通过妇幼卫生网络、预防接种系统以及日常医疗卫生服务等多种途径掌握辖区内的适龄婴幼儿数目,并加强与托幼机构的联系,共同做好婴幼儿健康管理工作。基层医疗卫生机构进行健康管理工作时,应积极向其家长提供相关的印刷资料、音像资料等,在社区合适场地设置健康教育宣传栏,定期开展公众健康咨询活动,举办健康知识讲座,开展个性化健康教育活动。

1. 新生儿家庭访视

新生儿出院后 1 周内,医务人员到新生儿家中进行新生儿家庭访视,同时进行产后访视。了解出生时情况、预防接种情况,在开展新生儿疾病筛查的地区应了解新生儿疾病筛查情况等。观察家居环境,重点询问和观察喂养、睡眠、大小便、黄疸、脐部情况、口腔发育等情况。为新生儿测量体温,记录出生时体重、身长,进行体格检查,同时建立《母子健康手册》。根据新生儿的具体情况,对家长进行喂养、发育、防病、预防伤害和口腔保健等方面的指导。如果发现新生儿未接种卡介苗和第一剂乙肝疫苗,提醒家长尽快补种。如果发现新生儿未接受新生儿疾病筛查,告知家长到具备筛查条件的医疗保健机构补筛。对于具有低出生体重、早产、双多胎或有出生缺陷等高危因素的新生儿应根据实际情况增加家庭访视次数。

2. 新生儿满月健康管理

新生儿出生后 28～30 天,结合接种乙肝疫苗第二针,在乡镇卫生院、社区卫生服务中心进行随访。重点询问和观察新生儿的喂养、睡眠、大小便、黄疸等情况,对其进行体重、身长、头围测量、体格检查,对家长进行喂养、发育、防病指导。

3. 婴幼儿健康管理

满月后的随访服务均应在乡镇卫生院、社区卫生服务中心进行,偏远地区可在村卫生室、社区卫生服务站进行,时间分别在 3、6、8、12、18、24、30、36 月龄时,共 8 次。有条件的地区,建议结合儿童预防接种时间增加随访次数。服务内容包括询问上次随访到本次随访之间的婴幼儿喂养、患病等情况,进行体格检查,做生长发育和心理行为发育评估,进行科学喂养(合理膳食)、生长发育、疾病预防、预防伤害、口腔保健等健康指导。在婴幼儿 6～8、18、30 月龄时分别进行 1 次血常规(或血红蛋白)检测。在 6、12、24、36 月龄时使用行为测听法分别进行 1 次听力筛查。在每次进行预防接种前均要检查有无禁忌证,若无,体检结束后接受预防接种。

4. 健康问题处理

对健康管理中发现的有营养不良、贫血、单纯性肥胖等情况的儿童应当分析其原因,给出指导或转诊的建议。对心理行为发育偏异、口腔发育异常(唇腭裂、诞生牙)、龋齿、视力低常或听力异常儿童等应及时转诊并追踪随访转诊后结果。

三、社区对托幼机构的管理

(1) 婴幼儿进入托幼机构之前,应当完成适龄的预防接种,经过社区卫生机构健康检查合格之后方可入托,离开托幼机构 3 个月以上的,返回时应当重新进行健康体检。

(2) 托幼机构应当建立收托婴幼儿信息管理制度,及时采集、更新,定期向社区卫生机构进行信息报送。

(3) 托幼机构应当加强与社区的联系和合作,面向社区宣传科学育儿知识,科学合理安排婴幼儿的生活,做好饮食、饮水、喂奶、如厕、盥洗、清洁、睡眠、穿脱衣服、游戏活动等环节,开展多种形式的服务活动,促进婴幼儿早期发展。

(4) 社区卫生机构应当指导托幼机构遵守婴幼儿卫生保健规定,建立卫生消毒和病儿隔离制度、传染病预防和管理制度,做好疾病预防控制,切实做好婴幼儿和工作人员的健康管理工作。

(5) 托幼机构应当制定年度工作计划,每年年底向社区卫生机构报告工作,必要时,随时报告。

(6) 托育机构应当加强党组织建设,积极支持工会、共青团、妇联等组织开展活动。托育机构应当建立工会组织或职工代表大会制度,依法加强民主管理和监督。

(7) 各级妇幼保健、疾病预防控制、卫生监督等机构应当按照职责加强对托育机构卫生保健工作的业务指导、咨询服务和监督执法。

(8) 建立托育机构信息公示制度和质量评估制度,实施动态管理,加强社会监督。

任务三　认识社区婴幼儿健康管理的组织和评价

案例导入

2018年9月起,杭州市下城区在全省率先开展3岁以下婴幼儿照护服务试点,建立"家庭照护、社区托育、托幼一体、单位自建、社会兴办"5种服务模式,创新发展3岁以下婴幼儿照护服务体系,培育省内第一批婴幼儿照护服务机构示范点,成立省内首个婴幼儿照护服务行业社团组织等,相关工作经验登上《领跑者》。2020年,下城区克服疫情影响等不利因素,保证民生实事项目建设进度。从新建幼儿园开设托班,到原有幼儿园延伸服务新办托班;从街道提供社区服务用房支持建设托育机构,到企事业单位内部提供一站式托育,还有不少社会力量参与办托。

社区婴幼儿健康管理的资源有哪些? 如何对社区的健康管理工作进行评价?

任务要求

社区作为婴幼儿健康管理的资源协调者和有力的组织评价者,在运营过程中,可以集结当地社区的妇保医生、社区护士、心理咨询师,组成专业服务团队,开办孕妇学校、育儿沙龙,编撰发放育儿指导书籍,开展育儿知识辅导、技能培训,普及喂养护理及常见病防治知识。

一、社区婴幼儿健康管理的资源

(一) 组织资源

中国的妇幼保健机构按照区域卫生规划分为省、市(地)、县三级设置,每个行政区域均设有妇幼保健机构。在城市,每个市划分若干区,区以下再划分为街道(乡、镇),街道、乡镇以下的居民委员会属于自治机构,也承担了相当多的管理事务。与城市类似,农村地区的县、乡镇政府,村民委员会和村民小组的组织网络也相当健全。儿童保健服务是全社会对儿童提供的保障,离不开各级政府或非政府组织的支持。儿童保健服务具备一个纵向网络结构,即儿童保健网,同时在临床中又开展了多专业团队的协作。所以,社区组织网络是中国特有的优势资源,为婴幼儿健康管理的开展提供了良好的组织保障。

(二) 医疗卫生资源

社区卫生服务体系是以行政区划为基础的服务体系。充分利用医疗保健机构现有人员、设备、技术优势,是搞好社区儿童保健的新模式。

(1) 人力资源:每个社区卫生服务中心都设置儿童保健专职或兼职医师、儿童保健和计划免疫专科门诊,开展儿童保健服务和管理。

（2）技术优势：全科医师可根据患儿的病情进行双向转诊，充分利用区域卫生资源；同时，社区卫生服务中心会定期举行专家义诊和咨询活动。社区的儿童保健工作在业务上接受上级妇幼保健机构、疾病预防控制机构、牙防机构、区域医疗中心儿科的业务指导。

（3）医疗机构性资源：社区卫生服务体系的建立，使卫生资源得到公平分配，确保人人享有卫生保健。

（三）社区相关资源

在社区儿童保健工作中，除了组织资源和医疗卫生资源以外，其他一些社区相关资源也应充分利用。社区卫生服务中心定期与居委会计划生育管理员核对活产婴儿人数，及时增补，落实和健全社区内儿童的系统管理。卫健部门还逐渐将业务范围拓展到加强婚前保健、孕产期保健、母婴保健、妇女保健、生理卫生及青春期教育等方面。

妇联是非政府的人民团体，它主要负责保护和维持婚姻家庭，切实代表和维护妇女儿童的合法利益。社区教育资源主要包括托幼机构、各级中小学校。社区儿童保健工作者可以通过指导和协调，充分调动社区教育资源，为社区儿童保健服务提供良好的条件。此外，派出所、志愿者队伍、社区组织和团体等，也是社区儿童保健不可或缺的有利资源。

社区相关资源能与卫生资源优势互补，共同发挥作用，如通过计划生育服务网络及时发现散居儿童和流动儿童，使之纳入计划免疫和儿童保健人群等。

总之，社区相关资源需要儿童保健工作者走出医院，走向社区，开展动员和沟通，形成资源共享、优势互补的新格局。可以有效利用现代各类资源，具体包括以下三个方面。

1. 以示范幼儿园为依托引领社区健康管理机构建设

示范幼儿园在婴幼儿健康管理方面的建设相对比较科学，社会也比较认可。因此，引领社区早教服务需要以示范幼儿园为依托。同时，这也是示范幼儿园的责任所在。示范幼儿园的引领作用主要体现在两个方面：一是对0～3岁婴幼儿进行健康管理知识的普及；二是对家长进行健康管理指导服务。

2. 以项目为载体辐射社区健康管理工作

以项目化建设为载体实施社区早教服务已成为很多国内外专家所推崇的有效方式，英国、美国、加拿大、新西兰等国家在项目化社区早教服务方面也已取得重大成效。项目化方式既能减少政府对早教的投资，一定程度上缓解财政压力，也能保证早教服务质量，为后期可持续发展提供保障。可以建设的项目有以家庭为中心的健康管理服务项目、婴幼儿家长学校服务项目、养老与照护一体的服务等；项目建设的实体有家长活动室、亲子阅读室、婴幼儿健身房、婴幼儿游戏室、准父母体验馆等；项目开展的形式有家长育儿知识讲座、隔代教养问题讲座、专家指导等。以项目化建设的方式，可以扩大社区早教服务的内容、形式及方法，进而提升社区在早期教育上的影响力，从而有效构建早教服务体系。

3. 以高校专业建设为契机助力社区健康管理工作

社区健康管理服务体系的构建最关键的因素是师资力量，当前婴幼儿健康管理工作面临的问题之一就是专业人才的匮乏。而人才的匮乏，其根源在于高校及中职学校缺乏相关专业，以及相关专业建设滞后。解决这个问题，有效的策略是：一方面，在高等院校及中职学校增设健康管理、托育服务、社会工作等专业；另一方面，加强相关专业的课程建设，完善人才培养措施，提升人才培养质量。

二、社区婴幼儿健康管理的落实

我国的社区婴幼儿保健管理工作主要采取分级、分段管理的方式进行，主要包括儿童期的主要卫生问题和儿童保健系统的管理。社区卫生服务中心设置专职或兼职人员，承担专业的妇幼保健服务，如新生儿疾病筛查、新生儿访视听力筛查、计划免疫、生长发育监测等，并负责管理和指导社区卫生服务站的全科医师(或团队)开展初级儿童保健工作,收集和管理妇幼卫生服务信息,协调相关的公共卫生和妇幼卫生服务,依法为妇女儿童提供健康教育、预防保健、计划生育技术服务。

全科医师(团队)承担辖区内的初级医疗卫生工作,包括建立辖区内儿童档案,开展家庭访视、喂养指导、保健咨询和健康教育,提高社区儿童的健康意识,协调居民委员会、企事业单位保健人员和教育机构等开展健康促进工作,并定期进行汇总和报告。

儿童健康管理的社区落实,需要社区内各组织和社区卫生服务中心各职能科室进行明确的分工,切实可行的规章制度,及时有效的培训,得力的监督指导以及公平合理的奖惩等管理措施。

社区婴幼儿健康管理落实工作具体要求包括以下七个方面。

(1)开展儿童健康管理的乡镇卫生院、村卫生室和社区卫生服务中心(站)应当具备所需的基本设备和条件。

(2)按照国家儿童保健有关规范的要求进行儿童健康管理,从事儿童健康管理工作的人员(含乡村医生)应取得相应的执业资格,并接受过儿童保健专业技术培训。

(3)乡镇卫生院、村卫生室和社区卫生服务中心(站)应通过妇幼卫生网络、预防接种系统以及日常医疗卫生服务等多种途径掌握辖区内的适龄儿童数,并加强与托幼机构的联系,取得配合,做好儿童的健康管理。

(4)加强宣传,向儿童监护人告知服务内容,使更多的儿童家长愿意接受服务。

(5)儿童健康管理服务在时间上应与预防接种时间相结合。鼓励在儿童每次接受免疫规划范围内的预防接种时,对其进行体重、身长(高)测量,并提供健康指导服务。

(6)每次服务后及时记录相关信息,纳入儿童健康档案。

(7)积极应用中医药方法,为儿童提供生长发育与疾病预防等健康指导。

三、社区婴幼儿健康管理的评价

(一) 社区婴幼儿健康管理评价指标

为了提高社区婴幼儿健康管理服务水平,应切实加强婴幼儿健康管理工作考核,从以下指标来评价社区婴幼儿健康管理工作的实施情况。

(1)婴幼儿健康档案建档率,其计算公式为:

$$婴幼儿健康档案建档率 = \frac{建档婴幼儿数}{辖区内常住婴幼儿数} \times 100\%$$

(2)发放健康教育印刷资料的数量,播放健康教育音像资料的种类、次数与时间,健康教育宣传栏设置和内容更新的频次。

(3)预防接种证建证率和特定疫苗接种率,其计算公式为:

$$预防接种证建证率 = \frac{年度辖区内已建立预防接种证人数}{年度辖区内应建立预防接种证人数} \times 100\%$$

$$特定疫苗接种率 = \frac{年度辖区内某种疫苗实际接种人数}{年度辖区内某种疫苗应接种人数} \times 100\%$$

(4)新生儿访视率和婴幼儿健康管理率,其计算公式为:

$$新生儿访视率 = \frac{年度辖区内按照规范要求接受1次及以上访视的新生儿人数}{年度辖区内活产数} \times 100\%$$

$$婴幼儿健康管理率 = \frac{年度辖区内接受1次及以上随访的0\sim3岁婴幼儿数}{年度辖区内0\sim3岁婴幼儿数} \times 100\%$$

（二）社区婴幼儿健康管理技术指导

社区婴幼儿健康管理工作开展的好坏，除了与地方经济发展、人们认识程度以及教育力度等因素相关外，关键还在于保健机构自身的业务水平。对社区婴幼儿健康管理的指导是多层次、多方面、综合的。市和区县级预防保健机构需负责对社区卫生服务中心的儿童保健人员进行培训和现场指导，并接受社区卫生服务中心的转诊。同时，社区卫生服务中心需加强儿科技术力量。为保证婴幼儿健康管理指导和管理的质量，可制定必要的规章制度，明确各层次组织机构的职责，任务和目标分到个人，并制定出工作质量评估标准，便于评估和考核。

（三）社区婴幼儿健康管理法律监督和保障

婴幼儿健康管理工作是《中华人民共和国母婴保健法》（以下简称《母婴保健法》）的重要内容，该法规定，各级人民政府应当采取措施，加强母婴保健工作，提高医疗保健服务水平，积极防治由环境因素导致的严重危害母亲和婴儿健康的地方性高发性疾病，促进母婴保健事业的发展。县级以上地方人民政府卫生行政部门管理本行政区域内的母婴保健工作。省、自治区、直辖市人民政府卫生行政部门指定的医疗保健机构负责本行政区域内的母婴保健监测和技术指导。

婴幼儿健康管理监督工作由卫生行政部门负责，实行母婴保健监督员制度，由母婴保健监督员执行儿童保健工作的监督检查。母婴保健监督员应在卫生行政管理部门或妇幼保健机构工作，具有良好的职业道德和一定的专业技术以及监督管理实践经验，具有科员以上职务或医师以上专业技术资格，经培训、考核合格后，由县级以上卫生行政部门聘任。他们的职权包括：监督检查《母婴保健法》及其实施办法的执行情况，对违法的单位和个人提出处罚意见，对母婴保健工作提出改进建议，完成卫生行政部门交给的其他监督检查任务（妇幼卫生相关法律、法规条例的监督），参与有关案件的处理等。儿童保健监督主要通过部分服务项目的许可（如保育员、育婴员、育婴师等体检，早产儿和儿童遗传病诊断等）、监督检查、卫生行政奖励和处罚来实现。监督检查是规范管理的最常见模式，主要通过对开展妇幼卫生服务的机构、人员资质是否合格，硬件是否符合要求，服务和操作是否规范等进行监督来实现。

模块小结

本模块主要围绕社区婴幼儿健康管理的发展现状和基本框架，阐述了社区婴幼儿健康管理的意义，并就管理的原则和方法，着重介绍了社区婴幼儿健康管理的基本内容；最后，从组织与评价等方面，进一步阐明了对于社区婴幼儿健康管理工作的监管方式。

思考与练习

在线练习

一、单选题

1. （　　）是社区婴幼儿保健的最终目标。
　　A. 疾病患儿享有卫生保健　　　　　　　B. 人人享有卫生保健
　　C. 0~1 岁婴儿享有卫生保健　　　　　　D. 学前儿童享有卫生保健

2. 社区婴幼儿健康管理与二、三级医疗机构医疗的最本质区别在于（　　）。
　　A. 家庭参与性　　　　　　　　　　　　B. 托育机构参与性
　　C. 社区参与性　　　　　　　　　　　　D. 三甲医院参与性

3. 新生儿出院后（　　）内，医务人员到新生儿家中进行新生儿家庭访视，同时进行产后访视。
　　A. 一周　　　　　　　B. 十天　　　　　　　C. 两周　　　　　　　D. 一个月

4. 我国的社区婴幼儿保健管理工作主要采取(　　)管理的方式进行,主要包括儿童期的主要卫生问题和儿童保健系统的管理。

    A. 分批、分步骤

    B. 分组、分角度

    C. 分模块、分项目

    D. 分级、分段

5. 婴幼儿健康管理监督工作由(　　)负责。

    A. 卫生行政部门

    B. 工商管理部部门

    C. 所辖社区

    D. 家庭与托育机构

二、多选题

1. WHO 指出,儿童保健的目标为(　　)。

    A. 在健康的环境下成长,有爱和安全感

    B. 能得到足够的营养

    C. 接受适当的健康管理及健全的生活方式的指导

    D. 能得到合理有效的卫生保健护理

2. 社区婴幼儿健康管理按照婴幼儿生长的时间轴主要分为(　　)几个阶段。

    A. 胎儿期

    B. 新生儿期

    C. 婴儿期

    D. 幼儿期

3. 社区婴幼儿健康管理资源包括(　　)。

    A. 组织资源

    B. 医疗卫生资源

    C. 社区相关资源

    D. 网络资源

4. 社区婴幼儿健康管理方法有(　　)。

    A. 新生儿家庭访视

    B. 新生儿满月健康管理

    C. 婴幼儿健康管理

    D. 健康问题处理

5. 社区婴幼儿健康管理评价指标包括(　　)。

    A. 婴幼儿健康档案建档率

    B. 发放健康教育印刷资料的数量

    C. 预防接种证建证率和特定疫苗接种率

    D. 新生儿访视率和婴幼儿健康管理率

三、简答题

1. 社区婴幼儿健康管理的意义是什么?

2. 请简述社区婴幼儿健康管理的原则。

3. 社区对托幼机构管理的内容是什么?

4. 社区婴幼儿健康管理可以利用的资源有哪些?

5. 社区婴幼儿健康管理评价指标是什么?

实训任务

    请根据【实训四:健康数据信息化管理】的实训要求,完成实训,并提交实训报告。具体实训目的、实训准备、实训要求、实训形式,请参见模块九实训四。

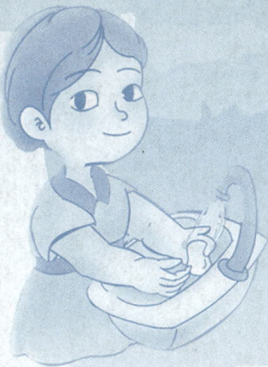

模块七
婴幼儿健康教育

PPT
本模块课件

模块导读

　　健康既是婴幼儿身心和谐发展的结果,也是身心充分发展的前提。因此,保护和促进婴幼儿身心健康是婴幼儿健康教育的最直接目的。在此基础上可以促使婴幼儿养成良好的生活习惯、卫生习惯和体格锻炼习惯。本模块内容介绍婴幼儿健康教育的主要类型和内容,并概括婴幼儿健康教育的六个实施步骤,提出过程评价、形成评价、效果评价、总结评价等健康教育评价方法,以保证健康教育的顺利实施。

学习目标

1. 了解婴幼儿健康教育的目标及其主要内容。
2. 掌握婴幼儿健康教育的实施方式与步骤。
3. 掌握婴幼儿健康教育评价的标准与方法,结合教育实施过程中的表现提出合理性建议。
4. 能够积极开展婴幼儿健康教育活动实施与评价。

内容结构

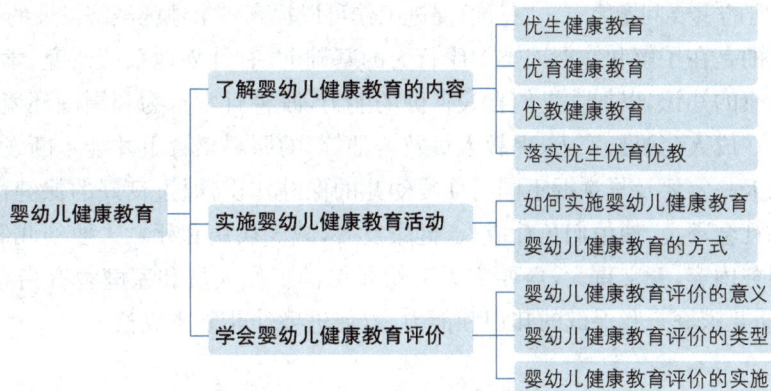

案例导入

小明是一个4岁的男孩,幼儿园中班,性格有些胆小内向。虽然已是中班,但每天早晨入园时总是绷着脸,拉着奶奶的手不愿松开,偶尔说一句"老师早",声音还小得几乎听不到。平时课堂上一言不发,老师鼓励他参加课堂游戏,和其他小朋友互动,他也不肯。幼儿园老师经过与家长沟通才了解到,原来他的父母因为工作原因很少与他沟通,平时他不与同龄孩子玩耍,心理上难免产生忧伤情绪,惧怕周围环境。

该如何避免或改善小明这样的心理表现?

任务要求

通过本任务学习,掌握优生、优育、优教的原因及重要性;了解优生健康教育的内容和要求;了解婴幼儿生理和心理变化的几个关键时期,并掌握不同时期优育健康教育的内容;掌握优教的主要内容;掌握落实优生优育优教的方法;树立"提升公民健康素养,从我做起"的理念。

优生、优育、优教是提高整个中华民族人口素质的重要途径。近年来,随着我国经济发展水平的大幅提高,人口质量问题日益得到重视。我国人口在数量庞大的情况下,质量问题日益严峻,如何提高人口质量成为当前党和政府的重要问题之一。"三优"促进工作可以提高各个地区经济发展的平衡性。

健康教育的目的是在了解和掌握人类健康行为的基础上,有计划地系统研究、学习、传播有关保证和促进人类身心健康的知识,以加强人们自我保健的能力,改善日常行为和周围环境,去除和改变不良行为。婴幼儿必须在成人(父母、家人、保教人员及老师等)的照料培育下才能不断发育成长,因而养育婴幼儿的父母和家人一定要及早掌握不同时期婴幼儿的保健知识,通过良好的保健行为为婴幼儿营造有利的自然环境和社会环境,使他们茁壮成长、健康发展,减少疾病和死亡。婴幼儿健康教育是促进婴幼儿健康的重要服务内容,意义重大,需要广大婴幼儿保健工作人员和家庭教育指导工作者不断进行宣传教育,提高婴幼儿家庭自我保健的知识和能力,以促进婴幼儿健康成长。

一、优生健康教育

婴幼儿健康教育内容十分丰富,涉及范围也很广。从胎儿期开始,到新生儿出生后,经不同年龄阶段长大成人。在这一漫长的日日夜夜中,有不少与婴幼儿身心健康有关的健康教育问题需要正确、合理、科学地来实施。主要可以概括为优生、优育、优教三方面,通过"三优"健康教育,发动家庭、社区、托幼机构、学校和社会力量,来促进婴幼儿在德、智、体、美各方面的充分发展。

优生健康教育包括围婚期健康教育、围生期健康教育、分娩前健康教育等。

（一）围婚期健康教育

从青少年开始开展生殖健康教育,大力提倡婚前健康体检都是重要环节。如婚前告知夫妻双方近亲结婚的危害性,开展遗传咨询,大力宣传预防遗传病的重要性,以及如何预防、如何早期诊断和采取措施。进行遗传病的产前诊断、新生儿期遗传代谢病的筛查等。

（二）围生期健康教育

孕期胎儿健康与孕母健康密切相关,对孕母及其家属要积极进行健康教育。首先要告知孕妇定期去当地医疗保健机构进行产前检查,除了解孕母与胎儿健康情况外,还应进行健康宣教。保证孕妇居住的环境良好、无污染,不接触毒物,营养丰富,心情愉快,睡眠休息充足,又有适量运动,做到身心健康,不生病。也可教会孕妇及其家属实施合理的胎教及孕期家庭自我监护,确保母亲及胎儿健康和安全。鼓励孕妇在家庭学校接受系统的健康教育。

（三）分娩前健康教育

孕妇及其家属要在思想上和物质上做好迎接新生婴儿降生的准备,强调住院分娩最为安全。让孕妇了解分娩方式和分娩过程,了解分娩后与孩子的第一次拥抱和第一口母乳的重要性,鼓励孕妇分娩后采取纯母乳喂养。要把分娩后护理照顾产妇和新生儿的科学方法教给产妇和家属,确保母子健康。

二、优育健康教育

优育健康教育主要是根据新生儿和婴幼儿的生长特点,用科学合理的育儿知识和方法抚育孩子,从新生儿期一直持续到婴幼儿期,涉及婴幼儿的照护、疾病预防、健康检查、感知觉刺激等方面。

（一）新生儿期

此期新生儿非常脆弱,发病率和死亡率高,因此要继续向母亲和家长宣传保暖、母乳喂养、护理和预防感染等的重要性及具体知识,评估和指导如何实施。

1. 保暖

新生儿卧室应安静清洁,空气流通,阳光充足。室内温度在 22～26 ℃为宜,湿度适宜。早产儿应注意保暖,在换尿布时注意先将尿布加温,建议采用袋鼠式护理,即将早产儿放入成人怀中,直接贴紧成人皮肤保暖。如果冬季室温较低,足月儿也可采用此方法保暖。如果采用热水袋保暖,要注意温度适宜,避免发生烫伤。

2. 母乳喂养、尽早开奶

生后 2 周是建立母乳喂养的关键时期。产后 1 小时内应帮助新生儿尽早实现第一次吸吮,这对成功建立母乳喂养十分关键。正确的喂哺技巧也非常重要。喂哺姿势有斜抱式、卧式、环抱式。无论用何种姿势,都应该让新生儿的头和身体呈一条直线,新生儿身体贴近母亲,新生儿头颈得到支撑,新生儿贴近乳房,鼻子对着乳头。正确的含接姿势是新生儿的下颏贴住乳房,嘴大张,将乳头及大部分乳晕含在嘴中,新生儿下唇向外翻,新生儿嘴上方的乳晕比下方多。新生儿慢而深地吸吮,能听到吞咽声,表明含接乳房姿势正确,吸吮有效。鼓励按需哺乳,尤其夜间也需要喂 2～3 次,每日不少于 8 次。让新生儿频繁吸吮,可使母亲乳房得到足够的刺激,促进乳汁分泌。每次哺乳时应强调喂空一侧乳房,再喂另一侧,下次哺乳则从未喂空的一侧乳房开始。乳母应保持身心愉快、睡眠充足、营养合理。

3. 护理

新生儿衣着应宽松,质地柔软,保持皮肤清洁。脐带未脱落前,注意保持脐部干燥清洁,湿润或有轻度发红时可用 75% 的乙醇擦拭脐部一次。若有头部血肿、口炎或鹅口疮、皮肤皱褶处潮红或糜烂,要及时就医。对生理性黄疸、生理性体重下降、"马牙"、"螳螂嘴"、乳房肿胀、假月经等现象无须特殊处理。新生儿吃奶后要竖直抱一会儿,排出吞咽的空气,预防乳汁吸入和窒息。

4. 预防疾病

注意并保持家庭卫生,接触新生儿前要洗手,减少探视。家人患有呼吸道感染时要戴口罩,以避免交叉感染。出生后数日开始补充维生素 D,足月儿每日口服 400 IU,早产儿每日口服 800 IU。未接种卡介苗和第一剂乙肝疫苗的新生儿,应尽快补种。未接受新生儿疾病筛查的新生儿,要尽早到医疗保健机构进行补筛查。

5. 感知觉刺激

母亲及家人要多与新生儿说话、微笑和皮肤接触,促进新生儿感知觉发展。常见感觉包括视觉、听觉、嗅觉、味觉、皮肤觉等,这些感觉都应得到充分刺激。视觉是光刺激人眼所产生的感觉,是人类认识外部世界的最主要途径,人类所接收的信息有 80% 是来自于视觉的。听觉是声波作用于耳所产生的感觉,听觉是人类另一重要感觉。嗅觉是由有气味的气体物质作用于鼻腔黏膜中的嗅细胞所引起的。味觉的感受器是舌头上的味蕾,能够溶于水的化学物质是味觉的适宜刺激。皮肤觉的基本形态有四种:触觉、冷觉、温觉和痛觉。

(二)婴幼儿期

该阶段应传播适宜的科学育儿知识,促进婴幼儿正常发展。

1. 母乳喂养

继续宣传母乳喂养的好处,3 月龄内婴儿应按需哺乳,4 月龄后逐渐定时喂养,在添加辅食的基础上,母乳喂养可持续到婴幼儿 2 岁或以上。母亲外出或上班后,应鼓励母亲坚持母乳喂养,每天哺乳不少于 3 次,外出或上班时挤出母乳,以保持母乳的分泌量。当母乳确实不足或无法进行母乳喂养时,可采取哺授法或代授法给予婴幼儿配方乳。

2. 辅食添加

婴儿 6 月龄以后要及时、逐渐添加泥糊状食物,这也是婴儿饮食中很关键的问题。首先应选择强化铁的米粉,其次引入根茎类蔬菜、水果等食物,训练婴儿的味觉。7~9 月龄逐渐引入肉类、蛋类、鱼类等动物性食物和豆制品。应用勺喂养,帮助训练吞咽功能。食物转换期是婴儿对食物逐渐习惯的过程,引入的食物应由少到多,由一种到多种,由细到粗,由稀到稠。婴儿食物要清淡、无盐、少糖,不食用蜂蜜水或糖水。12 月龄的幼儿应该开始练习自己用餐具进食,2 岁后的幼儿应独立进食。进食应定时、定点、定量,每次进餐时间为 20~30 分钟。幼儿期要努力宣传幼儿平衡饮食的好处,及如何配备合理的幼儿饮食,并逐渐培养幼儿良好的进食行为,如不偏食、不挑食的好习惯,有规律地进食,保持旺盛的食欲。

3. 预防接种

通过健康教育使家长重视定期到社区卫生服务中心或乡镇卫生院完成各种免疫接种,预防婴幼儿期常见传染病。

4. 预防常见病

重视对佝偻病、营养性贫血、肺炎和腹泻的防治。提倡多让婴幼儿在户外活动,多接触新鲜空气、阳光和冷水,进行婴儿操等体格锻炼,使肌肤增强对冷暖骤变的抵抗力,这是预防佝偻病和呼吸系统感染的重要措施。

5. 家庭安全

注意家庭中的安全措施,防止发生任何意外。如房屋家具无污染,家中药品和日用化学品严格管理,刀剪、热水容器、电插头等不安全物品远离婴幼儿等。

6. 交流与玩耍

不同年龄的婴幼儿各具心理特点,通过照料其日常生活,密切相处,可以了解婴幼儿不同年龄的个性心理特点。应重视婴幼儿早期发展,在日常生活中注意培养其良好的生活习惯和行为,可以从婴儿起给予视觉、听觉等感知觉刺激,注意心理卫生。

7. 健康检查

家长应带婴幼儿定期到婴幼儿保健机构或社区儿童医院进行生长发育监测,保健人员对婴幼儿进行全面健康检查,测量体重、身高(身长)等体格生长指标,纵向监测生长发育进度、速度和趋势,评估其生长发育状况,并针对所发现的问题对家长加以指导,实施面对面的健康教育,转变抚育婴幼儿者的观念和行为,并在以后定期随访。

三、优教健康教育

优教是指应按不同年龄期的生理心理特点,从小关注婴幼儿的感知、动作、言语、思维、想象、情感、意志以及社会适应等各方面的发育和进展,并宣传正确的理念和学习锻炼方法。随着婴幼儿的年龄增长,要逐渐培养其独立思考和独立工作的能力,日常生活中应始终贯彻良好的品德教育,给婴幼儿一个快乐幸福的童年,使之早日成为一个有能力的社会成员。

四、落实优生优育优教

优生优育优教的落实涉及社会方方面面的诸多因素,受到的阻力和障碍也非常大。尽管"三优"促进工作可以提高我国人口质量,尤其是促进婴幼儿的生理和心理的发展,但是这一政策的具体落实需要社会各方面的努力。

首先,加强优生优育优教政策的宣传工作。针对人们在婴幼儿健康教育问题上认识的不足,加强"三优"工作宣传,有针对性地普及"三优"观念。

其次,建立健全婴幼儿健康教育基层服务网络并且有所侧重。优生优育优教关乎每个家庭,对于此项工作的开展,要从基层入手,争取将服务覆盖到每一个家庭。在各地区建立婴幼儿健康教育服务站,及时拓展服务内容,有效促进"三优"工作;建立健康服务快车,就优生优育优教服务以百姓易于接受的方式送至老百姓身边。

再次,统筹协调,优化整合社会资源。进行优生优育优教教育工作的同时,坚持自身优势与整合社会资源相协调的原则,充分发挥社区网络优势,整合系统内宣传教育服务、技术服务、计生协会等各方力量。当然,也要注重与婴幼儿教育机构、卫生部门、妇联部门等相关部门的协调,实现资源共享、优势互补。

最后,加大民心工程力度。对新婚人员提供生育方面的指导建议;在医疗系统里设立免费孕检及各项常见重要指标的筛查,解决和避免孩子在出生前出现的健康隐患;在婴幼儿保育机构或教育机构,国家政策应适当给予政策及财政支持,以提高婴幼儿受教育条件。

任务二　实施婴幼儿健康教育活动

案例导入

某保育机构对某社区0～3岁婴幼儿家长调查后发现,家长获取儿童保健知识的方式多数通过医生咨询,家长对教育知识的掌握程度在 60%,家长们对儿童保健健康教育服务尤其是常见病的预防是主要需求项目。鉴于此结果,该保育机构针对幼儿家长设计了健康教育活动方案,以举办家长学校为主要教育方式。方案中最主要的活动包括:聘请社区医院保健专家定期对家长进行有针对性的指导和培训;制作婴幼儿保健知识宣传片;定期上门针对婴幼儿的阶段性行为表现提出科学合理的教育引导意见等。该方案既减轻了当地社区医院的压力,同时也得到了家长们的认可。

你所在的社区举办的婴幼儿健康教育活动有哪些? 你认为该如何实施婴幼儿健康教育呢?

任务要求

通过本任务学习,掌握基本的社会调查方法,开展社会调查,能够对家庭成员及周围社区群众开展婴幼儿健康教育需求调查。结合调查结果设计婴幼儿健康教育方案,掌握调查的基本过程;熟悉实施婴幼儿健康教育的几个方面;能够依据需求调查结果设计健康教育活动方,了解婴幼儿健康教育活动方案的主要设计依据和主要内容。

一、如何实施婴幼儿健康教育

实施婴幼儿健康教育可以从以下三个方面来考虑。

(一) 婴幼儿健康教育的对象

婴幼儿健康教育的对象主要为婴幼儿本人、家庭成员及周围社区的群众。首先是婴幼儿本人,应根据其不同年龄阶段发育水平和理解能力,对婴幼儿实施有针对性的健康教育。其次是看护和照料婴幼儿的家庭成员,包括父母、祖父母、外祖父母,以及其他共同生活的成人(如保姆等),特别重要的是婴幼儿父母。周围社区的邻居、亲戚朋友,托幼机构的保教人员、幼儿园教师也是婴幼儿健康教育的重要对象。另外,决定和实施婴幼儿保健政策的各级行政领导和干部,尤其是卫生计生部门以及教育部门的工作人员,也是婴幼儿健康教育的对象之一,通过对他们开展婴幼儿健康教育,可以使他们了解婴幼儿的健康需求和保健的服务内容,以便使婴幼儿健康教育工作得到强有力的政策支持。

(二) 实施婴幼儿健康教育的人

各级妇幼保健和医疗机构的医务人员,以及各级政府相关的领导和干部,婴幼儿托育服务与管理院校师生,托幼机构保教人员,幼儿园教师和妇女联合会、卫健委等都是宣传推广有关婴幼儿健康教育的推行者和组织者。他们不仅要通过教育使自己熟悉掌握有关保健知识,还要想方设法通过各种形式和操作,把这些知识和技能教给婴幼儿家长,使他们在婴幼儿身上发挥促进健康的作用,取得良好的效果。

(三) 健康教育实施步骤

健康教育的实施模式有多种,但所有的模式通常都包括评估需求、确定优先项目、明确总目标及具体目标、制订策略和活动计划、组织实施活动、评价结果六个步骤。

1. 评估需求

通过需求评估了解受众婴幼儿的基本情况。首先通过对健康教育对象进行个人、家庭、社会等情况的调查,了解和分析目前存在的社会问题、健康问题、环境问题等,着重确定需要优先干预的健康问题,进一步分析相关的行为因素,如家长有关的态度、信念、价值观、传统习俗等。再进一步了解导致这种行为的环境条件,如卫生保健措施、社会资源、生活水平、家庭社会的配合能力等,特别要熟悉家长、教师和当地婴幼儿保健卫生人员实行健康教育措施的行动态度和支持能力等。

2．确定优先项目

研究确定本次健康教育的优先项目分析。通过需求评估的结果，寻找并明确婴幼儿健康面临的主要问题，确定健康教育的优先内容和目标人群。如宣传母乳喂养的爱婴活动健康教育，目的是提高母乳喂养率，宣传干预对象重点为母亲，也包括家庭成员和社会上的有关人士，如亲朋好友、社区干部以及妇幼保健及相关医务人员。

3．明确总目标及具体目标

健康教育的总目标通常是远期的、较为笼统的，不要求达到可测量的效果。如婴幼儿生长发育促进健康教育活动的总目标是：通过开展健康教育，促进婴幼儿良好的生长发育，提高健康水平。具体目标是明确的、具体的、可测量的指标，包括知识、态度、行为的改变指标。

4．制订策略和活动计划

干预策略和活动必须与婴幼儿需求及本地区内其他基层卫生规划（医疗、预防保健、康复等）相结合。应将婴幼儿健康教育计划纳入当地社区政府行动，这样才能得到组织保证和人、财、物的支持。规划要切合实际，可行性要强。规划可有短期目标和中长期目标，可分阶段执行，具有一定超前意识和先进性，又可持续发展。

5．组织实施活动

实施是按照规划设计去实现目标，获得效果的过程。实施工作包括实施时间表、控制实施质量、开发配置所需健康教育材料、实施过程痕迹保存等。应协调各相关部门，明确目标管理，职责清楚，共同行动。

6．评价结果

组织评估考核，包括过程评价、效果评估和结局评价等。通过对每次婴幼儿健康教育实施效果评价，可以总结经验，不断改进和提高。

二、婴幼儿健康教育的方式

根据对象、地区、时间不同，可通过以下方式进行健康教育。

1．面对面咨询指导

有儿童保健门诊、儿科门诊、群众性咨询活动等形式，因是面对面个别了解、个别宣传教育指导，故针对性强，效果也较好。

2．举办家长学校

如召开妈妈会、奶奶会、新婚夫妇会、孕期爸爸妈妈会等。会上可比较集中地讲解某个问题，还可提问和互相讨论。

3．组织亲子游戏

通过家长和婴幼儿一起参加游戏、唱儿歌、讲故事、角色扮演等，向不同年龄婴幼儿及其家长进行健康指导。这种方式生动活泼，易为婴幼儿所接受，如教唱刷牙歌、举行洗手比赛等。

4．家长讨论会

请富有实践经验和颇有教育体会的家长与其他家长或照顾婴幼儿的人一起座谈，谈他们自己的亲身体会，使听者受教育更深，又可自由发问、互相讨论。这样的教育方式比上课、讲座更为深刻。

5．通过家长课堂示教和实践

可示教婴儿泥糊状食品制作方法，教会家长做鲜果汁、蛋黄泥、肝泥等，并让家长自己试做、试尝，这样不仅能懂了知识，还能回家去做给婴儿吃。

6．举办育儿知识竞赛

父母、祖父母、养育者以及婴幼儿本人都可参加。

7. 通过群众性媒体介绍

例如,利用报纸、杂志、专题小册子、宣传画、电视、电影、录像、微信、微博、手机 APP 等新媒体途径进行广泛的健康教育。

8. 家庭访问

需要时可到婴幼儿家庭或托幼机构园所进行实地观察了解情况,并可做现场指导。也可建立婴幼儿保健咨询信箱、健康热线电话或网络咨询。

在婴幼儿健康服务与管理工作实施中,宣传教育是一个十分重要的手段和内容,能取得显著的效果。健康教育的目的是促使对象建立有益于健康的观念(信念),形成科学、正确的健康行为,纠正不良习惯,改善周围环境。故健康教育不只是单纯地传播健康知识,还要通过传播有用的知识,转变受教育者的观念和行为,这样才能产生效果。改变人们的观念和行为是一个长期、复杂的过程,因此健康教育必须做到持之以恒。

任务三　学会婴幼儿健康教育评价

案例导入

每个父母都希望自己的孩子身体健康,但往往由于分不清正常生理现象和不健康现象,整天提心吊胆。小花今年 3 岁了,她每天在幼儿园精力充沛,睡眠很好,饮食也佳,但每当父母问她在幼儿园是否开心时,她却说不喜欢上幼儿园,具体什么原因,小花也说不上来。父母焦虑地去找老师沟通,希望能找到她不想上幼儿园的原因。

心理健康是儿童健康的重要部分,也是很容易被家长忽略的部分。那么,到底是什么原因给小花的心理带来了影响呢? 我们又该如何评价和促进婴幼儿身心健康呢?

任务要求

通过本任务学习,了解婴幼儿健康教育评价的意义和类型;掌握形成性评价和过程性评价的内容要求;能够设计与实施具体的婴幼儿健康教育评价方案。

案例导入中影响小花不想上幼儿园的因素可能涉及环境因素、社交恐惧等。儿童成长期内心理健康至关重要,关注和引导不当会影响孩子的生活,所以,及时通过科学合理的评价来发现和纠正儿童的心理问题是婴幼儿健康教育的关键一环。

一、婴幼儿健康教育评价的意义

只有通过教育前后结果的比较,才能鉴别教育的价值,找出差异,分析原因,总结婴幼儿健康教育规律,从而提高教育效果。婴幼儿健康教育评价的意义如下:

（1）保证健康教育活动的设计和实施质量。

（2）科学地说明婴幼儿健康教育活动的价值。

（3）作为一种改善健康教育计划的手段。

（4）能够向家长和托育机构说明健康教育项目实施所取得的结果。

（5）可以进一步丰富和充实婴幼儿健康教育相关的理论知识，进而指导教育实践。

二、婴幼儿健康教育评价的类型

对应于健康教育的计划、实施、效果等主要过程，健康教育的评价可分为形成评价、过程评价和效果评价。

（一）形成评价

形成评价即对健康教育计划或活动本身的评价，包括教育目标人群的选择、教育计划和策略的制定、教育方法的选择等，主要发生在教育活动的策划与设计阶段。当然，形成评价的部分作用也会根据教育活动的依需设计延续到教育实施阶段。

形成评价的内容包括以下三个方面。

1. 科学性

健康教育活动目的是否明确，目标是否合理，目标和评价体系是否一致，教育实施活动设计是否合理明确，教育评价监督和考核措施是否明确。

2. 针对性

健康教育的对象选择是否合理，健康教育对象的特点和教育目标是否一致。

3. 可及性

健康教育方式和策略的选择是否正确，教育方式的可及程度或可接受程度是否能达到既定目标。

形成评价的目的在于使教育活动更加科学、规范和完善，符合目标人群的实际接受情况，并且可以最大限度地避免资源浪费。

形成评价的主要方式为调查（包括查阅资料和问卷等）、专家评估或模拟试验。

（二）过程评价

过程评价是在活动实施过程中监测各项活动的进展，保证各项活动内容能按照计划的步骤和质量实施，即对各项活动的跟踪过程。因此，需要在教育活动过程中对各项评价指标进行定性、定向测量，并且建立一套科学可行的测量标准与方法。

过程评价主要评估健康教育的实际实施情况和计划目标之间的差异，开始于健康教育活动启动之时，贯穿于整个教育实施全过程。其主要作用在于及时发现实施过程中存在的问题，为教育活动或计划的调整提供及时有效的依据。过程评价一般包括对健康教育活动的评价、对健康教育工作人员的评价和对健康教育资源的评价。

1. 对健康教育活动的评价

主要有个体健康教育方式与活动设计是否适合婴幼儿及其家长的需求；健康教育材料是否发放给目标人群；群体教育干预的覆盖率如何，是否覆盖到全部目标人群；婴幼儿及其家长对健康教育活动内容是否满意；是否建立必要的记录保存制度，记录的完整性和质量如何等。

对健康教育活动的评价可以具体量化为活动进度指标，如项目活动执行率、干预活动的覆盖率和暴露率、教育活动的有效指数以及总有效指数等。

2. 对健康教育工作人员的评价

主要有健康教育工作人员的责任心与热情如何，与健康教育对象之间的互动和配合情况如何，负责组织孕妇学校、家长学校的相关部门是否能良好协作和高效工作,健康教育工作人员的知识素养和技能如何等。

对健康教育工作人员的评价可以具体量化为对教育活动内容的满意度、形式的满意度、活动组织的满意度等。

3. 对健康教育资源的评价

主要有健康教育资源(包括文字和影像等)、传播途径是否容易被婴幼儿及其家长接受,是否有信息反馈系统,教育活动资源的利用情况如何等。

对健康教育资源的评价主要基于建立完善的质量控制和监测体系,以及建立科学合理的资料收集整理方法,可将资源评价量化为资源使用率进度指标。

过程评价的实施方法主要有:直接观察各项教育活动进展情况;对教育对象进行抽样调查;举行教育活动工作者交流会,定期举行教育活动设计者、实施者和教育对象联席会议,对项目进展进行阶段性成果评估;档案追踪,通过档案了解教育开展情况以及教育对象的参与情况。

过程评价所要解决的主要问题是确认教育活动的进度与质量,只有科学严格的过程评价才能保证婴幼儿健康教育目标的最终实现,并为解释教育活动结果提供有价值的信息。

对于过程评价中的质量控制,要做到内外协调与联动。内部质控主要依赖于教育设计者和实施者等教育人员在实际实施过程中能准确记录各项活动的进展情况。因此,监测指标的可量化性、可操作性及其标准显得尤为重要。外部质控一般是由教育活动以外的、有相关评价经验的专业人员或行业专家小组审查的方式进行。

(三) 效果评价

效果评价是为了确定健康教育是否实现了既定的目标,可分为近期、中期和远期效果评价。比如,经过一定周期的健康教育与追踪对比,婴幼儿健康行为的形成率、体重增长速度、营养控制效果、认知力等方面是否有不同程度的、确切的改善效果。

1. 近期效果评价

该评价的重点是健康教育活动是否改变了婴幼儿及其家长的知识、态度、信念等。如婴幼儿营养与喂养的健康教育活动,是否改变了婴幼儿家长健康饮食方面的知识水平;母乳喂养健康教育,是否增强了产妇对母乳喂养益处的了解。可以通过干预前后的知识、态度、信念问卷调查收集数据,进行比较。

2. 中期效果评价

该评价的重点是健康行为的改变和健康环境的改变。行为的改变包括有益的健康行为有无增加,有损健康的行为是否减少。如婴幼儿的喂养和饮食行为有无改变,母乳喂养行为有无改变等。环境的改变是指是否建立了有利于婴幼儿健康的生活环境或学习环境。如预防婴幼儿意外伤害的健康教育活动,是否促使婴幼儿家长改变了家庭的环境,减少容易导致婴幼儿发生意外伤害的家具布置等危险因素。可以通过问卷调查或行为观察方法进行干预前后比较。

3. 远期效果评价

该评价的重点是健康教育活动的长期健康影响结局,又称结局评价。远期效果评价分为效果评价和效益评价。效果评价指对婴幼儿健康状况的评价,如婴幼儿的疾病发生率是否发生改变,婴幼儿的生长发育指标是否得到改善等。效益评价指健康教育活动改变婴幼儿健康状况所带来的远期社会效益和经济效益,如婴幼儿生活质量是否得到了提高,社会劳动生产率是否得到了提高,婴幼儿卫生保健成本是否得到了降低等。还可以进行成本-效果和成本-效益的评价,以比较不同健康教育活动的投入与产出,为政府提供科学的决策依据,鼓励政府对健康教育进行合理的投入。

一般情况下,要获得准确的评价结果需要在教育实施活动持续相当长时间之后,而此期间,社会环境、家长、托育机构的变化也将对婴幼儿健康教育效果产生影响,这就需要客观评估教育的长远贡献。

4．总结评价

总结评价是对形成评价、过程评价、效果评价的综合以及对各方面评价结果做出总结性概括，能够全面反映婴幼儿健康教育的成效与不足，为今后教育活动计划的制定和教育决策提供依据。

三、婴幼儿健康教育评价的实施

婴幼儿健康教育评价是促进婴幼儿健康发展、提高婴幼儿健康教育质量的必要手段。评价过程是多方共同参与、相互支持与合作的过程，教师、管理人员、家长、婴幼儿均是重要参与者。通过制定科学合理的婴幼儿健康教育活动评价方案，明确评价内容，采用科学准确的评价分析方法，实现对婴幼儿健康教育的评价，既可以了解健康教育活动的科学性、可行性以及适宜性，又可以为将来更好地开展健康教育活动提供依据。

（一）制定婴幼儿健康教育活动评价方案

为了促进婴幼儿健康教育活动的顺利开展，及时掌握婴幼儿健康教育活动的进程，调整健康教育计划和目标，不断改进和完善健康教育，应本着科学、全面、可行性原则，制定评价方案。

方案中应明确：评价对象、评价方法、评价时间、评价指标体系、评价实施细则。

其中，评价指标体系中应包含教学计划、活动教案、师资情况、教育质量等；实施细则中包含评价记录表、评价表（含内部和外部）、评价结果分析等详细材料。

（二）撰写婴幼儿健康教育评价分析报告

报告应依据婴幼儿健康教育评价的各项指标结果，分析整体教育效果，找到存在的问题，并分析原因，提出整改措施，以便后续解决同类型的问题（见表7-1）。

表7-1　婴幼儿健康教育评价分析报告

地　　点	
时　　间	
目　　的	
评价内容	
评价对象	
评价方法	
评价途径	
评价过程	
结果分析	
1．健康教育的结果描述（包含过程评价、形成评价、总结评价） 2．健康教育的结果分析（包含健康教育存在的问题、改进策略）	

婴幼儿健康教育评价是一个系统地收集、分析、整理教育资料、进展和成果的过程，它将贯穿于整个健康教育活动设计和实施的全过程，旨在确定婴幼儿健康教育的价值，为健康教育活动的进一步实施和决策调整提供依据。评价工作是婴幼儿健康教育活动的重要组成部分，是教育质量监测与控制的重要内容。通过对婴幼儿健康教育活动进行评价，可以了解健康教育活动是否具有科学性、可行性和适宜性，是否按照计划的步骤实施、实施效果如何，从而为将来更好地开展健康教育活动提供依据。

知识拓展

婴幼儿喂养
健康教育
核心信息

模块小结

健康教育的主要对象是群体,而健康管理对个体的关注更多。同时,健康教育本身就是健康管理干预实施过程中的主要手段之一。本模块重点围绕婴幼儿健康教育的内容、婴幼儿健康教育的实施、婴幼儿健康教育评价三个方面展开介绍。婴幼儿健康教育内容涉及优生健康教育、优育健康教育、优教健康教育三个维度。婴幼儿健康教育需要三位一体开展,通过"三优"健康教育,发动家庭、社区、托幼机构、学校和社会力量,来促进婴幼儿在德、智、体、美各方面的充分发展。实施婴幼儿健康教育需要考虑教育的对象和教育者,按照教育实施的步骤和教育方式才能有效开展。实施婴幼儿健康教育评价时,应能够制定评价方案,开展评估实施,撰写评估分析报告。

思考与练习

在线练习

一、单选题

1. 判断婴幼儿营养状况和健康水平最常用指标是身高和( )。

    A. 出牙数   B. 体重   C. 头围   D. 进食量

2. 对于0~6个月婴儿来说,( )是最佳的喂养方式。

    A. 纯母乳喂养   B. 配方奶人工喂养

    C. 普通奶喂养   D. 混合喂养

3. 2岁后的幼儿应独立进食。进食应定时、定点、定量,每次进餐时间为( )。

    A. 10~15分钟   B. 20~30分钟   C. 35~40分钟   D. 45~50分钟

4. ( )是最容易消化的肉类,非常适合幼儿食用。

    A. 鸡肉   B. 牛肉   C. 羊肉   D. 鱼肉

5. 我国夏季下列时段中,最适合婴儿户外活动的时间为( )。

    A. 上午10~11点   B. 下午2~3点

    C. 下午5~6点   D. 晚上8~9点

二、多选题

1. 优生健康教育包括( )。

    A. 围婚期健康教育   B. 围生期健康教育

    C. 分娩前健康教育   D. 幼儿期健康教育

2. 常见感觉包括( )。

    A. 视觉   B. 听觉   C. 嗅觉   D. 味觉

    E. 触觉

3. 看护和照料婴幼儿的家庭成员包括( )。

    A. 父母   B. 祖父母   C. 外祖父母   D. 邻居

4. 判断婴幼儿营养状况和健康水平最常用指标是( )。

    A. 身高   B. 体重   C. 头围   D. 进食量

5. 制订婴幼儿健康教育活动评价方案中的评价指标体系包括( )。

    A. 教学计划   B. 活动教案

    C. 师资情况   D. 教育质量

三、简答题

1. 请简述婴幼儿健康教育的主要内容。

2. 请简述婴幼儿健康教育的方式。

3. 婴幼儿期的健康教育内容有哪些?

4. 请思考如何落实优生优育优教。

5. 开展婴幼儿健康教育的实施步骤有哪些?

实训任务

请根据【实训五:健康管理平台体验】的实训要求,完成实训,并提交实训报告。具体实训目的、实训准备、实训要求、实训形式,请参见模块九实训五。

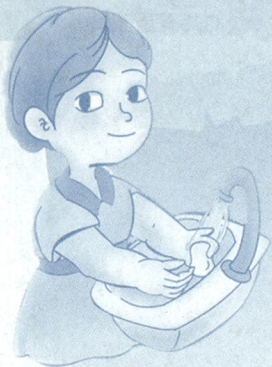

模块八
婴幼儿智慧化健康管理

模块导读

　　人工智能、大数据、互联网等数字技术的快速发展，正在改变每个年轻家长的育儿模式，同时也为智慧托育服务提供了丰富的新材料、新技术和新方法。本模块在介绍婴幼儿托育行业现状、当前我国托育服务存在问题、托幼机构面临的机遇和挑战基础上，分别从健康大数据和互联网移动托育，AIoT（智能物联网）在托育服务管理中的应用，以及家园共育智慧托育管理应用三个方面进行讲述。本模块内容是婴幼儿托育服务与管理专业最新发展领域。通过本模块学习，学习者能够了解最新技术产品在婴幼儿托育服务与管理中的应用，为提高现代托育服务行业管理质量、降低运营成本、满足现代家长需求带来新的视角、知识和应用。

学习目标

1. 了解婴幼儿托育行业现状、存在问题。
2. 了解托幼机构面临的机遇和挑战。
3. 认识大数据、人工智能、物联网应用于托育服务与管理领域带来的新视野。
4. 能够主动应用与推广现代信息技术在健康管理中的应用工具。

内容结构

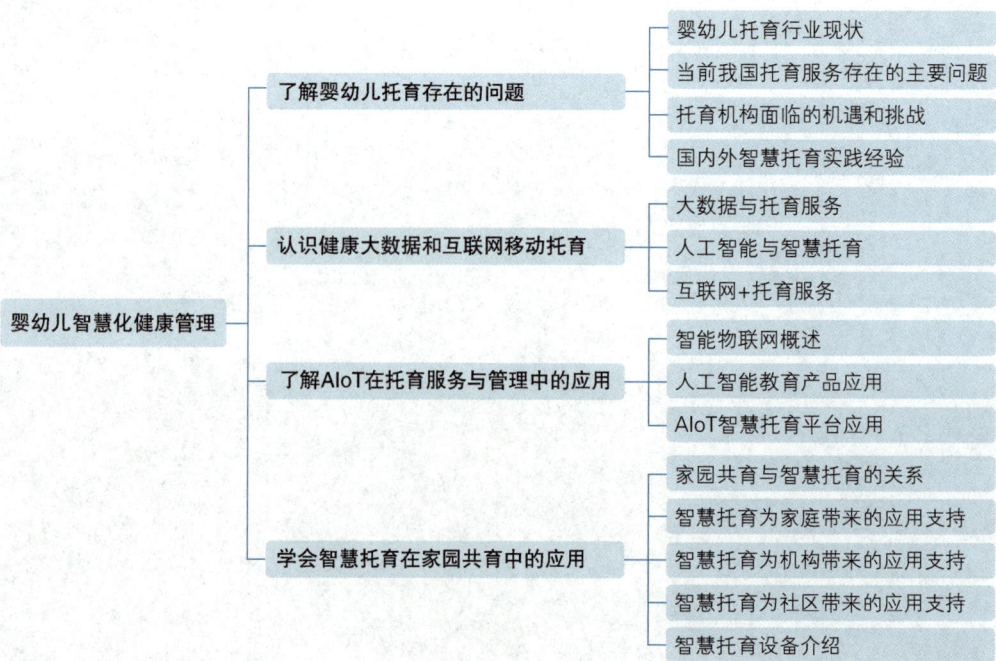

任务一　了解婴幼儿托育存在的问题

案例导入

随着三孩生育政策的落地,"托育服务"成为许多家庭关注的热点问题。日前,一位 90 后宝妈王奇(化名)发来一条关于"0~3 岁婴幼儿托育"的提问:我的宝宝刚刚一岁,夫妻因为工作原因,无法照护孩子,只能把宝宝送到托育机构。但目前婴幼儿托育机构相对紧缺,费用又高,想请参加全国两会的代表委员呼吁政府出台相关政策,帮助解决 3 岁以下婴幼儿托育难、托育贵的问题。[①]

你是如何看待此现象的?

任务要求

通过本任务学习,认识当前我国婴幼儿托育行业现状,了解当前我国托育服务存在的主要问题,理解托幼机构面临的机遇和挑战,以及外部竞争、内生驱动、技术发展等因素。了解国内外智慧托育实践经验。

一、婴幼儿托育行业现状

当前,婴幼儿无人照料、育儿焦虑等成为掣肘生育水平提高的关键问题,这不仅破坏了人口再生产的生态系统,而且还成为影响家庭和谐幸福的重要因素。为此,《中共中央　国务院关于优化生育政策促进人口长期均衡发展的决定》(以下简称《决定》)提出了要发展智慧托育新业态。

1. 传统托育发展滞后,托育需求巨大

受传统以家庭为主的养育文化和政策等因素影响,我国 3 岁以下婴幼儿的托育服务发展整体滞后。全面二孩到三孩政策实施后,随着生育多孩家庭的数量增加,3 岁以下婴幼儿的托育机构需求显著增长。此后,我国政府出台了一系列托育政策,托育机构数量快速增加。截至 2023 年 4 月 15 日,全国已经备案的托育机构有 24 000 多家,目前还有 1 万多家正在积极申请。尽管如此,现有的托育服务市场依然难以满足家庭日益增长的托育需求。而且随着老年人社会参与的积极性增强,对家庭育儿的参与积极性有所下降,这进一步强化了机构托育需求。此外,由于传统托育基本是"一对一"劳动密集型照料模式,劳动力人口数量下降和老龄化日趋严重,导致有专业认证的高质量托育员、育儿嫂、家政服务员等严重短缺,托育人才整体稀缺,托育服务价格昂贵,这些都严重制约了传统托育服务市场的发展。

2. 数字技术快速发展,助推智慧托育转型

互联网、大数据、人工智能等数字技术的快速发展,一方面正在改变育儿模式,另一方面也为智慧

---

① 内容来源于:澎湃媒体-羊城晚报:https://m.thepaper.cn/baijiahao_17014163,2022 年 3 月 22 日。

托育服务提供了丰富的新材料、新技术和新方法。年轻宝爸宝妈越来越熟悉互联网等数字技术，对育儿知识的了解日趋丰富，传统劳动密集型的家政服务式的育儿方式已经难以满足年轻宝爸宝妈的需求，迫切需要高质量的智慧托育服务。同时，5G 技术、体感监测设备、智能化育儿床（育儿舱、育儿摇篮、育儿保温箱）、人脸识别、物联网、可穿戴设备等快速发展，为智慧托育奠定了可靠的硬件基础。婴幼儿照护服务信息管理系统、育儿 APP、育儿专业知识平台等得到快速研发，为智慧托育提供了科学的软件基础。智慧育儿的硬件和软件的深入融合，加速了智慧托育的发展。

二、当前我国托育服务存在的主要问题

随着社会和科学不断向前发展，早期教育的意义及作用逐渐为人们所重视，家长对早期教育服务的需求日益多元化，年轻父母对于托育机构的需求已经不仅仅是有人"托"，还涉及质量、地点、时间、配置、性价比等，目前种种因素导致我国 0~3 岁早期教育服务发展面临着主管和监管部门不明、供需矛盾严重、质量与公平缺失等诸多问题。

1. 家长的托育理念存在错误的认知

家长对婴幼儿托育服务的认识存在偏差，教养观念仍有待提升，多数家长认为孩子小，没必要上早教课，孩子只要吃饱穿暖就行了；也有一些父母将孩子的养育任务完全托给托育机构，认为家庭只需要负责儿童平常的照顾任务。

2. 供需矛盾日益凸显，直接影响家庭的二孩生育意愿

与 0~3 岁早期教育服务市场稀缺供给相对的是，家庭对婴幼儿早期教育需求日益增强。从我国面临的现实情况来看，随着经济社会快速发展和工业化、城镇化水平显著提高，家庭结构小型化，女性普遍进入劳动力市场，加之单位制解体后对生育和家庭照料的支持大幅减少，原有的城市托幼服务体系基本瓦解，婴幼儿的临时看护或长期照顾已成为许多双职工家庭面临的现实问题，在工作与育儿之间寻求平衡越来越难。不少家长无奈之下不惜花费重金将孩子送进早教机构。

3. 缺乏规范和监管，影响托育服务质量

由于历史原因，托育服务主管部门不明确，直接制约 0~3 岁早期教育服务的发展。相关部门职责不清，导致了目前 0~3 岁托育服务机构在服务标准、课程质量、师资资质、卫生安全、园所环境方面均缺乏有效的规范与监管。由于资源总量不足，公共托育机构短缺，一些有需求的家庭只好寻求市场化的早教服务，导致早教机构收费昂贵，相当部分的机构只教不保，无法满足家庭需求。而那些收入相对较低、刚性需求突出的家庭，不得不把孩子放到没有得到审批、缺乏规范与相应资质的托育机构。这些机构存在严重的安全、健康隐患，各相关部门无法参与监督和管理。

三、托育机构面临的机遇和挑战

改革开放以来，我国 0~3 岁婴幼儿托育事业经历了国家重视恢复振兴（改革开放至 20 世纪 80 年代中期），托儿所逐渐萎缩、儿童照顾责任回归家庭（20 世纪 80 年代末至 2010 年），公益普惠性领航、推动早期教育发展（2010 年至今）三个重要阶段。近几年 0~3 岁婴幼儿早期教育问题逐渐成为社会热点，相关政策不断出台，儿童早期发展工作迎来难得的战略机遇期。但由于我国 0~3 岁托育公共服务发展基础薄弱，目前 0~3 岁早期教育仍存在数量短缺、结构失衡、质量良莠不齐的问题。如何加快构建 0~3 岁婴幼儿早期教育服务体系，满足人们日益增长的多元化服务需求，是新时代学前教育改革发展面临的现实命题，也是补齐民生短板、实现"幼有所育"的重要议题。当前托育服务面临的机遇和挑战主要包括以下三方面。

1. 外部竞争

托育机构市场需求量较大,但是目前我国的入托率仅有5%左右。近几年随着托育政策发布实施,每年都有一大批新注册机构投入市场。市场客户端的家长在选择托育机构时会考虑多种因素,比如安全性、价格、师资水平、硬件设施、地理位置等。目前,托育机构绝大多数属于民营企业,托育服务仍处于起步阶段,存在着降低成本难、稳定招生难、应对风险难等竞争困境。托育机构运行时间不长,多数自筹建设资金,绝大多数属于小微型企业,托育机构运营成本是"租场地"和"发工资"的刚性支出,并且呈逐年上升趋势。3岁以下婴幼儿是最柔弱的群体,且入托时间不固定,托育服务的刚需受到压制。托育机构规模小,且绝大多数是社会力量兴办,遇到疫情会造成大量托育机构退出市场,凸显托育机构在抗击重大公共卫生事件等风险面前,缺乏行之有效的应急保障措施。

对于大多数新的机构来说,为了抢占生源,应对生源危机,多会使用地理位置优先选址、托育环境高端装修、优惠价格等市场营销策略。然而,日益增长的房租和人力成本,造成利润空间有限;竞争激烈程度加剧,产业发展提出更深层次的服务需求。

2. 内生驱动

随着托育市场的逐渐成熟,市场发展将会从外部竞争转向内部质量提升。托育园如何在激烈的市场竞争中胜出,需要强化自身管理水平和托育服务的专业化、规范化、标准化。这些需要托育机构合理规划使用资金,规范日常服务与管理工作操作流程,提高内部核心竞争力。但是,目前传统IT基础设施和应用系统不完善,无法支撑业务发展。企业为了规模化效益,需要集团化经营,连锁多园区经营管理,多条线业务协同。同时,托幼机构需要与家长、社区、政府、行业、高校等多方单位实时、精准对接,满足行业大数据挖掘与决策支持的需求。这些自身生存高质量发展的内生驱动,促使托育机构进行数字化转型升级,智能化服务与管理,智慧化赋能托育服务质量。

3. 技术发展

我国已经进入到信息时代和移动互联网时代,信息化技术和互联网技术在传统行业中得到充分应用,托育行业自然也不例外。公共体育服务机构可以在互联网平台提供私密共享的云空间服务;可以在平台上发布育儿专家文章,为专家科普育儿知识提供平台,同时为家长搭建交流平台,家长可以互相交流、分享育儿心得;提供早教课程,既包含婴幼儿生长发育与护理等基础知识,还包括开发宝宝注意力、记忆力等脑力精品课程。

而对于社区居民群众,托育机构还可以提供网上预约服务,即上门指导服务,家长可以通过线上预约功能预约育婴经验丰富的育婴师、营养师等专家进行上门辅导,一对一地解决家长的育婴困惑。此外,托育机构还可以增设半日制、居家式等多种服务形式,开展多样的托育服务,满足家长的多样的需求。

四、国内外智慧托育实践经验

智慧托育得到很多发达国家的重视。日本非常重视将人工智能、物联网等信息技术应用于3岁以下托育服务体系。日本大力推进"区域物联网实施路线图",将物联网技术应用到所有托育机构,提倡在育儿中积极采用人工智能等数字技术。此外,韩国、美国以及部分欧洲国家等都非常重视智慧托育。最近几年,我国托育机构的数字化进程加快,数字技术广泛应用于托育机构的日常管理、入托测评、健康档案管理、晨检签到、喂药记录、接班记录、班级管理、育儿互动等,涌现出一批优秀的智慧托育服务品牌。

任务二　认识健康大数据和互联网移动托育

案例导入

2019 年 11 月 2—3 日北京师范大学举办的"首届托育服务发展论坛"透露出了托育产业发展新风向——互联网＋小微化。我国托育产业市场规模近万亿,聚焦社区服务场景的"小微"托育机构,全球范围内占比高达 70％,移动互联网化将能大大帮助"小微"托育发展。论坛上发布的数据显示,全球托育产业呈现出明显的"小微化"趋势,早期教育全球领先的芬兰,首都赫尔辛基的"小微化"家庭托育服务机构占比 70％。[①]

如果你是一位社区托育机构投资经营者,如何应对托育机构"小微化"的托育服务招生与管理瓶颈问题?

任务要求

通过本任务学习,主要了解大数据、人工智能、智慧托育等基本概念。认识孕婴健康类 APP 中大数据的应用领域,理解其在健康档案与成长测评、健康食谱、个性化定制、工具类百宝箱、健康百科与科普知识等方面为家长带来的方便。了解互联网＋托育服务的现实需求、应用现状、实施路径和实施内容。

一、大数据与托育服务

大数据(big data)定义为:多维度、复杂多样的数据,需要先进的技术进行获取、存储、分布、管理以及分析。最早提出这个概念的麦肯锡公司定义为:大小超出常规的数据库工具获取、存储、管理和分析能力的数据集。总体来说,大数据是指无法在一定时间内用常规软件工具对其内容进行抓取、管理和处理的数据集合。

我国现阶段的婴幼儿健康管理大多由社区卫生服务机构牵头,并紧密结合社区家庭,服务涵盖了对婴幼儿进行生长发育监测、营养健康指导、健康教育、常见病的防治及保健知识等方面的一系列内容。精准医疗的提出,使得人们对健康管理的划分也越来越细致,孕期管理、婴幼儿健康管理等方面的研究越来越具体,加之新媒体的推动,针对婴幼儿的健康管理类 APP 也相继问世,并在全国广泛推广和使用。

随着 85 后、90 后已经成为新晋父母的主力军,新一代消费群体对移动互联网尤其是手机 APP 的依赖程度越来越大。在此背景下,面向广大父母专门定制的孕婴健康类 APP 应用,在飞速发展的移动互联网市场已经开始占有一席之地,并将以更快的速度走进更多的新生儿家庭。婴幼儿健康管理类

---

① 内容来源于:中国网-中国商务频道:http://business.china.com.cn/2019－11/05/content_40947546.html。

APP拥有巨大的市场,并成为收集婴幼儿健康管理大数据的主要手段。

托育服务的发展方向之一就是保教结合。托育机构需要对用户的信息进行收集和分析,往往需要耗费巨大的人力物力和财力,且结果不尽如人意。然而,通过移动医疗APP的推广和使用,可以轻而易举地收集到一系列较为全面的大数据,这些与用户健康信息相关的大数据集中且易于整理和分析。这对于托育工作者或医疗机构合理地利用大数据对大众健康进行科学管理有着深刻的意义。因此,托育机构借助现有的或者新开发托育APP来搜集目标用户的生理数据,并定期将数据传送到指定平台,从而方便工作人员及时进行统计和分析,这对托育服务领域的科研具有极其重要的意义。比如生育发育数据,监测类的APP采集到的身高体重数据、运动类APP监测到的体能及睡眠等数据,这些分门别类的信息构成了移动托育服务领域的"大数据"。

移动托育APP能随时随地监测婴幼儿的健康情况,通过上传健康数据,APP后台将收集到的数据进行及时的整理和分析,并将分析结果以文字报告或者统计图表的方式反馈给用户。这大大节省了托育服务工作者与家长照护者一对一交流的时间,极大地提高了管理效率。家长通过移动托育服务APP,可以随时随地关注婴幼儿健康状况,查询健康信息,对婴幼儿的健康进行便捷有效的管理。

通过APP互动功能,大数据健康管理平台功能包括以下六个方面。

1. 咨询问诊

婴幼儿出现常见病如湿疹、发热等任何不适,或者家长有任何关于婴幼儿的疑问,都可通过电话、图文、语音等方式进行在线咨询,由专业的妇儿科医生给出全方位的专业解答。必要时还可以进行智能分诊,家长无须到医院进行挂号排队,方便、及时,又高效、环保。

2. 健康档案与成长测评

指婴幼儿成长观察与监测,可以将包括新生儿体检、3个月、6个月、12个月、24个月等常规体检报告上传存档。记录婴幼儿体重身高头围、疫苗、发育情况等资料,全程记录分析,筛查异常,且随时调取健康档案,方便查找,以保证婴幼儿健康成长。还可进行一定程度的成长测评,根据婴幼儿成长发育记录,各领域逐项分析,帮助爸爸妈妈全方位了解婴幼儿的大运动、精细动作、语言、社会适应和认知能力的发展情况。

3. 健康食谱

健康食谱包括婴幼儿必需维生素的知识、婴幼儿爱吃的食物、喜爱的颜色等,图文并茂式分享健康食谱的制作方法,营养均衡、操作简单。让家长方便快捷地学会制作适合婴幼儿的各种食物,使家长在为婴幼儿准备食物时更有针对性,投其所好又营养均衡。让婴幼儿爱上吃饭,健康快乐地成长。

4. 个性化定制

用户输入婴幼儿信息后,系统可以根据婴幼儿生长发育程度和所处的年龄,通过后台大数据的筛选和匹配,自动为用户推荐益智板块,推送健康知识。专属医生可为婴幼儿量身定制检查就医、营养方案和注意事项等信息,并根据婴幼儿的实际情况,给出不同的健康管理方案。此外,个性化定制功能还可根据用户需要提供在线挂号、定时提醒、成长日志专区、聊天八卦专区等功能。

5. 工具类百宝箱

工具类百宝箱不仅有测体温、婴幼儿成长记录(包括饮食频次、睡觉规律、排便习惯等)的实用小工具,记录分享育儿的小感动和心得体会,更有智能反馈功能,可根据记录自动给出专业的健康指导。

6. 健康百科与科普知识

包括海量的婴幼儿疾病库,列举了婴幼儿在成长过程中可能遇到的常见疾病,从疾病的症状、病因以及治疗方式等方面让调查对象全面了解婴幼儿病情。还可进行婴幼儿常见健康问题的搜索,查看类似症状的处理方法和保健知识,以及专家的解答。科普知识推送包括儿科医生精挑细选、精心编辑的育儿科普文章,以及各类育儿小常识、小窍门、小贴士等,包括婴儿护理、自诊、小儿推拿育儿百科、婴幼儿护理教学视频等,为新手家长提供婴幼儿成长所必打的疫苗和常见自费疫苗的说明与接种指导等。婴幼儿健康管理的知识专业、可靠,可以帮助调查对象更好地呵护婴幼儿。

二、人工智能与智慧托育

1. 人工智能

人工智能(artificial intelligence,简称 AI),是计算机学科的一个重要分支,由 MeCarthy 于 1956 年在 Dartmouth 学会上正式提出,当前被人们称为世界三大尖端技术之一。美国斯坦福大学著名的人工智能研究中心尼尔逊(Nilson)教授这样定义人工智能:"人工智能是关于知识的学科——怎样表示知识以及怎样获得知识并使用知识的学科";美国 MIT 大学的 Winston 教授认为"人工智能就是研究如何使计算机去做过去只有人才能做的智能的工作"。除此之外,还有很多关于人工智能的定义,至今尚未统一,但这些说法均反映了人工智能学科的基本思想和基本内容,由此可以将人工智能概括为研究人类智能活动的规律,构造具有一定智能行为的人工系统。

人工智能正在深刻地改变着人们的生活方式、思维方式乃至生存方式,人们对知识的认知在一定程度上发生了新的转向,这对传统教育而言无疑是个巨大挑战。婴幼儿托育服务与人工智能对婴幼儿的健康发展具有契合性,这促进了培养目标的新转向和方法的新变化。基于人工智能支持的婴幼儿托育服务活动应遵循以下三条原则:以婴幼儿的发展为前提,以婴幼儿的需求为根本,以婴幼儿的体验为基础。

2. 智慧托育

2017 年 7 月 20 日,国务院发布了《关于印发新一代人工智能发展规划的通知》,提出要围绕提高人民生活水平和质量的目标,加快人工智能深度应用,形成无时不有、无处不在的智能化环境,全社会的智能化水平大幅提升,要发展智慧城市,建设安全便捷的智能社会,发展便捷高效的智能服务。智慧托育是互联网、物联网、人工智能、大数据等数字技术与育儿技术相结合的产物,是科技文明与育儿关怀融合发展的必然产物,是人类托育服务发展的新理念和新方向。

2021 年 7 月 20 日,《中共中央　国务院关于优化生育政策促进人口长期均衡发展的决定》正式发布,提出"发展智慧托育等新业态,培育托育服务、乳粉奶业、动画设计和制作等行业民族品牌"。将智慧托育首次写入中共中央、国务院文件,这意味着我国智慧托育时代即将到来。

智慧托育就是通过构建技术融合的托育环境,让保教人员能够开展高效的托育服务,让婴幼儿能够获得适宜的个性化照护服务和美好的发展体验,让家长能够无焦虑送托,并随时提供在线服务,科学、高效、快捷、健康满足服务对象需求,使社会、家庭、园所共育共管,由不能变为可能,由小能变为大能。这是关于智慧托育的概念界定。智慧托育并不是一种新的托育服务模式,是在传统托育服务模式的基础上,在硬件设备、技术应用、价值理念、参与主体互动等各个方面进行创新、赋能,是利用新一代信息技术和产品,实现在托育产品、服务、运行、监管等各个环节的有效应用和优化配置,推动传统托育服务智慧化升级,提升托育服务质量和效率水平。

3. 人工智能与智慧托育

人工智能驱动智慧托育。当前,以人工智能为代表的技术创新进入到一个前所未有的活跃期,而托育服务作为我国教育系统的一个子系统,仍未摆脱"工业化"的印记,这不仅制约着托育服务功能的充分发挥,而且导致社会需求面临危机。所以,我们要有一种时代紧迫感,全面深化教育改革,推动"工业化托育"向"智慧型托育"转变,扩大高质量托育服务的供给能力。

在互联网环境下,托育机构只是一个开展活动的物理场所,未来托育园将变成万物互联的智能空间。人工智能会把冷冰冰的机器设备变成充满温情的"照护助理",通过不断学习人类的行为和习惯,提出针对性的托育服务策略,帮助婴幼儿开展积极主动的个性化学习。一是利用物联网技术对温度、光线、声音、气味等参数进行监测,自动调节窗户、灯具、空调、新风系统等相关设备,主动响应园所安全预警,保障园所各系统绿色高效运行,为婴幼儿创设安全舒适的照护服务环境。二是借助情境感知技术,在自然状态下捕获婴幼儿的动作、行为、情绪等方面的信息,精准识别对象特征,全面感知婴幼儿的成长状态,提供发展诊断报告、身高体重走势图、健康分析报告等,为婴幼儿身心健康发展提供有力支持。三是利用大数据技术对活动过程进行跟踪,了解婴幼儿的认知水平以及在活动中存在的优势和不足,提供量身定制的最优发展路径。

无论人工智能是否以及如何应用于托育服务活动,照护者都要在应用和创新过程中牢固树立"以幼儿发展为本"的服务理念,灵活应用与创新人工智能教学方法,促进婴幼儿的全面健康发展。人工智能可以为婴幼儿发展活动的设计与开展提供帮助,有助于激发幼儿的学习兴趣。但托育机构活动及幼儿本身对人工智能的需求差异较大,因此,人工智能的实际应用应以幼儿的实际需求为准,切忌盲目追求"高科技""高智能"。儿童的学习不是被动接受信息的过程,而是以自己的方式主动选择、加工、建构自己知识经验的过程。教师要解放幼儿的头脑、双手及嘴巴,给予幼儿更多探索和感知世界的时间和空间,让幼儿在活动中多看、多听、多说。要创造机会,让幼儿在操作和体验中感受人工智能给生活带来的变化与影响。这种有意义经验的获得,不仅有助于培养幼儿的初步逻辑思维能力,还有助于发展幼儿的信息素养和科学精神。

三、互联网+托育服务

(一)互联网+托育服务的现实需求

我国托育服务市场的良莠不齐与家庭日益增长的托育需求之间的矛盾制约着托育服务的发展。我国当前以小型化的家庭结构为主,女性进入劳动力市场,带来托育服务需求量的激增。2019年国务院印发的《关于促进3岁以下婴幼儿照护服务发展的指导意见》指出,要充分利用互联网等现代化技术建立婴幼儿照护服务信息管理系统,实现线上线下结合,提高托育服务质量和优化检测管理。

"互联网+"是拓展托育服务资源的重要渠道。互联网能够让不同地区的教师通过远程业务交流分享托育经验,偏远地区的托幼园所能通过网络即时获得前沿信息和优质教学资源,网上的育儿经验也能为托育工作提供实践资源,为家园社共育创造机会。

"互联网+"是创新幼儿园托育管理模式的重要手段。"互联网+"技术将园长、教师、婴幼儿、家长和社区链接起来,让各个主体切实参与到托育管理中。利用"互联网+"技术打造托幼机构安全管理智能系统,走进托幼机构全管理工作新时代。因此,"互联网+"纳入托育工作具有重要的现实需求意义。

(二)互联网+托育服务的应用现状

"互联网+"与婴幼儿托育服务环境的整合是托育服务信息化的重要途径,国外主要从创设适宜的学习环境、计算机运用与婴幼儿发展的关系等方面展开研究,比如利用信息通讯技术(information and communication technology,ICT)对婴幼儿语言发展、社会性交往等进行测试。我国的相关研究集中在概念和内容解析、信息化教学等理论研究方面,虽然取得了一定的研究成果,但"互联网+"在托育领域的实际应用依旧存在不足,主要表现为以下三个方面。

1. 婴幼儿自主活动时间有限,忽视主体性发挥

目前,大多数幼儿园或托育机构一日生活活动由教师主导,幼儿的自主活动仅占较少比例,影响了幼儿的自主建构;且园内往往采取统一的安排表,让每个婴幼儿在既定时间内进行规定的活动。幼儿教师往往将"互联网+"作为信息推送手段,在自由活动时间播放视频资料,婴幼儿仍处于被动状态。

2. 教学安排过分依赖网络资源,缺乏适宜性

当前,国内将"互联网+"应用于托育服务的经验较少,多数托育机构是在照料的基础上简单叠加互联网技术,而不能利用"互联网+"的新思维架设课程体系。在组织教学活动时,为了突出信息技术,教师往往将软件里的教育信息作为活动主体,未考虑其科学性和合理性。在教学活动中采用互联网技

术,教师虽然做到了形式活泼,但缺乏教学思考,活动内容也没有考虑婴幼儿的年龄特征,缺乏适宜性。

3."互联网+"应用重局部轻整体,缺乏全局观

首先,"互联网+"的应用局限于教学活动,缺乏与一日生活的联结。在具体的实施环节上,教师更是将"互联网+"作为信息传送工具,忽视了与教学活动的融合,难以促进婴幼儿的全面发展。其次,托育机构所利用"互联网+"平台展现园所文化的意识不足,忽视了平台的交流互通功能。最后,"互联网+"应用于家园合作的方式过于简单,仅限于与家长取得联系,教师未能深度挖掘其家园共育功能。

(三)互联网+托育服务的实施路径

我国当前的托育是家庭主导型,由家庭主要承担婴幼儿的看护和照料工作。新时代要求托育服务向"政府主导、幼儿园主体、家庭和社会参与"的多元供给体系转变。

1. 以政府为主导,完善托育服务发展体系

应切实发挥政府的主导作用,通过加强对教育的信息技术支撑,提高整体托育服务质量。首先,有关部门应构建托育服务信息化管理系统,为全国各种形式的托育提供线上线下服务,例如研发托育服务APP,远程指导社会人士对婴幼儿的看护和照料等。其次,有关部门应利用互联网完善托幼服务管理、统计监测等,形成区域托幼一体化服务网。再次,要依托高等院校的教育资源,提高托幼服务人员的信息化素养,让其适应新时代对教师的新要求。此外,要切实加强托育服务人员的职业道德,通过网络信息公开加强对幼儿园和教师的行为监督,培养一支品德高尚、素质优良的专业化托育服务队伍。最后,还可以鼓励学前教育领域专家、学者和骨干教师研发托育课程资源,为托育服务现代化建设出谋划策。

2. 以托幼机构为主体,提高托育服务的教养和管理质量

托幼机构是开展托幼服务的主体机构,园长和教师也初步具备了教育信息化意识,为"互联网+"应用于托育提供了现实支撑。保教结合是婴幼儿托育的基本原则,托幼机构可通过模块化的功能服务划分,实现托育服务的信息化管理。托幼机构可将托育服务按照个案管理、班级管理和园所管理等建立模块化资源,通过云资源管理,促进园所信息透明化和高效化,通过搭建托育服务云平台,实现"婴幼儿—托幼机构—家庭—社区"之间良性互动,推动幼儿园托育服务高质量发展。

3. 以信息化为支撑,提高园所安全管理水平

在园所管理上,针对可能出现的安全问题,可利用信息技术在园区内建设一键式智能化安保系统,包括紧急报警系统、安保消防监控系统、门禁自动识别身份系统等。同时,建立幼儿园信息化教学资源管理库,由专门负责人收集公开活动视频、精品活动设计与反思、观察记录、班级管理经验等材料,方便教师之间的转载与传阅,也可扩大阅读对象,将幼儿的实时动态分享给家长,实现资源共享。在多方交流合作基础上,幼儿园的托育文化理念会逐步形成,并通过"互联网+"向社会辐射。

(四)互联网+托育服务的实施内容

针对不同年龄阶段,不同社会需求,应提供具体、有效的服务。

1. 对新生儿(0～1个月)

为新生儿提供动作能力训练,如大动作训练、精细动作训练、感统方面的训练、适应能力训练、身体抚触、科学喂养指导,等等。

2. 对婴幼儿指导(2个月～1岁)

此阶段婴幼儿的指导主要是生长发育监测、营养与喂养、交流与玩耍、生活照护、伤害预防等方面指导。尤其是加强母乳喂养、辅食制作与添加指导。

3. 对婴幼儿指导(1～3岁)

对婴幼儿的指导主要是保育和教育。保育方面包括健康管理、日常生活养护、排便习惯的养成、科

学的辅食添加等。教育方面包括礼仪教育、语言能力训练、社交能力训练等。并根据婴幼儿不同年龄的生理心理特点和发展规律，以及个体差异，循序渐进，因人施教。

4. 对家长的指导

包括为家长提供成长发育如生理发育、心理发育、感觉发育等相关内容特点的介绍。新生儿经验交流与难题解答，如怎样使宝宝停止哭泣、父母要学会读懂宝宝的哭泣、教育从零岁开始等。了解婴幼儿各发育阶段的特点，学习相应的保育知识，对各阶段各系列的问题进行指导等。

任务三　了解 AIoT 在托育服务与管理中的应用

案例导入

2021 年 4 月 12 日，在某托儿所内，正是孩子们午饭时间，十几个孩子正坐在 4 张桌子前吃饭，而一旁站着一位看护老师，手里拿着手机，边走边看。其中一名儿童吃饭时，突然头向后仰，似乎是呛着了，而这位老师此时侧对着这张桌子，眼睛一直盯着手机，根本没发现异常。让人悲痛的是最终孩子没抢救回来，4 月 16 日上午，孩子救治无效死亡。事后，那位老师说，当时自己在拍摄孩子们吃饭的视频发给各位家长，所以没能及时注意到。就如一位网友所言：不发视频吧，家长有意见，发视频吧，就会有类似的疏忽。

请讨论如何做到既满足家长实时需要，又能照护好孩子？

任务要求

本任务了解物联网与智能物联网基本概念，认识人工智能教育产品应用意义。了解智慧托育平台在安全智慧管理功能、健康智慧管理功能、成长智慧管理功能、家长互动智慧管理功能等方面的应用。理解智慧托育为家庭、机构、社区、行业、政府带来的方便。

一、智能物联网概述

物联网（internet of things，IoT）指通过各种类型的传感器件，并借助特定的信息传播媒介，实现物物相连、信息交换和共享的新型智慧化网络模式。移动通信技术的发展将物联网的边界从传感器网络，延伸到包括人、车、家用电器和公共基础设施等在内的泛在物体，物联网已从最初的物物互联网络扩展到万物互联（internet of everything）时代。万物互联是人类科技史上的又一次重大革命，对社会生产及生活产生了巨大而深远的影响。

智能物联网（artificial intelligence of things，AIoT）是人工智能和物联网的融合应用，两种技术通过融合获益。一方面，人工智能帮助物联网智慧化处理海量数据，提升其决策流程的智慧化程度，改善人机交互体验，帮助开发出高层次应用，提升物联网应用价值。另一方面，物联网通过万物互联无所不在的传感器和终端设备为人工智能提供了大量可分析的数据对象，使得人工智能研究落地。简言之，

AI 让 IoT 拥有了"大脑",使"物联"提升为"智联",而 IoT 则给予 AI 更广阔的研究"沃土",促使"人工智能"推向"应用智能"。

二、人工智能教育产品应用

AIoT 技术的核心在于通过汇聚物联网、大数据、人工智能、云计算等技术的核心优势,实现万物智联化、数据化,以"数据"作为智能时代信息交换和流通的智力资源,实现不同用户群体、不同终端设备、不同系统平台、不同应用场景之间的互融互通,构建基于 AIoT 的智能生态体系。智能教育产品的应用能够充分发挥 AIoT 技术的核心优势,以智能教育产品的情境感知功能为依托,实现对多元学习场景中"人、机、物、环境"的泛在感知和智能互联,通过教育数据的智能采集、分析、汇聚和融合,实现对学习需求的全面测评、学习主体的精准建模、学习现象的有效还原、学习服务的智能推送,为学习者提供"产品、资源、数据、服务"一体化的智慧学习支持服务,进而实现"学校、家庭、场馆、户外"多元学习场域的深度融通,构筑学生、教师、家长共同参与的智慧教育学习社区,重构基于 AIoT 的智慧教育新生态。

1. 实现"人—机—物—环境"的泛在感知和智能互联

智能教育领域 AIoT 技术的应用主要通过智能教育产品的应用对智慧学习场景的人、机、物、环境等要素进行智能感知和精准分析,实现对真实教育场景中人(学生和教师)、机(教学设备和教学服务)物(教学内容和教学资源)、环境(时空环境和社会情境)的泛在感知和智能互联,帮助机器了解课堂教学生态系统的表征形态和运行逻辑,并以此为基础解读课堂教学的发生机理。

2. 打造"产品—资源—数据—服务"一体化的智能教育供给模式

智能教育产品的研发是项系统工程,不仅包括硬件产品的开发,还包括与之配套的一系列智能服务,如教育资源的组织、聚合与供给,教育数据的采集、汇聚与分析,教育服务的计算、生成与推送等,以此打造"产品—资源—数据—服务"一体化的智能教育供给模式,在更大程度上提升教育服务供给水平,为教育质量的提升和教育公平的实现提供支持。

3. 强化"学校—家庭—场馆—户外"多元学习场域的深度融通

智能教育产品的应用能够实现面向学校、家庭、场馆、户外的学习情境感知、学习数据采集和学习服务生成,利用 AIoT 技术实现面向多元学习场景的智能感知和深度融通,为学习活动的发生提供全方位、系统化的学习支持。

4. 构筑"学生—教师—家长"多端联动的智慧教育学习社区

随着智能教育产品技术水平的成熟和学生、教师、家长对其接受度的不断提升,未来智能教育产品将逐渐走入真实的教育教学场景,服务于学生、家长、教师等多样化的用户群体,为学校教育、家庭教育、家校沟通提供有效支持。

三、AIoT 智慧托育平台应用

AIoT 智慧托育平台集人工智能、互联网、物联网、云计算、大数据、科学算法等前沿技术于一体,100%基于托育机构的实际运营场景,从安全、健康、发展、管理四大维度,提供核心问题解决方案,有效解决托育机构在运营和管理上的痛点,让家长送宝宝入托更放心,让托育机构运营更科学,招生更轻松。在这里以 AIoT 智慧托育 SaaS 平台为例,分析 AIoT 智慧托育平台的应用。这是一套专门为 0～3 岁托育机构提供人工智能的 SaaS 系统和解决方案,也是国内托育行业首个 SaaS 管理平台。所实现的智慧托育功能如下。

(一) 儿童安全智慧管理功能

1. 面部微表情实时分析和情绪识别功能

社会上的虐童新闻,总让家长有所顾虑。AIoT智慧托育平台每3秒抓拍一次老师面部表情,通过面部微表情分析和情绪识别技术,一旦老师出现情绪低落、生气等不良状态,系统可以及时推送预警消息给园长,园长可以采取派其他老师跟岗或换岗等多种措施,缓解老师的情绪。

2. 时刻追踪宝宝位置定位功能

通过智能手环的定位技术,AIoT智慧托育平台可以持续追踪宝宝的活动位置,老师时刻掌握宝宝行动轨迹。一旦宝宝私自离园,立马发送异常离园提醒,通知老师及时发现处理。当宝宝躲藏在园区隐蔽处时,老师也能知道宝宝具体位置,杜绝危险发生。

3. 环境质量实时数据监测功能

0～3岁宝宝生活环境的好坏,会直接影响到宝宝的健康成长。AIoT智慧托育平台通过空气监测设备,可以让家长随时观测到宝宝所在空间的环境质量,包括温度、湿度、二氧化碳、甲醛、PM2.5等指标,让宝宝更安全,让家长更放心。

4. 接送宝宝人脸识别打卡功能

宝宝早晨送入和下午接出托育机构,AIoT智慧托育平台会通过人脸自动识别宝宝和接送该宝宝的家长关系,最大限度地保障宝宝的接送安全。有陌生人到访托育机构,系统会马上提醒园长和老师有陌生人来访。

(二) 儿童健康智慧管理功能

1. 精确捕捉宝宝身体变化

通过佩戴智能手环,AIoT智慧托育平台可以全天候实时监测宝宝的心率和体温状况。一旦宝宝心率和体温发生异常,平台不仅会及时推送预警消息给保健医生,还可以让家长通过系统随时看到宝宝心率和体温状况。通过数据分析,还能准确分析和记录宝宝午睡的时长、睡眠质量等指标。

2. 吸附式尿湿传感器

宝宝红屁股是排便后不及时更换尿布产生的。通过吸附式尿湿传感器,一旦婴幼儿排便,老师的安全手环就会第一时间收到提醒通知并及时给宝宝换洗尿不湿清理。宝宝时刻保持干净与干爽,舒适度过每一天。

3. 食物过敏提醒和营养分析

AIoT智慧托育平台会提前录入每一个宝宝的过敏原,当每日的菜谱录入平台时,如果菜谱中含有宝宝的过敏原食物,平台会及时推送预警给托育机构的老师,通知老师及时为宝宝更换食物,避免因为过敏发生危险。通过食品营养测评软件,还可以依据宝宝每天吃喝的食品种类及数量,科学地分析宝宝每天的营养和能量摄取量。

(三) 儿童成长智慧管理功能

1. 能力发展大数据测评体系

AIoT智慧托育平台依照宝宝相应的成长发展指标,按照国际先进的DAP课程测评体系,每天观察、记录、分析宝宝的社会情感、学习方法、语言交流、认知发展、身体肌肉、数学关系、科学探索、创造艺术,八个领域的阶段性发展情况,给老师照护与教学工作提供依据,也让家长更了解宝宝,助力宝宝科学成长。

2. 实时监测宝宝情绪

AIoT智慧托育平台会每3秒抓拍每一个宝宝的表情,准确获取宝宝在托育机构的高兴、惊讶、胆怯、反感、伤心、生气、平静、鬼脸八种情绪,非常直观地了解宝宝在托育机构的情绪状态,以此分析宝宝在托育机构和其他宝宝交往过程中的社交能力和精神面貌。

（四）家长互动智慧管理功能

1. 记录生活点滴，家长全面掌握日常动态

为了能让家长实时了解宝宝在托育机构的状态，老师通过语音轻松录入宝宝一天的生活情况，记录宝宝吃水果、点心、午餐、喝奶、喝水、大小便、睡眠等情况。AIoT 智慧托育平台每 3 秒抓拍一张宝宝在园照片，每 10 分钟发送一次给家长，每半小时给家长发送 1 分钟的小视频，全面和直观地展现宝宝在托育机构的真实画面，让家长能够随时观看到宝宝状态。

2. 海量知识分享，家长掌握专业照护知识

AIoT 智慧托育平台的资讯频道，给新手妈妈提供了海量的育婴知识分享，包括启蒙音乐、育婴妙招、宝宝膳食、亲子早教、家庭教育、安全预防、疾病预防、行为习惯、性格情绪、生活护理、语音动作等海量资讯，让妈妈们在享受科技服务系统的同时，顺便获取专业的育婴知识。

3. 匿名考评老师，提高家园共育效果

家长对老师的服务满意与否，时常碍于情面不好意思当面向老师指出。AIoT 智慧托育平台家园共育系统，让家长不仅可以通过在线沟通工具，随时和老师交流宝宝情况，还可以通过评分系统，把保教老师的工作状态反映给托育机构的主管领导，有效地提升托育机构的管理品质。

AIoT 智慧托育 SaaS 平台的应用，标志着中国的托育机构迈上了一个新的台阶。现代科技的飞速发展，不断地融入人们生活的方方面面。科技的进步有效地提升了托育机构的服务水平，极大地解决了家长在安全和健康方面的很多担忧，让家长更放心地把宝宝送到托育机构。使用 AIoT 智慧托育 SaaS 平台，更好地增强托育机构的招生状况。AIoT 智慧托育 SaaS 平台会不断深挖场景需求，不断增强新功能和系统更新迭代，有助于促进中国托育行业的科技发展。

任务四　学会智慧托育在家园共育中的应用

案例导入

国务院《关于优化生育政策促进人口长期均衡发展的决定》指出：将婴幼儿照护服务纳入经济社会发展规划，以市地级行政区为单位推进培育托育服务健康发展；建立健全政策和规范体系，大力倡导智慧托育等新业态。某托幼机构意识到智慧托育将成为主流，传统托育将被时代淘汰，为了有效把控幼儿安全、健康、成长，促进家校沟通互动，提升亲密度、黏着度，主动对托育管理进行智慧化升级改造，提升口碑影响力的同时，还能实现全员营销推广。

请讨论，如何通过智慧托育环境实现家园共育？

任务要求

通过本任务学习，了解家园共育与智慧托育关系，理解智慧托育为家庭、社区、园所带来的应用支持，了解常见智慧托育设备的功能。能够使用常见的智慧健康管理系统或 APP，管理自身健康。

一、家园共育与智慧托育关系

家园共育是托育服务和幼儿发展永远的话题。随着现代信息技术不断深入幼儿教育领域，家园共育的形式和手段也发生了很大的变化。

2021 年 6 月 26 日《中共中央 国务院关于优化生育政策促进人口长期均衡发展的决定》第五条发展普惠托育服务体系指出，"发展智慧托育等新业态，培育托育服务等行业民族品牌"。

智慧托育是依托移动互联网、物联网、人工智能等新兴技术构建的现代化托育服务管理系统，是对托育机构和幼儿园进行现代化管理与运营的管理模型。托育机构可以依托智慧托育服务的各个系统对园所进行智慧管理和实施智慧服务活动。

智慧托育从理念上看可以说是一种模型，从实体上看更是一个充满信息技术环境的托育机构。一般来说，智慧托幼机构具有如下系统：智慧户外系统、智慧安防系统、智慧生活照料系统、智慧婴幼儿成长系统、智慧多媒体教学系统等，这些系统以软硬件形式相互结合，以电脑端、微信 APP、公众号、微信小程序等形式展现。

传统家园共育的方式是通过家访、家长会、亲子活动、家长接送小孩间隙，实现教师和家长的交流沟通。他们都有一个共同的缺点：就是沟通即时性差，存在信息反馈延后和交流信息缺失。随着园所信息化应用水平的不断提高，智慧托育管理的兴起，使得托育服务家园共育的手段发生了很大改变。归纳下来有如下三种形式：一是信息交流群，如微信群、QQ 群等；二是学校定制并由专业公司打造的家校 APP；三是家校交流专用平台，如校讯通、微信公众平台、校园网站开辟的家校园地专栏等。目前用得最为广泛的是微信群、家校 APP、微信公众号。尤其是家校 APP，因功能强大、使用方便而得到广泛应用，常常设有智能考勤、校园动态、校园通知、每日食谱、健康体检、幼儿成长档案、智能相册、育儿指南、学习指导、儿歌小故事、益智小游戏、应用小程序等栏目，在托幼机构园所、家长、老师之间架起了相互沟通的桥梁，有着强大的互动功能。

二、智慧托育为家庭带来的应用支持

家庭是育儿的重要主体，发展智慧托育要充分发挥家庭在育儿中的积极作用。要利用智慧托育服务平台、智能产品、服务指导和培训，完善支持家庭育儿的配套服务，充分发挥每个家庭成员在智慧托育中的积极作用，尤其要发挥幼儿祖辈养育者的积极性，通过提供智慧托育服务培训，让他们有效融入智慧托育服务体系。此外，还需要开发有助于充分发挥邻里互助、社区合作的智慧托育协作服务体系，让智慧托育更加具有群体性、互助性和互动性。

三、智慧托育为机构带来的应用支持

机构是智慧托育服务的供给主体。要大力扶助和培育智慧托育机构，出台鼓励企业投资智慧托育产业的相关优惠措施，扶持若干家大型智慧托育企业，发挥大型托育机构的示范带动效应，形成智慧托育的产业生态。鼓励机构建设服务平台，在全国大城市发展智慧托育服务网点，提高智慧托育服务的可及性，覆盖城市的每个社区，尤其要在工作人群相对集中的商务区域提供更加便捷的智慧托育服务，真正解决幼儿无人照料和职业女性工作与家庭冲突的问题。

四、智慧托育为社区带来的应用支持

围绕着"政府引导、多方参与、社会运营、普惠可及"的理念,通过打造智慧托育服务平台,可以扩大普惠性托育服务的有效供给,其中,社区托育服务共享基础设施是其重点支持的项目,建立与完善社区托育服务支持网络成为主要工作目标。

社区托育服务具有熟悉性、便利性和灵活性的特点,婴幼儿在熟悉的环境中接受照顾,这种服务方式更符合中国家庭的心理需求和生活习惯;路途和距离的便利性使婴幼儿入托更方便,且社区可以灵活利用已有的正式或非正式资源服务,满足不同家庭需求。社区托育机构地理位置的便利性,提高了家长对社区托育服务的期待。通过社区托育服务 APP、智能物联网、5G 网络等互联网+理论,可以利用有限的社区人力资源和托育服务区共享设施,实现经济性、即时性、专业化的普惠托育服务质量。通过智能化升级改造、住宅小区配套托育服务、挖掘社区现有资源等方式,保障社区托育机构的有效供给,为社区居民提供小规模、"喘息式"、便利性、普惠性社区托育服务点。

五、智慧托育设备介绍

智慧托育设备包括生活照护、安全防护、营养检测、生长发育等类别,这里主要介绍智能成长观测浴盆、智能手环、智能晨检机器人等常见设备。

1. 智能成长观测浴盆

体重是判定婴幼儿体格生长和营养状况的重要指标,也是婴幼儿定期健康体检的重要检查项目之一。婴儿智能成长观测浴盆具有一键称重、生长曲线、水温监测等功能,集洗浴、测录为一体,通过"MY生长曲线"APP 记录宝宝的专属成长轨迹。可以做到在给宝宝洗澡时观测宝宝体重变化,通过在浴盆上的高敏度传感器,连接蓝牙设备,将宝宝各项生长数据(体重、身高、头围、BMI)一键传输到手机APP,同步生成生长曲线,记录宝宝每一天的体重变化,自动分析孩子体重的增长是否处于健康范围。

2. 智能手环

智慧手环属于一种智能穿戴设备。智能穿戴设备是应用穿戴式技术对日常穿戴进行智能化设计,开发出可以穿戴的设备的总称,如手表、手环、眼镜、服饰等。婴幼儿智能手环功能包括以下功能。

(1)体温检测,时刻掌握宝宝温度。灵敏的体温感应,实时记录宝宝体温,及时发现异常,不耽误就医时间。

(2)睡眠监控,检测宝宝睡眠质量。记录睡眠过程宝宝的动作频率数据,分析追踪睡眠情况,统计睡眠时间。

(3)紫外线检测,保护宝宝娇嫩肌肤。宝宝在户外接触紫外线过强时,及时通过 APP 发现提醒,避免宝宝被晒伤。

(4)蓝牙防丢。通过 APP 设定宝宝的安全活动区,宝宝一旦离开这个安全活动区,手环就会及时通过手机发出警报,防止宝宝走丢。

同时需要注意制造材料问题,使用医用级硅胶腕带,材料健康安全。无惧宝宝啃咬,防止宝宝抓、咬手环带来的材料危害,贴心保护宝宝的健康安全。无辐射连接技术让宝宝远离辐射危险,使宝宝避免遭受辐射的影响。

3. 智能晨检机器人

随着人工智能的发展,智能晨检机器人已在不少园所应用。手足口病常见于 5 岁以下儿童,每年4～9 月为高发期。2010 年教育部、卫生部联合颁布《托儿所幼儿园卫生保健管理办法》(卫生部教育部令第 76 号)要求全国小学、幼儿园须严格执行晨检制度:检查手、口、眼睛、体温四大项,建立健康档案,做好常见病的预防。全民防控意识增强，为提升园校卫生保健水平，预防传染类疾病发生，智能晨检机器人入校成大势所趋。智能晨检机器人检测智能、高效、精准、全面，数据能够实时上传，通过大数据云平台，可以达到家校互动、家园共育的目的。

使用智能晨检机器人，可以通过双通道检测，快速自动完成多名儿童常见病症辅助筛查。覆盖手足口病、红眼病、流行感冒、口腔疱疹、水痘结膜炎等20多种常见儿童疾病，高清成像显示不放过任何疑似病例。非接触式晨检，更安全。晨检信息同步考勤信息，实时上传云端记录，告别手工统计；家长微信端可实时查看孩子晨检与考勤信息；微信端多角色接入，园长、老师随时随地一手掌握全园信息，实现校园移动智慧管理；通过高性能云数据管理，智慧模型分析，各主管部门实时监督辖区内儿童安全健康、疾控防疫情况。

4. 其他智能设备

物联网、人工智能、大数据在婴幼儿托育服务与管理领域的应用越来越普及，比如智能食品安全检测仪、超声波身高体重仪、膳食营养分析仪、母乳分析仪、膳食营养分析仪等。通过 AIoT 专业集成方案，在智慧托育平台管理下，集人工智能、互联网、物联网、云计算、大数据、科学算法等前沿技术于一体，完全基于托育机构的实际运营场景，从安全、健康、发展、管理几个维度，提供核心问题解决方案，有效解决托育机构在运营和管理上的痛点，让家长送宝宝入托更放心，让托育机构运营更科学，招生更轻松。托育服务功能从营养与喂养、睡眠、生活与卫生习惯领域，正逐步过渡到动作、语言、认知、情感与社会性等方面。

模块小结

当前托育行业存在着矛盾，一方面传统托育发展滞后，托育需求巨大；另一方面托育成本居高不下。物联网、大数据、人工智能等新技术的发展，对托育行业的运营与管理带来新的发展思维模式。

新一代年轻父母的托育服务需求，为互联网托育带来新的业务增长点。孕婴健康类 APP 应用，以更快的速度走进更多的新生儿家庭。通过 APP 管理平台，可以完成咨询问诊、健康档案与成长测评、健康食谱、个性化定制等个性指导，并有工具类百宝箱、健康百科与科普知识等丰富资源库。智慧托育是互联网、物联网、人工智能、大数据等数字技术与育儿技术相结合的产物，是科技文明与育儿关怀的融合发展的必然产物，是人类托育服务发展的新理念和新方向。当前发展智慧托育服务，不仅具备技术支撑、有着巨大市场需求，而且把"智慧托育"服务理念与发展方向写入了中共中央、国务院文件，这意味着我国智慧托育时代即将到来。

思考与练习

在线练习

一、单选题

1. 婴幼儿照护服务信息管理系统、育儿 APP 智慧托育提供了科学的（　　　）。
   - A. 硬件基础
   - B. 软件基础
   - C. 技术基础
   - D. 育儿方法

2. 互联网+托育服务的实施路径正确的是（　　　）。
   - A. 以托育机构为主导
   - B. 以托幼机构为主体
   - C. 以家庭为支撑
   - D. 以政府为主体

3. 智慧托育是依托移动互联网、物联网、人工智能等新兴技术构建的（　　　）。
   - A. 培训智力的托育
   - B. 人工智能服务
   - C. 全自动托育服务
   - D. 现代化托育服务管理系统

4. 发展智慧托育要充分发挥家庭在育儿中的积极作用,因为家庭是育儿的(　　　)。

　　A. 重要主体　　　　　　　　　　　B. 消费者

　　C. 重要场所　　　　　　　　　　　D. 投资者

5. 判定婴幼儿体格生长和营养状况的重要指标是(　　　)。

　　A. 体重　　　　　　　　　　　　　B. 身高

　　C. BMI　　　　　　　　　　　　　D. DNA

二、多选题

1. 数字技术可以广泛应用于托育机构的内容有(　　　)。

　　A. 日常管理　　　　　　　　　　　B. 健康档案管理

　　C. 晨检签到　　　　　　　　　　　D. 接班记录

2. 智慧托育是以下哪些数字技术与育儿技术相结合的产物?(　　　)

　　A. 互联网　　　　　　　　　　　　B. 物联网

　　C. 人工智能　　　　　　　　　　　D. 大数据

3. "互联网+"在托育领域的实际应用存在不足表现在(　　　)。

　　A. 忽视主体性发挥　　　　　　　　B. 缺乏适宜性

　　C. 缺乏全局观　　　　　　　　　　D. 缺乏资金投入

4. 互联网+托育服务的实施路径是(　　　)。

　　A. 以政府主导　　　　　　　　　　B. 以政府主导

　　C. 以幼儿园主体　　　　　　　　　D. 家庭和社会参与

5. 智慧托育使得家园共育的手段发生了很大改变,目前表现形式主要有(　　　)。

　　A. 微信群　　　　　　　　　　　　B. 家校 APP

　　C. 微信公众号　　　　　　　　　　D. 元宇宙社区

三、简答题

1. 当前我国托育服务存在的主要问题有哪些?

2. 当前我国托幼机构面临的机遇和挑战是什么?

3. 通过 APP 互动功能,大数据健康管理平台可以实现的功能有哪些?

4. 互联网+托育服务的实施路径是什么?

5. 试述 AIoT 智慧托育平台应用服务功能有哪些。

📶 实训任务

　　请根据【实训六:婴幼儿健康专题调查】的实训要求,完成实训,并提交实训报告。具体实训目的、实训准备、实训要求、实训形式,请参见模块九实训六。

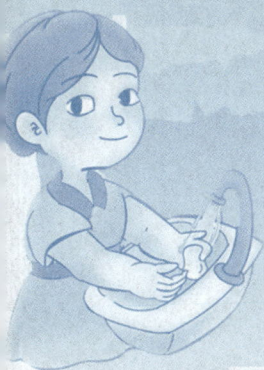

模块九
婴幼儿健康管理实训

课程建议实训安排

【实训课时】 24

【实训目的】

  通过单项实训，使学生理解健康信息管理的基本内容和要求，掌握电子问卷的使用、Excel 数据统计与分析等健康信息采集的基本方法。并能够认识与使用健康管理平台及其数据信息。能够独立或者以小组合作的形式进行基本的健康专题调查设计与分析。

【实训内容】

序号	学习单元名称	学习性工作任务或项目名称	学时分配
1	实训一	电子问卷使用与管理	2
2	实训二	健康信息采集	2
3	实训三	婴幼儿健康测量评估	6
4	实训四	健康数据信息化管理	4
5	实训五	健康管理平台体验	4
6	实训六	婴幼儿健康专题调查	6
实训课程总学时		—	24

【考核与成绩评定】

1. 根据实训任务要求，每个实训项目结束后，学生应填写"实训报告"。

2. 指导老师根据各次实训操作情况评分，按照百分比计入形成性考核成绩。

实训一 电子问卷使用与管理

一、实训目的

熟悉电子问卷的功能和优点,选择并练习一种常用电子问卷调查工具的使用方法,掌握电子问卷基本的操作要点和要求。

二、实训资料

计算机(智能手机)、网络,注册一种电子问卷调查工具(推荐使用问卷星)。

三、实训要求

1. 注册电子问卷账号(以问卷星为主)。
2. 熟悉基本功能操作。
3. 设计一份基本调查问卷,问题形式至少包括五种以上。
4. 发布问卷。
5. 收集问卷。
6. 导出问卷结果。

四、实训形式

1. 本实训要求每个人单独完成,实训结束提供一份实训报告。
2. 可以班级内相互之间配合参与调查。
3. 本实训仅是功能性实训,不具体评价调查问卷设计质量与结果分析。

范例

新生儿家庭
访视记录表

实训二　健康信息采集

一、实训目的

通过实训了解常用健康调查表的主要内容,并能根据不同健康管理的需求,选用合适的健康调查表。了解健康信息记录表收集信息的过程。掌握常用健康信息记录表的填写要求,能够熟练填写这些表格。

二、实训资料

1. 硬件:计算机;软件:Excel。
2. 个人基本信息表,见附录一(也可自行设计)。

三、实训要求

1. 了解常用健康调查表的种类和功能。
2. 掌握填表基本要求。
3. 根据实训资料附件,能够设计电子调查表格。
4. 收集 25 份以上个人健康基本信息。

四、实训形式

1. 本实训要求每个人单独完成,实训结束提供一份实训报告。
2. 实训报告内包括各部分实训结果图表。
3. 本实训是功能性与数据性实训,要求数据真实、具体。

范例

健康信息
管理表

实训三　婴幼儿健康测量评估

一、实训目的

通过实训,了解 0～3 岁婴幼儿健康检查与记录的基本流程,并能根据不同健康管理的需求,选用合适的健康调查表;掌握健康测量与评估的基本操作流程,根据测量数据,对照百分位标准曲线图进行评估;掌握常用健康信息记录表的填写要求,能够熟练填写这些表格。

二、实训资料

1. 硬件:计算机;软件:Excel。
2. 各月龄儿童健康检查记录表。
3. 百分位标准曲线图。
4. 身高(长)、体重标准值评估表(女童)。
5. 铅笔、纸。

三、实训要求

1. 了解常用百分位标准曲线图种类和功能。
2. 掌握测量并记录数据和填表基本要求。
3. 根据实训资料附图,能够描绘曲线图。
4. 根据测量数据进行评价和指导。

四、实训形式

1. 本实训要求每个人单独完成,实训结束提供一份实训报告。
2. 实训报告内包括各部分实训结果图表。
3. 本实训是功能性与数据性实训,要求数据真实、具体。

五、实践操作

(一)健康测量评估 1

张三宝,男,于 2021 年 1 月 3 日在南京某妇幼保健院经剖宫产分娩,分娩孕周 39 周,第 2 胎,第 3 产,出生时羊水清亮,无脐带绕颈,Apgar 评分 10—10—10,母亲孕期无特殊情况。出生身长 52 cm,出生体重 3.80 kg。新生儿疾病筛查无异常,听力筛查通过,无先天疾病,出生后未患病。母乳喂养。请根据测量数据,参照儿童生长发育标准,填写 1～8 月龄儿童健康检查记录表(见表 9-1),描绘百分位标准曲线图,评估宝宝的生长发育健康状况(参照图 9-1 和图 9-2)。

表 9-1　1～8 月龄儿童健康检查记录表

姓名：张三宝

月龄	满月	3 月龄	6 月龄	8 月龄
随访日期				
体重（kg）	＿＿＿＿ 上 中 下	＿＿＿＿ 上 中 下	＿＿＿＿ 上 中 下	＿＿＿＿ 上 中 下
身长（cm）	＿＿＿＿ 上 中 下	＿＿＿＿ 上 中 下	＿＿＿＿ 上 中 下	＿＿＿＿ 上 中 下
头围（cm）				

基本流程

1. 记录年龄及日期。

2. 测量并记录数据。

3. 描绘曲线图。

4. 评价并记录。

5. 指导。

测量数据

2021 年 02 月 03 日　1 个月　体重 4.20 kg　身长 56.5 cm。

2021 年 04 月 03 日　3 个月　体重 7.20 kg　身长 67.0 cm（复测 64.0 cm）。

2021 年 07 月 03 日　6 个月　体重 9.15 kg　身长 69.0 cm。

2021 年 09 月 18 日　8 个月 15 天　体重 10.10 kg　身长 73.5 cm。

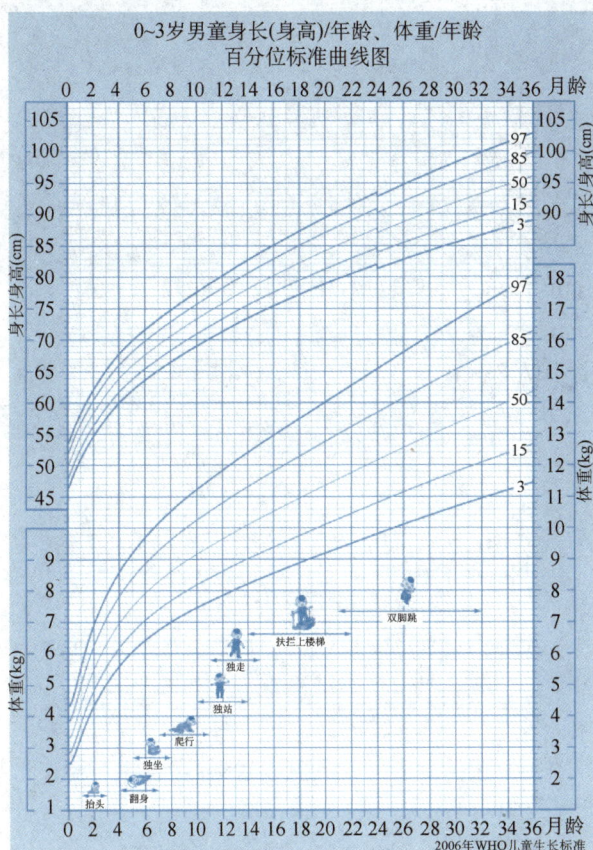

图 9-1　0～3 岁男童身长（身高）/年龄、体重/
年龄百分位标准曲线图

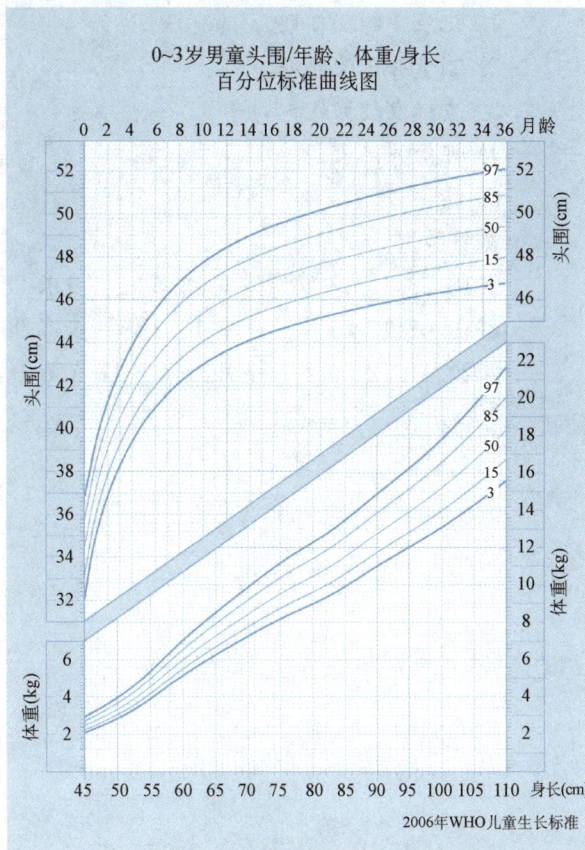

图 9-2　0～3 岁男童头围/年龄、体重/
身长百分位标准曲线图

(二) 健康测量评估 2

王二宝,女,于 2015 年 8 月 12 日在南京某妇幼保健院经剖宫产分娩,分娩孕周 38 周,第 1 胎第 1 产,出生时羊水清亮,无脐带绕颈,Apgar 评分 10—10—10,母亲孕期无特殊情况。平时少生病,无特殊病史,无家族性疾病。

2 岁前的体检记录身高(长)、体重中等,体格发育正常。请根据测量数据,参照儿童生长发育标准填写 3～6 岁儿童健康检查记录表(见表 9-2～表 9-4),描绘百分位标准曲线图,评估宝宝的生长发育健康状况。

表 9-2　3～6 岁儿童健康检查记录表

姓名:王二宝

年龄	3 岁	4 岁	5 岁	6 岁
随访日期				
体重(kg)	_____上 中 下	_____上 中 下	_____上 中 下	_____上 中 下
身高(cm)	_____上 中 下	_____上 中 下	_____上 中 下	_____上 中 下
体格发育评价	1 正常　2 低体重 3 消瘦　4 发育迟缓 5 超重	1 正常　2 低体重 3 消瘦　4 发育迟缓 5 超重	1 正常　2 低体重 3 消瘦　4 发育迟缓 5 超重	1 正常　2 低体重 3 消瘦　4 发育迟缓 5 超重

基本流程

1. 记录年龄及日期。

2. 测量并记录数据。

3. 查标准数据表。

4. 评价并记录。

5. 指导。

测量数据

2018.08.12　3 岁　体重 12.5 kg　身长 88.7 cm(记录为 88.0 cm,体重 12.5 kg)。

2019.08.12　4 岁　体重 16.2 kg　身高 96.0 cm。

2020.11.12　5 岁 3 个月　体重 17.5 kg　身高 107.8 cm。

表 9-3　7 岁以下女童身高(长)、体重标准值

年龄	月龄	身高、身长(cm)			体重(kg)		
		-2SD	中位数	+2SD	-2SD	中位数	+2SD
出生	0	46.40	49.70	53.20	2.54	3.21	4.10
	1	49.80	53.70	57.80	3.33	4.20	5.35
	2	53.20	57.40	61.80	4.15	5.21	6.60
	3	56.30	60.60	65.10	4.90	6.13	7.73
	4	58.80	63.10	67.70	5.48	6.83	8.59
	5	60.80	65.20	69.80	5.92	7.36	9.23
	6	62.30	66.80	71.50	6.26	7.77	9.73
	7	63.60	68.20	73.10	6.55	8.11	10.15
	8	64.80	69.60	74.70	6.79	8.41	10.51
	9	66.10	71.00	76.20	7.03	8.69	10.86
	10	67.30	72.40	77.70	7.23	8.94	11.16
	11	68.60	73.70	79.20	7.43	9.18	11.46
1 岁	12	69.70	75.00	80.50	7.61	9.40	11.73
	15	72.90	78.50	84.30	8.12	10.02	12.50
	18	75.60	81.50	87.70	8.63	10.65	13.29
	21	78.10	84.40	91.10	9.15	11.30	14.12
2 岁	24	80.50	87.20	94.30	9.64	11.92	14.92
	27	82.70	89.80	97.30	10.09	12.50	15.67
	30	84.80	92.10	99.80	10.52	13.05	16.39
	33	86.90	94.30	102.00	10.94	13.59	17.11
3 岁	36	88.90	96.30	104.10	11.36	14.13	17.81
	39	90.10	97.50	105.40	11.77	14.65	18.50
	42	91.90	99.40	107.20	12.16	15.16	19.17
	45	93.70	101.20	109.20	12.55	15.67	19.85
4 岁	48	95.40	103.10	111.10	12.93	16.17	20.54
	51	97.00	104.90	113.10	13.32	16.69	21.25
	54	98.70	106.70	115.20	13.71	17.22	22.00
	57	100.30	108.50	117.10	14.08	17.75	22.75
5 岁	60	101.80	110.20	118.90	14.44	18.26	23.50
	63	103.40	111.90	120.70	14.80	18.78	24.28
	66	104.90	113.50	122.60	15.18	19.33	25.12
	69	106.30	115.20	124.40	15.54	19.88	25.96
6 岁	72	107.60	116.60	126.00	15.87	20.37	26.74
	75	108.80	118.00	127.60	16.21	20.89	27.57
	78	110.10	119.40	129.20	16.55	21.44	28.46
	81	111.40	121.00	130.90	16.92	22.03	29.42

评价:
(1) 年龄的体重小于-2SD,低体重。
(2) 年龄的身高(长)小于-2SD,发育迟缓。

表 9-4　45～140 cm 身长(高)的体重标准值(女)

身长	体重(kg)				身长	体重(kg)			
cm	−2SD	中位数	＋1SD	＋2SD	cm	−2SD	中位数	＋1SD	＋2SD
46	2.07	2.52	2.79	3.09	80	9.00	10.48	11.37	12.38
48	2.39	2.90	3.20	3.54	82	9.36	10.89	11.81	12.85
50	2.72	3.29	3.63	4.01	84	9.73	11.31	12.25	13.34
52	3.11	3.75	4.13	4.56	86	10.11	11.74	12.72	13.84
54	3.56	4.27	4.70	5.18	88	10.51	12.19	13.20	14.37
56	4.02	4.81	5.29	5.82	90	10.92	12.66	13.72	14.93
58	4.50	5.37	5.88	6.47	92	11.36	13.16	14.26	15.51
60	4.99	5.93	6.49	7.13	94	11.80	13.67	14.81	16.13
62	5.48	6.49	7.09	7.77	96	12.26	14.20	15.39	16.76
64	5.94	7.01	7.65	8.38	98	12.71	14.74	15.98	17.42
66	6.37	7.51	8.18	8.95	100	13.17	15.28	16.58	18.10
68	6.78	7.97	8.68	9.49	102	13.63	15.83	17.20	18.79
70	7.16	8.41	9.15	9.99	104	14.09	16.39	17.83	19.51
72	7.52	8.82	9.59	10.46	106	14.56	16.97	18.48	20.27
74	7.87	9.20	10.00	10.91	108	15.03	17.56	19.16	21.06
76	8.20	9.58	10.40	11.34	110	15.51	18.18	19.87	21.90
78	8.53	9.95	10.80	11.77	112	16.01	18.82	20.62	22.79
80	8.88	10.34	11.22	12.22	114	16.53	19.50	21.41	23.74
82	9.23	10.74	11.65	12.69	116	17.07	20.20	22.25	24.76
84	9.60	11.16	12.10	13.16	118	17.62	20.94	23.13	25.84
86	9.98	11.58	12.55	13.66	120	18.20	21.71	24.05	26.99
88	10.37	12.03	13.03	14.18	122	18.80	22.52	25.03	28.21
90	10.78	12.50	13.54	14.73	124	19.43	23.36	26.06	29.52
92	11.20	12.98	14.06	15.31	126	20.07	24.24	27.13	30.90
94	11.64	13.49	14.62	15.91	128	20.72	25.15	28.26	32.39
96	12.10	14.02	15.19	16.54	130	21.40	26.10	29.47	33.99
98	12.55	14.55	15.77	17.19	132	22.11	27.11	30.75	35.72
100	13.01	15.09	16.37	17.86	134	22.86	28.19	32.12	37.60
102	13.47	15.64	16.98	18.55	136	23.65	29.33	33.59	39.61
104	13.93	16.20	17.61	19.26	138	24.50	30.55	35.14	41.74
106	14.39	16.77	18.25	20.00	140	25.39	31.83	36.77	43.93
108	14.86	17.36	18.92	20.78					
110	15.34	17.96	19.62	21.60					

评价:
(1) 身长的体重小于−2SD,消瘦。
(2) 身长的体重大于＋1SD,超重。
(3) 身长的体重大于＋2SD,肥胖。

（三）健康测量评估 3

李四宝,男,于 2022 年 6 月 3 日经阴道分娩,孕周 34 周(预产期 2022 年 7 月 15 日),第 2 胎第 1 产,出生时羊水清亮,无脐带绕颈,Apgar 评分 8—9—9,母亲孕期无特殊情况。出生身长 44 cm,出生体重 2.10 kg。

请先计算矫正月龄,然后测量数据,参照儿童生长发育标准填写健康检查记录表(见表 9-5),描绘百分位标准曲线图(见图 9-3 和图 9-4),评估宝宝的生长发育健康状况。

表 9-5　0～3 岁儿童健康检查记录表

姓名:李四宝				
月龄				
随访日期				
体重(kg)	＿＿＿＿上 中 下	＿＿＿＿上 中 下	＿＿＿＿上 中 下	＿＿＿＿上 中 下
身长(cm)	＿＿＿＿上 中 下	＿＿＿＿上 中 下	＿＿＿＿上 中 下	＿＿＿＿上 中 下
头围(cm)				

基本流程

1. 记录日期。

2. 胎龄矫正计算。

3. 测量并记录数据。

4. 描绘早产儿曲线图。

5. 评价并记录。

6. 指导。

早产儿纠正月龄

早产儿体格生长的评价应根据纠正月龄,即以胎龄 40 周(预产期)为起点,计算纠正后的生理月龄。

计算方法:

纠正胎龄＝出生孕周＋出生天数/7

纠正月龄＝实际月龄－早产周数/4

早产周数＝足月胎龄－出生胎龄

测量数据

2022 年 07 月 01 日,28 天,体重 3.05 kg,身长 48.5 cm。

附答案:胎龄矫正后,计算结果 38(34＋28/7)周孕,记录为"矫正胎龄 38 周"

若 2022 年 08 月 15 日,2 月 12 天再次体检,胎龄矫正后,计算结果为 1 月,所以在健康检查记录表中记录为"矫正月龄满月",按 1 月的标准进行评价。

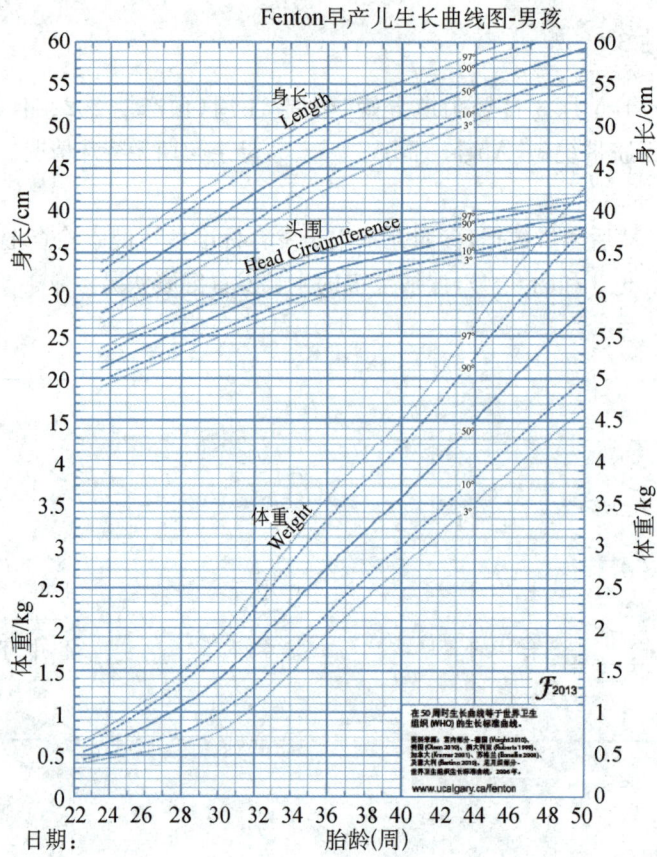

图 9-3 Fenton 早产儿生长曲线图-男孩

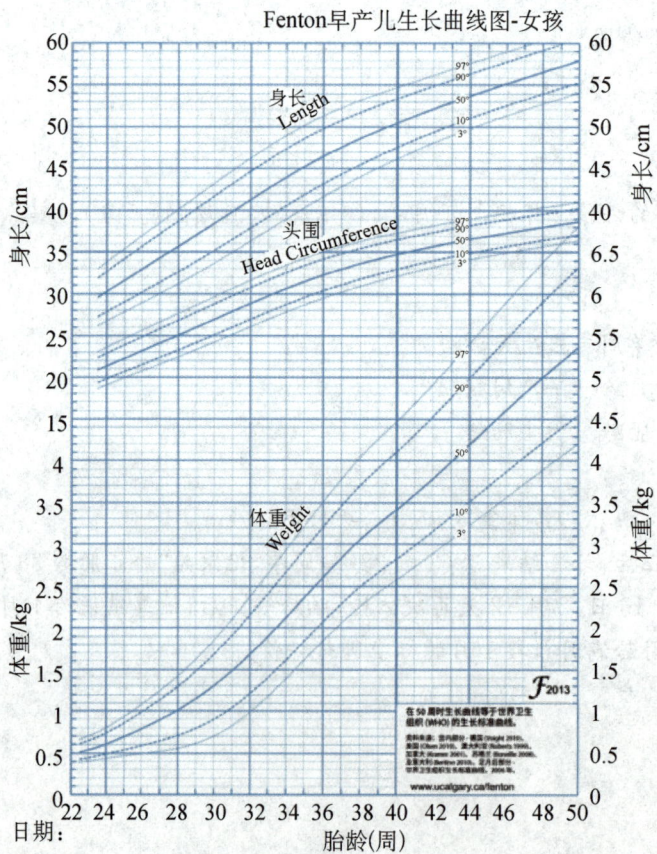

图 9-4 Fenton 早产儿生长曲线图-女孩

实训四　健康数据信息化管理

一、实训目的

通过实训了解数据管理软件平台,掌握 EpiData 的安装与基本操作方法、步骤;了解 EpiData 文件类型,熟悉 EpiData 操作界面;掌握调查表文件的制作方法,能够预览出数据表格式;掌握数据正确录入方法。

二、实训资料

1. 硬件:计算机。
2. 软件:EpiData。

视频

微课

三、实训要求

1. 根据所使用操作系统,下载合适的 EpiData 版本并正确安装。
2. 制作 QES 文件调查表文件,自定义调查表结构。
3. 生成 REC 数据文件,存放数据以及已经定义好的编码。
4. 建立 CHK 核查文件,定义控制输入输出与提示。
5. 进行婴幼儿健康数据录入。

四、实训形式

1. 本实训要求每个人单独完成,实训结束提供一份实训报告。
2. 实训报告内包括各部分实训结果图表。
3. 本实训是功能性与数据性实训,要求数据真实、具体。

五、实践操作 EpiData 安装与使用

信息技术在健康管理领域发挥越来越重要的作用,使婴幼儿健康数据收集、分析工作实现高度智能化。作为一名婴幼儿健康管理人员,利用传统信息平台实现数据管理、数据分析仍然很有必要。

目前,支持数据管理的软件平台有很多,如 EpiData、Dataload 等。数据完成录入后,需要对其进行统计分析,SAS、SPSS、Stata 等软件是专业的数据统计分析软件,Excel 也可以做简单的数据统计分析。需要注意的是,Excel、SPSS 可以直接录入数据,但其数据管理功能的专业性远不如 EpiData。EpiData

生成的数据库可以转换成各类统计软件能够使用的文件类别。

Epidata 是免费的数据录入和数据管理软件,具有简单易学、数据录入功能实用等特点。EpiData 既适合单一问卷的数据处理,也可用于多问卷的数据处理工作。

实训操作步骤如下。

(一) EpiData 下载与安装

1. 下载。

(1) 软件下载:可以从 http://www. epidatadk,选择相应操作系统和版本位数进行下载。

(2) 软件安装:EpiData 系统的安装可按照系统安装文件的提示进行。

2. EpiData 的文件类型。

(1) QES 文件(调查表文件):定义调查表(问卷)的结构。

(2) REC 文件(数据文件):存放数据以及已经定义好的编码。

(3) CHK 文件(核查文件):定义了数据输入时字段的有效性规则。

(4) INI 文件(配置文件):常量或数据库链接语句等初始化数据。

3. EpiData 的使用界面。

打开 EpiData 应用程序,可以见到初始状态窗口,如图 9-5 所示。

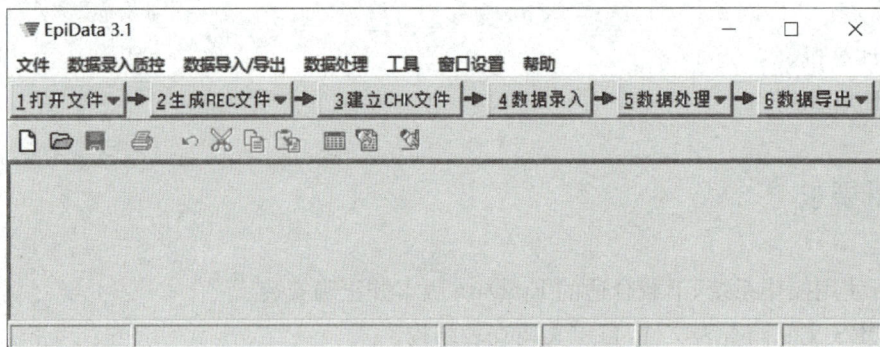

图 9-5　EpiData 应用程序初始状态界面

4. 从 EpiData 初始状态窗口可以看出,数据录入及处理流程主要有 6 个步骤。

(1) 打开文件:建立新 QES 文件,包括确定变量、内容提示、确定录入格式等。

(2) 生成 REC 文件:由 QES 文件自动生成 REC 文件,从而使用本文件进行数据录入。

(3) 建立 CHK 文件:编写检验程序,从而实现自动审核、过程控制等功能。

(4) 数据录入:录入上一步自动生成的数据文件。

(5) 数据处理:浏览、处理数据及统计资料。

(6) 数据导出:输出及转换数据,可将录入的数据转换成各种软件(如 SAS、SPSS、Excel 等)能够使用的数据文件。

(二) 制作调查表文件

第一种:在菜单中,点击"文件"(File)→"生成调查表文件 QES 文件"。

第二种:在工作栏的工作流程中,点击"1. 打开文件"(1. Define Data)→"建立新 QES 文件"。

第三种:在按钮栏中,点击"新记录按钮",这时窗口中会在工作区显示一个空白的文档,可以在此文档中键入调查表内容和框架,可以直接复制、粘贴 Word 调查表内容。编辑完成后,将调查表文件保存,文件的扩展名统一为. QES。

（三）生成调查表

1. 操作基本流程。

"文件"(File)→"选项"(Option)→"生成 REC 文件"(Create data file)→"如何生成字段名"(How to generate field names)中选择字段的命名方式(见图9-6)。

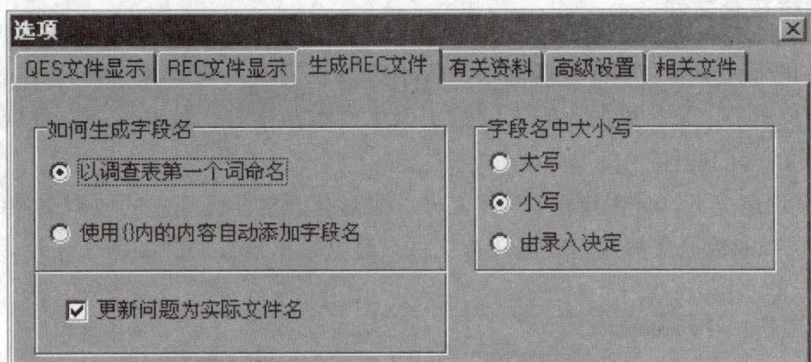

图 9-6　生成字段方式选项

2. 选择生成字段方式。

(1) 如果选择：以调查表第一个词命名、更新问题为实际文件名效果。

(2) 如果只选择：以调查表第一个词命名，字段名为汉字显示。

(3) 如果只选择：使用{ }内的内容自动添加字段名，则显示{ }的内容。

3. 操作过程注意事项。

(1) 编写过程中及时保存文件，单击"文件"→"存盘"，或按<Ctrl+S>键进行保存，文件类型为 .qes 文件。

(2) 系统只会根据"特殊符号"来定义一个输入字段(包括类型和长度)，并根据符号前的字符给字段命名。建议在编写过程中利用"字段快速清单"插入"特殊符号"，即：选择字段类型，定义好长度后，按"插入"图标，可避免由于"特殊符号"输入错误而不能产生有效的输入字段。

(3) 调查表用中文编写时，可用定界符"{ }"将字段名定义为英文字符(英文字母或英文字母+阿拉伯数字)，有利于数据库的管理和其他软件的统计分析。注意："{ }"必须为半角型，而不能是全角型"{ }"。

(4) 尽可能把字段定义数值型，有利于统计分析。如糖尿病史"DMHIS"可定义为数值型字段，"1"表示"有"，"0"表示"无"。

(5) 调查表文件格式尽可能和原调查表一致，有利于直观录入数据。

(6) 如果用其他文本编辑器编写.QES 文件，在运行 EPIDATA 后，打开该.QES 文件即可编辑。

(7) 调查表文件的编写是否符合要求，可通过"数据表预览"。

4. 预览输入变量的格式。

单击"REC 文件"→"数据表预览"或按<Ctrl+T>键，则可预览所设计的数据表录入界面。数据表预览功能的最大优点是在未建立数据文件的情况下，可以提前对数据输入格式进行检查，通过输入数据，检查格式是否存在问题，一旦发现问题，可以及时修正。

5. 存盘。

单击"文件"→"存盘"，或按<Ctrl+S>键进行保存。

6. 自动建立数据记录文件。

待数据表录入格式文件满足要求后，应生成数据记录文件。数据记录文件的扩展名是 REC

（Recoder 的缩写）。基本操作如下：单击"生成 REC 文件"图标，弹出"根据 QES 文件生成 REC 文件"对话框，其中有两个选项，一个是"根据 QES 文件"（说明调查表描述文件的路径与名称），另一个是"生成 REC 文件"（说明数据文件的路径与名称），然后单击【确定】，即可自动生成数据文件（如"新生儿家庭访视.rec"）。

至此，问卷输入编程基本完成，打开自动生成的数据文件即可进行数据录入工作。

（四）建立数据核查文件

EpiData 软件的强大功能在于在数据输入过程中可以限制输入范围、控制问题的输入顺序、计算、给出输入提示、维持上一记录的数据为输入的数字做出文本描述等。数据核查文件（CHK 文件）就是为了实现以上目的的专门文件。

在关闭所有文件情况下，单击"建立 CHK 文件"图标，打开之前已建立的数据文件（如"新生儿家庭访视.rec"），为所选择的数据文件建立数据核查文件。建立数据核查文件如图 9-7 所示。

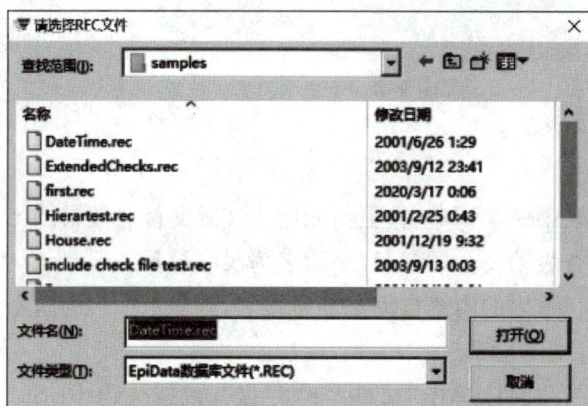

图 9-7　建立数据核查文件

在数据核查文件对话框中，可以对变量标签、范围、是否跳答、数据标签等进行设定。
对话框中选择项的含义如下：
Range，Legal：规定变量值的范围（如- inf - 0，0 - inf，10 - 80，99）。
Jumps：跳答，如输入"1＞S2"，当输入 1 时，则跳到变量 S2。
Must enter：是否必须输入某个值（YES、NO）。
Repeat：一般选择"NO"，若选"YES"，则对上次输入的值进行复制（即内定值的设置）。
Valuelabel：添加数值标签（注，数据录入时可以按＜F9＞或＜＋＞键查看合法值）。

（五）数据录入

单击"数据录入"图标，在弹出的对话框中选择欲录入的数据文件名称，开始数据录入。

（1）双人录入法：为了确保录入质量，可以采用双人录入法进行核对。首先利用"工具"→复制 REC 文件结构，复制已建立好的数据库（包括 CHK 文件），另存为一新库，但已录入的数据不会被复制。如需要，可不复制字符型变量，因为家庭住址、工作单位等很少有人愿意录入两次。

两次录入的一致性检验双轨录入完成后可进行一致检验，比较两次录入不同的地方，注意选择两数据库中的匹配字段用于比较。

（2）双录入实时校验：先点击"工具"→准备双录入实时校验，指定第 1 次已录入的 REC 文件，创建一新的 REC 文件，用于双录入。

实训五　健康管理平台体验

一、实训目的

通过实训了解常用健康管理 APP，掌握一种以上健康管理 APP，了解常用健康管理平台网站。熟悉并使用常用快捷的健康管理平台或健康管理 APP 功能，学会监测与管理个人健康信息，促进个人生活活动方式健康，开展健康教育宣传。

二、实训资料

1. 硬件：计算机，或手机。
2. 软件：健康管理平台/健康管理 APP。

三、实训要求

1. 熟悉当前流行互联网健康管理平台的任务功能。
2. 结合自身与实际情况至少选择一种健康管理平台。
3. 在自己所选择的健康管理平台上开展自主健康管理。
4. 开展互联网健康管理平台的宣传推广（家长、同学、朋友）。

四、实训形式

1. 本实训要求每个人单独完成，实训结束提供一份实训报告。
2. 实训报告内包括各部分实训结果图表。
3. 本实训是功能性与数据性实训，要求数据真实具体。

五、实训工具

1. 人民健康网-妇幼频道 http://health. people. com. cn/GB/433048/index. html
2. 家庭医生在线-儿科频道 https://www. familydoctor. com. cn/baby/
3. 上海童康健康管理有限公司-走进童康 http://www. 61tk. com/goto. php? act＝goto
4. 太平洋亲子网-育儿频道 https://yuer. pcbaby. com. cn/

实训六　婴幼儿健康专题调查

一、实训目的

通过实训掌握健康调查主题的选择,掌握健康调查问卷的设计,掌握健康调查问卷的收发,掌握健康调查问卷的分析。结合婴幼儿具体目标人群,能够开展基本的健康信息采集与健康监测,进行初步健康评估与干预指导。

二、实训资料

1. 硬件:计算机,或手机。
2. 软件:健康管理平台/健康管理 APP/问卷星/Excel。

三、实训要求

1. 掌握健康调查主题的选择。
2. 掌握健康调查问卷的设计。
3. 掌握健康调查问卷的收发。
4. 掌握健康调查问卷的分析。
5. 根据调查结果进行初步的健康评估和生活方式干预指导(体现在问卷分析报告中)。

四、实训形式

1. 本实训要求以小组为单位开展,实训结束后每个实训小组提供一份实训报告。
2. 实训报告内包括各部分实训结果图表。
3. 本实训是功能性与数据性实训,要求数据真实、具体。

附录一

实 训 报 告

专业：_____ 班级：_____ 姓名：_____ 学号：_____ 成绩：_____

指导教师：_____ 报告日期：_____年____月____日

实训项目：_____
一、实训目的
二、实训内容
三、实训步骤
四、实训结果与心得体会

1. 实训结果	2. 实训心得体会

五、实训评价
教师签字：_____ 评价日期：_____年____月____日

附录二

个人基本信息表

姓名：　　　　　　　　　　　　　　　　　　　　　　　　　　　编号　□□□-□□□□□

性别	1 男　2 女　9 未说明的性别　0 未知的性别 □	出生日期	□□□□ □□ □□
身份证号		工作单位	
本人电话		联系人姓名		联系人电话	

常住类型	1 户籍　2 非户籍 □	民族　01 汉族　99 少数民族＿＿＿＿＿ □
血型	1 A 型　2 B 型　3 O 型　4 AB 型　5 不详/RH：1 阴性　2 阳性　3 不详	□/□
文化程度	1 研究生　2 大学本科　3 大学专科和专科学校　4 中等专业学校　5 技工学校　6 高中　7 初中 8 小学　9 文盲或半文盲　10 不详	□
职业	0 国家机关、党群组织、企业、事业单位负责人　1 专业技术人员　2 办事人员和有关人员 3 商业、服务业人员　4 农、林、牧、渔、水利业生产人员　5 生产、运输设备操作人员及有关人员 6 军人　7 不便分类的其他从业人员　8 无职业	□
婚姻状况	1 未婚　2 已婚　3 丧偶　4 离婚　5 未说明的婚姻状况	□
医疗费用 支付方式	1 城镇职工基本医疗保险　2 城镇居民基本医疗保险　3 新型农村合作医疗 4 贫困救助　5 商业医疗保险　6 全公费　7 全自费　8 其他	□/□/□
药物过敏史	1 无　2 青霉素　3 磺胺　4 链霉素　5 其他	□/□/□
暴露史	1 无　2 化学品　3 毒物　4 射线	□/□/□

既往史	疾病	1 无　2 高血压　3 糖尿病　4 冠心病　5 慢性阻塞性肺疾病　6 恶性肿瘤＿＿＿＿　7 脑卒中 8 严重精神障碍　9 结核病　10 肝炎　11 其他法定传染病　12 职业病＿＿＿＿　13 其他＿＿＿＿ □ 确诊时间　年 月/　□ 确诊时间　年 月/　□ 确诊时间　年 月 □ 确诊时间　年 月/　□ 确诊时间　年 月/　□ 确诊时间　年 月	
	手术	1 无　2 有：名称①＿＿＿＿＿＿时间＿＿＿＿＿＿/ 名称　②＿＿＿＿＿＿时间	□
	外伤	1 无　2 有：名称①＿＿＿＿＿＿时间＿＿＿＿＿＿/ 名称　②＿＿＿＿＿＿时间	□
	输血	1 无　2 有：原因①＿＿＿＿＿＿时间＿＿＿＿＿＿/ 原因　②＿＿＿＿＿＿时间	□

家族史	父亲	□/□/□/□/□/□	母亲	□/□/□/□/□/□
	兄弟姐妹	□/□/□/□/□/□	子女	□/□/□/□/□/□
	1 无　2 高血压　3 糖尿病　4 冠心病　5 慢性阻塞性肺疾病　6 恶性肿瘤　7 脑卒中 8 严重精神障碍　9 结核病　10 肝炎　11 先天畸形　12 其他			

遗传病史	1 无　2 有：疾病名称＿＿＿＿＿＿＿＿＿	□
残疾情况	1 无残疾　2 视力残疾　3 听力残疾　4 言语残疾　5 肢体残疾 6 智力残疾　7 精神残疾　8 其他残疾	□/□/□/□/□/□

生活环境*	厨房排风设施	1 无　2 油烟机　3 换气扇　4 烟囱	□
	燃料类型	1 液化气　2 煤　3 天然气　4 沼气　5 柴火　6 其他	□
	饮水	1 自来水　2 经净化过滤的水　3 井水　4 河湖水　5 塘水　6 其他	□
	厕所	1 卫生厕所　2 一格或二格粪池式　3 马桶　4 露天粪坑　5 简易棚厕	□
	禽畜栏	1 无　2 单设　3 室内　4 室外	□

个人基本信息表填表说明：

1. 本表用于居民首次建立健康档案时填写。如果居民的个人信息有所变动，可在原条目处修改，并注明修改时间或重新填写。若失访，在空白处写明失访原因；若死亡，写明死亡日期和死亡原因。若迁出，记录迁往地点基本情况、档案交接记录。0～6 岁儿童无须填写该表。

2. 性别：按照国标分为男、女、未知的性别及未说明的性别。

3. 出生日期：根据居民身份证的出生日期，按照年(4 位)、月(2 位)、日(2 位)顺序填写，如 19490101。

4. 工作单位：应填写目前所在工作单位的全称。离退休者填写最后工作单位的全称；下岗待业或无工作经历者需具体注明。

5. 联系人姓名：填写与建档对象关系紧密的亲友姓名。

6. 民族：少数民族应填写全称，如彝族、回族等。

7. 血型：在前一个"□"内填写与 A、B、O 血型对应编号的数字；在后一个"□"内填写与 RH 血型对应编号的数字。

8. 文化程度：指截至建档时间，本人接受国内外教育所取得的最高学历或现有水平所相当的学历。

9. 药物过敏史：表中药物过敏主要列出青霉素、磺胺或者链霉素过敏，如有其他药物过敏，请在"其他"栏中写明名称。

10. 既往史：

(1) 疾病：填写现在和过去曾经患过的某种疾病，包括建档时还未治愈的慢性病或某些反复发作的疾病，并写明确诊时间，如有恶性肿瘤，请写明具体的部位或疾病名称，如有职业病，请填写具体名称。经医疗单位明确诊断的疾病都应以一级及以上医院的正式诊断为依据，有病史卡的以卡上的疾病名称为准，没有病史卡的应有证据证明是经过医院明确诊断的。可以多选。

(2) 手术：填写曾经接受过的手术治疗。如有，应填写具体手术名称和手术时间。

(3) 外伤：填写曾经发生的后果比较严重的外伤经历。如有，应填写具体外伤名称和发生时间。

(4) 输血：填写曾经接受过的输血情况。如有，应填写具体输血原因和发生时间。

11. 家族史：指直系亲属(父亲、母亲、兄弟姐妹、子女)中是否患过所列出的具有遗传性或遗传倾向的疾病或症状。有则选择具体疾病名称对应编号的数字，可以多选。没有列出的请在"其他"中写明。

12. 生活环境：农村地区在建立居民健康档案时需根据实际情况选择填写此项。

附录三

儿童神经精神发育进程表

年龄	粗、细动作	语言	适应周围人物的能力与行为
新生儿	无规律、不协调动作；紧握拳	能哭叫	铃声使全身活动减少
2 月	直立及俯卧位时能抬头	发出和谐的喉音	能微笑，有面部表情；眼随物转动
3 月	仰卧位变为侧卧位；用手摸东西	咿呀发音	头可随看到的物品或听到的声音转动180°；注意自己的手
4 月	扶着髋部时能坐；可在俯卧位时用两手支持抬起胸部；手能握持玩具	笑出声	抓面前物体；自己玩弄手；见食物喜悦；较有意识地哭和笑
5 月	扶腋下能站得直；两手各握一玩具	能喃喃地发出单词音节	伸手取物；能辨别人声；望镜中人笑；能认识熟人和陌生人；自拉衣服；自握足玩
6 月	能独坐一会；用手摇玩具		
7 月	会翻身；自己独坐很久；将玩具从一手换入另一手	能发"爸爸"、"妈妈"等复音，但无意识	能听懂自己的名字；自握饼干吃
8 月	会爬；会自己坐起来、躺下去；会扶着栏杆站起来；会拍手	重复大人所发简单音节	注意观察大人的行动；开始认识物体；两手会传递玩具
9 月	试独站；会从抽屉中取出玩具	能懂几个较复杂的词句，如"再见"等	看见熟人会手伸出来要人抱；或与人合作游戏
10～11 月	能独站片刻；扶椅或推车能走几步；拇、食指对指拿东西	开始用单词，一个单词表示很多意义	能模仿成人的动作；招手、"再见"；抱奶瓶自食
12 月	独走；弯腰拾东西；会将圆圈套在木棍上	能叫出物品的名字，如灯、碗；指出自己的手、眼	对人和食物有喜憎之分；穿衣能合作；用杯喝水
15 月	走得好；能蹲着玩；能叠一块方木	能说出几个词和自己的名字	能表示同意、不同意
18 月	能爬台阶；有目标地扔皮球	能认识和指出身体各部分	会表示大小便；懂命令；会自己进食
2 岁	能双脚跳；手的动作更准确；会用勺子吃饭	会说2～3个字构成的句子	能完成简单的动作，如拾起地上的物品；能表达喜、怒、怕、懂
3 岁	能跑；会骑三轮车；会洗手、洗脸；脱、穿简单衣服	能说短歌谣，数几个数	能认识画上的东西；认识男、女；自称"我"；有自尊心、同情心，会害羞
4 岁	能爬梯子；会穿鞋	能唱歌	能画人像；初步思考问题；记忆力强，好发问
5 岁	能单足跳；会系鞋带	开始识字	能分辨颜色；数10个数；知物品用途及性能
6～7 岁	参加简单劳动，如扫地、擦桌子、剪纸、泥塑、结绳等	能讲故事；开始写字	能数几十个数；可简单加减；喜独立自主

附录四

1～8 月龄儿童健康检查记录表

姓名：   编号□□□-□□□□□

月龄		满月	3 月龄	6 月龄	8 月龄
随访日期					
体重(kg)		_____ 上 中 下	_____ 上 中 下	_____ 上 中 下	_____ 上 中 下
身长(cm)		_____ 上 中 下	_____ 上 中 下	_____ 上 中 下	_____ 上 中 下
头围(cm)					
体格发育评价		1 正常　2 低体重 3 消瘦　4 发育迟缓 5 超重	1 正常　2 低体重 3 消瘦　4 发育迟缓 5 超重	1 正常　2 低体重 3 消瘦　4 发育迟缓 5 超重	1 正常　2 低体重 3 消瘦　4 发育迟缓 5 超重
体格检查	面色	1 红润　2 黄染 3 其他	1 红润　2 黄染 3 其他	1 红润　2 其他	1 红润　2 其他
	皮肤	1 未见异常　2 异常	1 未见异常　2 异常	1 未见异常　2 异常	1 未见异常　2 异常
	前囟	1 闭合　2 未闭 ____ cm × ____ cm	1 闭合　2 未闭 ____ cm × ____ cm	1 闭合　2 未闭 ____ cm × ____ cm	1 闭合　2 未闭 ____ cm × ____ cm
	颈部包块	1 有　2 无	1 有　2 无	1 有　2 无	—
	眼外观	1 未见异常　2 异常	1 未见异常　2 异常	1 未见异常　2 异常	1 未见异常　2 异常
	耳外观	1 未见异常　2 异常	1 未见异常　2 异常	1 未见异常　2 异常	1 未见异常　2 异常
	听力	—	—	1 通过　2 未通过	—
	口腔	1 未见异常　2 异常	1 未见异常　2 异常	出牙数(颗)____	出牙数(颗)____
	心肺	1 未见异常　2 异常	1 未见异常　2 异常	1 未见异常　2 异常	1 未见异常　2 异常
	腹部	1 未见异常　2 异常	1 未见异常　2 异常	1 未见异常　2 异常	1 未见异常　2 异常
	脐部	1 未脱　2 脱落 3 脐部有渗出 4 其他	1 未见异常　2 异常	—	—
	四肢	1 未见异常　2 异常	1 未见异常　2 异常	1 未见异常　2 异常	1 未见异常　2 异常
	可疑佝偻病症状	—	1 无　　2 夜惊 3 多汗　4 烦躁	1 无　　2 夜惊 3 多汗　4 烦躁	1 无　　2 夜惊 3 多汗　4 烦躁
	可疑佝偻病体征	1 无　2 颅骨软化 3 方颅　4 枕秃	1 无　2 颅骨软化 3 方颅　4 枕秃	1 肋串珠　　2 肋外翻 3 肋软骨沟　4 鸡胸 5 手镯征	1 肋串珠　　2 肋外翻 3 肋软骨沟　4 鸡胸 5 手镯征
	肛门/外生殖器	1 未见异常　2 异常	1 未见异常　2 异常	1 未见异常　2 异常	1 未见异常　2 异常
	血红蛋白值	—	—	_____ g/L	_____ g/L
户外活动		_____ h/d	_____ h/d	_____ h/d	_____ h/d

月龄	满月	3月龄	6月龄	8月龄
服用维生素D	_____ IU/d	_____ IU/d	_____ IU/d	_____ IU/d
发育评估	1 通过　　2 未通过	1 通过　　2 未通过	1 通过　　2 未通过	1 通过　　2 未通过
两次随访间患病情况	1 未患病　2 患病	1 未患病　2 患病	1 未患病　2 患病	1 未患病　2 患病
其他				
转诊建议	1 无　2 有 原因：_____ 机构及科室：_____	1 无　2 有 原因：_____ 机构及科室：_____	1 无　2 有 原因：_____ 机构及科室：_____	1 无　2 有 原因：_____ 机构及科室：_____
指导	1 科学喂养 2 生长发育 3 疾病预防 4 预防意外伤害 5 口腔保健 _____	1 科学喂养 2 生长发育 3 疾病预防 4 预防意外伤害 5 口腔保健 _____	1 科学喂养 2 生长发育 3 疾病预防 4 预防意外伤害 5 口腔保健 _____	1 科学喂养 2 生长发育 3 疾病预防 4 预防意外伤害 5 口腔保健 _____
下次随访日期				
随访医生签名				

1~8月龄儿童健康检查记录表填表说明：

1. 填表时，按照项目栏的文字表述，在对应的选项上划"√"。若有其他异常，请具体描述。"—"表示本次随访时该项目不用检查。

2. 体重、身长：指检查时实测的具体数值。并根据卫生部选用的儿童生长发育参照标准，判断儿童体格发育情况，在相应的"上""中""下"上划"√"。

3. 不同月龄的体格检查内容和要求不同，具体如下：

满月：皮肤、颈部包块、眼外观、耳外观、心肺、腹部、脐部、四肢、肛门/外生殖器的未见异常判定标准同新生儿家庭访视。满月及3月龄时，当无口腔炎症(口炎或鹅口疮)及其他口腔异常时，判断为"未见异常"，否则为"异常"。

3、6、8月龄：

(1) 皮肤：当无皮疹、湿疹、增大的体表淋巴结等，判断为"未见异常"，否则为"异常"。

(2) 眼睛：结膜无充血、溢泪、溢脓判断为"未见异常"，否则为"异常"。

(3) 耳外观：当外耳无湿疹、畸形，外耳道无异常分泌物时，判断为"未见异常"，否则为"异常"。

(4) 听力：6月龄时使用行为测听的方法进行听力筛查。检查时应避开婴儿的视线，分别从不同的方向给予不同强度的声音，观察孩子的反应，根据所给声音的大小，大致地估测听力正常与否。

(5) 口腔：3月龄时，当无口腔炎症(口炎或鹅口疮)及其他口腔异常时，判断为"未见异常"，否则为"异常"，6月龄和8月龄时按实际出牙数填写。

(6) 心肺：当未闻及心脏杂音，肺部呼吸音也无异常时，判断为"未见异常"，否则为"异常"。

(7) 腹部：肝脾触诊无异常，判断为"未见异常"，否则为"异常"。

(8) 脐部：无脐疝，判断为"未见异常"，否则为"异常"。

(9) 四肢：上下肢活动良好且对称，判断为"未见异常"，否则为"异常"。

(10) 可疑佝偻病症状：根据症状的有无在对应选项上划"√"。

(11) 可疑佝偻病体征：根据体征的有无在对应选项上划"√"。

(12) 肛门/外生殖器：男孩无阴囊水肿，无鞘膜积液，无隐睾；女孩无阴唇黏连，肛门完整无畸形，判断为"未见异常"，否则为"异常"。

(13) 血红蛋白值：仅要求在6月龄或8月龄时检查一次，将结果填在"____g/L"内。

4. 户外活动：询问家长儿童在户外活动的平均时间后填写。

5. 服用维生素D：填写具体的维生素D名称、每日剂量，按实际补充量填写，未补充，填写"0"。

6. 发育评估：按照"儿童生长发育监测图"的运动发育指标进行评估，每项发育指标至箭头右侧月龄通过的，为"通过"，否则为"不通过"。

7. 两次随访间患病情况：填写上次随访(访视)到本次随访儿童所患疾病情况，若有，填写具体疾病名称。

8. 指导：做了哪些指导，请在对应的选项上划"√"，可以多选，未列出的其他指导请具体填写。

9. 下次随访日期：根据孩子情况确定下次随访日期，并告知家长。

附录五

12～30 月龄儿童健康检查记录表

姓名：   编号□□□-□□□□□

月龄		12 月龄	18 月龄	24 月龄	30 月龄
随访日期					
体重(kg)		＿＿＿＿上 中 下	＿＿＿＿上 中 下	＿＿＿＿上 中 下	＿＿＿＿上 中 下
身长(cm)		＿＿＿＿上 中 下	＿＿＿＿上 中 下	＿＿＿＿上 中 下	＿＿＿＿上 中 下
体格发育评价		1 正常　2 低体重 3 消瘦　4 发育迟缓 5 超重	1 正常　2 低体重 3 消瘦　4 发育迟缓 5 超重	1 正常　2 低体重 3 消瘦　4 发育迟缓 5 超重	1 正常　2 低体重 3 消瘦　4 发育迟缓 5 超重
体格检查	面色	1 红润　2 其他	1 红润　2 其他	1 红润　2 其他	1 红润　2 其他
	皮肤	1 未见异常　2 异常	1 未见异常　2 异常	1 未见异常　2 异常	1 未见异常　2 异常
	前囟	1 闭合　2 未闭 ＿＿ cm × ＿＿ cm	1 闭合　2 未闭 ＿＿ cm × ＿＿ cm	1 闭合　2 未闭 ＿＿ cm × ＿＿ cm	—
	眼外观	1 未见异常　2 异常	1 未见异常　2 异常	1 未见异常　2 异常	1 未见异常　2 异常
	耳外观	1 未见异常　2 异常	1 未见异常　2 异常	1 未见异常　2 异常	1 未见异常　2 异常
	听力	1 通过　2 未通过	—	1 通过　2 未通过	
	出牙/龋齿数(颗)				
	心肺	1 未见异常　2 异常	1 未见异常　2 异常	1 未见异常　2 异常	1 未见异常　2 异常
	腹部	1 未见异常　2 异常	1 未见异常　2 异常	1 未见异常　2 异常	1 未见异常　2 异常
	四肢	1 未见异常　2 异常	1 未见异常　2 异常	1 未见异常　2 异常	1 未见异常　2 异常
	步态	—	1 未见异常　2 异常	1 未见异常　2 异常	1 未见异常　2 异常
	可疑佝偻病体征	1 "O"型腿 2 "X"型腿	1 "O"型腿 2 "X"型腿	1 "O"型腿 2 "X"型腿	—
	血红蛋白值	—	＿＿＿＿ g/L		＿＿＿＿ g/L
户外活动		＿＿＿＿ h/d	＿＿＿＿ h/d	＿＿＿＿ h/d	＿＿＿＿ h/d
服用维生素 D		＿＿＿＿ IU/d	＿＿＿＿ IU/d	＿＿＿＿ IU/d	
发育评估		1 通过　2 未通过	1 通过　2 未通过	1 通过　2 未通过	
两次随访间患病情况		1 未患病　2 患病	1 未患病　2 患病	1 未患病　2 患病	1 未患病　2 患病
其他					
转诊建议		1 无　2 有 原因：＿＿＿＿＿ 机构及科室：＿＿＿＿ ＿＿＿＿＿＿＿＿＿	1 无　2 有 原因：＿＿＿＿＿ 机构及科室：＿＿＿＿ ＿＿＿＿＿＿＿＿＿	1 无　2 有 原因：＿＿＿＿＿ 机构及科室：＿＿＿＿ ＿＿＿＿＿＿＿＿＿	1 无　2 有 原因：＿＿＿＿＿ 机构及科室：＿＿＿＿ ＿＿＿＿＿＿＿＿＿

（续表）

月龄	12 月龄	18 月龄	24 月龄	30 月龄
指导	1 科学喂养 2 生长发育 3 疾病预防 4 预防意外伤害 5 口腔保健 _____	1 科学喂养 2 生长发育 3 疾病预防 4 预防意外伤害 5 口腔保健 _____	1 合理膳食 2 生长发育 3 疾病预防 4 预防意外伤害 5 口腔保健 _____	1 合理膳食 2 生长发育 3 疾病预防 4 预防意外伤害 5 口腔保健 _____
下次随访日期				
随访医生签名				

12～30 月龄儿童健康检查记录表填表说明：

1. 填表时，按照项目栏的文字表述，根据查体结果在对应的序号上划"√"。"—"表示本次随访时该项目不用检查。

2. 体重、身长：指检查时实测的具体数值，并根据卫生部选用的儿童生长发育参照标准，判断儿童体格发育情况，在相应的"上""中""下"上划"√"。

3. 体格检查：

（1）皮肤：当无皮疹、湿疹、增大的体表淋巴结等，判断为"未见异常"，否则为"异常"。

（2）前囟：如果未闭，请填写具体的数值。

（3）眼外观：结膜无充血、无溢泪、无流脓判断为"未见异常"，否则为"异常"。

（4）耳外观：外耳无湿疹、畸形，外耳道无异常分泌物，判断为"未见异常"，否则为"异常"。

（5）听力：使用行为测听的方法进行听力筛查。检查时应避开小儿的视线，分别从不同的方向给予不同强度的声音，观察孩子的反应，根据所给声音的大小，大致地估测听力正常与否。

（6）出牙数/龋齿数（颗）：填入出牙颗数和龋齿颗数。出现褐色或黑褐色斑点或斑块，表面粗糙，甚至出现明显的牙体结构破坏为龋齿。

（7）心肺：当未闻及心脏杂音，肺部呼吸音也无异常时，判断为"未见异常"，否则为"异常"。

（8）腹部：肝脾触诊无异常，判断为"未见异常"，否则为"异常"。

（9）四肢：上下肢活动良好且对称，判断为"未见异常"，否则为"异常"。

（10）步态：无跛行，判断为"未见异常"，否则为"异常"。

（11）佝偻病体征：根据体征的有无在对应选项上划"√"。

4. 户外活动：询问家长儿童在户外活动的平均时间后填写。

5. 服用维生素D：填写具体的维生素D名称、每日剂量，按实际补充量填写，未补充，填写"0"。

6. 发育评估：按照"儿童生长发育监测图"的运动发育指标进行评估。每项发育指标至箭头右侧月龄通过的，为"通过"。否则为"未通过"。

7. 两次随访间患病情况：填写上次随访到本次随访间儿童所患疾病情况，若有，填写具体疾病名称。

8. 其他：将需要记录又不在标目限制范围之内的内容记录在此。

9. 转诊建议：转诊无，若有在相应数字上划"√"，并将转诊原因及接诊机构名称填入。

10. 指导：做了哪些指导，请在对应的选项上划"√"，可以多选，未列出的其他指导请具体填写。

11. 下次随访日期：根据儿童情况确定下次随访的日期，并告知家长。

附录六

3～6岁儿童健康检查记录表

姓名：　　　　　　　　　　　　　　　　　　　　　　　　　　编号□□□-□□□□□

年龄		3岁	4岁	5岁	6岁
随访日期					
体重(kg)		_____上 中 下	_____上 中 下	_____上 中 下	_____上 中 下
身长(cm)		_____上 中 下	_____上 中 下	_____上 中 下	_____上 中 下
体格发育评价		1 正常　2 低体重 3 消瘦　4 发育迟缓 5 超重	1 正常　2 低体重 3 消瘦　4 发育迟缓 5 超重	1 正常　2 低体重 3 消瘦　4 发育迟缓 5 超重	1 正常　2 低体重 3 消瘦　4 发育迟缓 5 超重
体格检查	视力	—			
	听力	1 通过　2 未过	—		—
	牙数(颗)/龋齿数	/	/	/	/
	心肺	1 未见异常　2 异常	1 未见异常　2 异常	1 未见异常　2 异常	1 未见异常　2 异常
	腹部	1 未见异常　2 异常	1 未见异常　2 异常	1 未见异常　2 异常	1 未见异常　2 异常
	血红蛋白值	_____g/L	_____g/L	_____g/L	_____g/L
	其他				
两次随访间患病情况		1 无 2 肺炎____次 3 腹泻____次 4 外伤____次 5 其他____	1 无 2 肺炎____次 3 腹泻____次 4 外伤____次 5 其他____	1 无 2 肺炎____次 3 腹泻____次 4 外伤____次 5 其他____	1 无 2 肺炎____次 3 腹泻____次 4 外伤____次 5 其他____
转诊建议		1 无　2 有 原因：_____ 机构及科室：_____ _____	1 无　2 有 原因：_____ 机构及科室：_____ _____	1 无　2 有 原因：_____ 机构及科室：_____ _____	1 无　2 有 原因：_____ 机构及科室：_____ _____
指导		1 合理膳食 2 生长发育 3 疾病预防 4 预防意外伤害 5 口腔保健	1 合理膳食 2 生长发育 3 疾病预防 4 预防意外伤害 5 口腔保健	1 合理膳食 2 生长发育 3 疾病预防 4 预防意外伤害 5 口腔保健	1 合理膳食 2 生长发育 3 疾病预防 4 预防意外伤害 5 口腔保健
下次随访日期					
随访医生签名					

3～6岁儿童健康检查记录表填表说明：

1. 填表时，按照项目栏的文字表述，在对应的选项前划"√"。若有其他异常，请具体描述。"—"表示本次随访时该项目不用检查。

2. 体重、身长：指检查时实测的具体数值。并根据卫生部选用的儿童生长发育参照标准，判断儿童体格发育情况，在相应的"上""中""下"上划"√"，并作出体格发育评价。

3. 体格检查：

（1）视力检查：填写具体数据，使用国际视力表或对数视力表均可。

（2）听力检查：3岁时使用行为测听的方法进行听力筛查，将结果在相应数字上划"√"。

（3）牙齿数与龋齿数：据实填写牙齿数和龋齿数。出现褐色或黑褐色斑点或斑块,表面粗糙,甚至出现明显的牙体结构破坏为龋齿。

（4）心肺：当未闻及心脏杂音,肺部呼吸音也无异常时,判断为"未见异常",否则为"异常"。

（5）腹部：肝脾触诊无异常,判断为"未见异常",否则为"异常"。

（6）血红蛋白值：填写实际测查数据。

（7）其他：将体格检查中需要记录又不在标目限制范围之内的内容时记录在此。

4. 两次随访间患病情况：在所患疾病后填写住院次数。

5. 其他：当有表格上未列入事宜,但须记录时,在"其他"栏目上填写。

6. 指导：做了哪些指导,请在对应的选项上划"√",可以多选,未列出的其他指导请具体填写。

7. 下次随访日期：根据儿童情况确定下次随访的日期,并告知家长。

附录七

0～2 岁男童身长/年龄、体重/年龄标准差数值表

年龄		身长（cm）							体重（kg）						
岁	月	−3SD	−2SD	−1SD	中位数	+1SD	+2SD	+3SD	−3SD	−2SD	−1SD	中位数	+1SD	+2SD	+3SD
0	0	44.2	46.1	48.0	49.9	51.8	53.7	55.6	2.1	2.5	2.9	3.3	3.9	4.4	5.0
	1	48.9	50.8	52.8	54.7	56.7	58.6	60.6	2.9	3.4	3.9	4.5	5.1	5.8	6.6
	2	52.4	54.4	56.4	58.4	60.4	62.4	64.4	3.8	4.3	4.9	5.6	6.3	7.1	8.0
	3	55.3	57.3	59.4	61.4	63.5	65.5	67.6	4.4	5.0	5.7	6.4	7.2	8.0	9.0
	4	57.6	59.7	61.8	63.9	66.0	68.0	70.1	4.9	5.6	6.2	7.0	7.8	8.7	9.7
	5	59.6	61.7	63.8	65.9	68.0	70.1	72.2	5.3	6.0	6.7	7.5	8.4	9.3	10.4
0	6	61.2	63.3	65.5	67.6	69.8	71.9	74.0	5.7	6.4	7.1	7.9	8.8	9.8	10.9
	7	62.7	64.8	67.0	69.2	71.3	73.5	75.7	5.9	6.7	7.4	8.3	9.2	10.3	11.4
	8	64.0	66.2	68.4	70.6	72.8	75.0	77.2	6.2	6.9	7.7	8.6	9.6	10.7	11.9
	9	65.2	67.5	69.7	72.0	74.2	76.5	78.7	6.4	7.1	8.0	8.9	9.9	11.0	12.3
	10	66.4	68.7	71.0	73.3	75.6	77.9	80.1	6.6	7.4	8.2	9.2	10.2	11.4	12.7
	11	67.6	69.9	72.2	74.5	76.9	79.2	81.5	6.8	7.6	8.4	9.4	10.5	11.7	13.0
1	0	68.6	71.0	73.4	75.7	78.1	80.5	82.9	6.9	7.7	8.6	9.6	10.8	12.0	13.3
	1	69.6	72.1	74.5	76.9	79.3	81.8	84.2	7.1	7.9	8.8	9.9	11.0	12.3	13.7
	2	70.6	73.1	75.6	78.0	80.5	83.0	85.5	7.2	8.1	9.0	10.1	11.3	12.6	14.0
	3	71.6	74.1	76.6	79.1	81.7	84.2	86.7	7.4	8.3	9.2	10.3	11.5	12.8	14.3
	4	72.5	75.0	77.6	80.2	82.8	85.4	88.0	7.5	8.4	9.4	10.5	11.7	13.1	14.6
	5	73.3	76.0	78.6	81.2	83.9	86.5	89.2	7.7	8.6	9.6	10.7	12.0	13.4	14.9
1	6	74.2	76.9	79.6	82.3	85.0	87.7	90.4	7.8	8.8	9.8	10.9	12.2	13.7	15.3
	7	75.0	77.7	80.5	83.2	86.0	88.8	91.5	8.0	8.9	10.0	11.1	12.5	13.9	15.6
	8	75.8	78.6	81.4	84.2	87.0	89.8	92.6	8.1	9.1	10.1	11.3	12.7	14.2	15.9
	9	76.5	79.4	82.3	85.1	88.0	90.9	93.8	8.2	9.2	10.3	11.5	12.9	14.5	16.2
	10	77.2	80.2	83.1	86.0	89.0	91.9	94.9	8.4	9.4	10.5	11.8	13.2	14.7	16.5
	11	78.0	81.0	83.9	86.9	89.9	92.9	95.9	8.5	9.5	10.7	12.0	13.4	15.0	16.8
2	0	78.7	81.7	84.8	87.8	90.9	93.9	97.0	8.6	9.7	10.8	12.2	13.6	15.3	17.1

注：1. 若 24 月龄的男童使用立式身高计测量身高，则数值请参见"2～5 岁男童身高、体重标准差单位数值表"的 24 月龄数据。
2. 内容来源于 2006 年 WHO 儿童生长标准。

附录八

0～2岁女童身长/年龄、体重/年龄标准差数值表

年龄		身长（cm）							体重（kg）						
岁	月	−3SD	−2SD	−1SD	中位数	+1SD	+2SD	+3SD	−3SD	−2SD	−1SD	中位数	+1SD	+2SD	+3SD
0	0	43.6	45.4	47.3	49.1	51.0	52.9	54.7	2.0	2.4	2.8	3.2	3.7	4.2	4.8
	1	47.8	49.8	51.7	53.7	55.6	57.6	59.5	2.7	3.2	3.6	4.2	4.8	5.5	6.2
	2	51.0	53.0	55.0	57.1	59.1	61.1	63.2	3.4	3.9	4.5	5.1	5.8	6.6	7.5
	3	53.5	55.6	57.7	59.8	61.9	64.0	66.1	4.0	4.5	5.2	5.8	6.6	7.5	8.5
	4	55.6	57.8	59.9	62.1	64.3	66.4	68.6	4.4	5.0	5.7	6.4	7.3	8.2	9.3
	5	57.4	59.6	61.8	64.0	66.2	68.5	70.7	4.8	5.4	6.1	6.9	7.8	8.8	10.0
0	6	58.9	61.2	63.5	65.7	68.0	70.3	72.5	5.1	5.7	6.5	7.3	8.2	9.3	10.6
	7	60.3	62.7	65.0	67.3	69.6	71.9	74.2	5.3	6.0	6.8	7.6	8.6	9.8	11.1
	8	61.7	64.0	66.4	68.7	71.1	73.5	75.8	5.6	6.3	7.0	7.9	9.0	10.2	11.6
	9	62.9	65.3	67.7	70.1	72.6	75.0	77.4	5.8	6.5	7.3	8.2	9.3	10.5	12.0
	10	64.1	66.5	69.0	71.5	73.9	76.4	78.9	5.9	6.7	7.5	8.5	9.6	10.9	12.4
	11	65.2	67.7	70.3	72.8	75.3	77.8	80.3	6.1	6.9	7.7	8.7	9.9	11.2	12.8
1	0	66.3	68.9	71.4	74.0	76.6	79.2	81.7	6.3	7.0	7.9	8.9	10.1	11.5	13.1
	1	67.3	70.0	72.6	75.2	77.8	80.5	83.1	6.4	7.2	8.1	9.2	10.4	11.8	13.5
	2	68.3	71.0	73.7	76.4	79.1	81.7	84.4	6.6	7.4	8.3	9.4	10.6	12.1	13.8
	3	69.3	72.0	74.8	77.5	80.2	83.0	85.7	6.7	7.6	8.5	9.6	10.9	12.4	14.1
	4	70.2	73.0	75.8	78.6	81.4	84.2	87.0	6.9	7.7	8.7	9.8	11.1	12.6	14.5
	5	71.1	74.0	76.8	79.7	82.5	85.4	88.2	7.0	7.9	8.9	10.0	11.4	12.9	14.8
1	6	72.0	74.9	77.8	80.7	83.6	86.5	89.4	7.2	8.1	9.1	10.2	11.6	13.2	15.1
	7	72.8	75.8	78.8	81.7	84.7	87.6	90.6	7.3	8.2	9.2	10.4	11.8	13.5	15.4
	8	73.7	76.7	79.7	82.7	85.7	88.7	91.7	7.5	8.4	9.4	10.6	12.1	13.7	15.7
	9	74.5	77.5	80.6	83.7	86.7	89.8	92.9	7.6	8.6	9.6	10.9	12.3	14.0	16.0
	10	75.2	78.4	81.5	84.6	87.7	90.8	94.0	7.8	8.7	9.8	11.1	12.5	14.3	16.4
	11	76.0	79.2	82.3	85.5	88.7	91.9	95.0	7.9	8.9	10.0	11.3	12.8	14.6	16.7
2	0	76.7	80.0	83.2	86.4	89.6	92.9	96.1	8.1	9.0	10.2	11.5	13.0	14.8	17.0

注：1. 若24月龄的女童使用立式身高计测量身高，则数值请参见"2～5岁女童身高、体重标准差单位数值表"的24月龄数据。

2. 内容来源于2006年WHO儿童生长标准。

主要参考文献

［1］黎海芪.实用儿童保健学［M］.北京：人民卫生出版社,2016.

［2］陈荣华,赵正言,刘湘云.儿童保健学［M］.5版.南京：江苏凤凰科学技术出版社,2017.

［3］金星明,静进.发育与行为儿科学［M］.北京：人民卫生出版社,2014.

［4］杨玉凤.儿童发育行为心理评定量表［M］.北京：人民卫生出版社,2016.

［5］刘心洁.婴幼儿疾病预防与护理［M］.北京：中国人民大学出版社,2021.

［6］许琼华.幼儿生活护理与保健实务［M］.北京：中国人民大学出版社,2020.

［7］滕巍,魏文君,彭美春.幼儿保健与护理［M］.北京：中国人民大学出版社,2020.

［8］王宁,李雪.幼儿健康评估与指导［M］.北京：中国人民大学出版社,2020.

［9］张婷婷,刘芳,刘欣.幼儿营养与膳食管理［M］.北京：中国人民大学出版社,2020.

［10］冷志伟,何桂娟,叶军峰.健康管理信息化实务［M］.北京：机械工业出版社,2019.

［11］王陇德.健康管理师：基础知识［M］.2版.北京：人民卫生出版社,2019.

［12］王陇德.健康管理师：国家职业资格三级［M］.2版.北京：人民卫生出版社,2019.

［13］人力资源和社会保障部中国就业培训技术指导中心.育婴员(修订版)［M］.北京：海洋出版社,2013.

［14］中国就业培训技术指导中心.保育员：基础知识［M］.北京：中国劳动社会保障出版社,2021.

［15］中国就业培训技术指导中心.保育员：初级［M］.北京：中国劳动社会保障出版社,2021.

［16］潘建明,谢玉琳,马仁海.幼儿照护职业技能教材：初级［M］.长沙：湖南科学技术出版社,2020.

［17］潘建明,成军,文萍.幼儿照护职业技能教材：基础知识［M］.长沙：湖南科学技术出版社,2020.

［18］童连.0～6岁儿童心理行为发展评估［M］.上海：复旦大学出版社,2017.

［19］韩德民.新生儿及婴幼儿听力筛查［M］.北京：人民卫生出版社,2003.

［20］刘国莲.社区家庭访视护理管理［M］.银川：宁夏人民出版社,2015.

［21］刘素群.新生儿家庭访视的内容和注意事项［J］.社区医学杂志,2009,7(12):21-23.

［22］李永凤.新生儿家庭访视中常见问题及护理指导体会［J］.黑龙江医药,2014,27(2):439-440.

［23］邵荷珍.新生儿家庭访视的内容要点［J］.黑龙江医药,2013,26(6):1173-1174.

［24］李辉,季成叶,宗心南,等.中国0～18岁儿童、青少年身高、体重的标准化生长曲线［J］.中华儿科杂志,2009,47(7):487-492.

［25］朱克婷.儿童发育监测和筛查在儿童保健中的应用［J］.临床医药文献电子杂志,2020,7(27):187,198.DOI:10.16281/j.cnki.jocml.2020.27.125.

［26］冯玉芝,王秀兰.重视儿童发育监测和筛查在儿童社区保健中的应用［J］.中国社区医师,2018,34(31):173,175.

［27］董梅玲.儿童早期视力筛查的意义及方法［J］.中国儿童保健杂志,2012,20(6):482-484.

［28］邵洁.儿童发育监测和筛查在儿童保健中的应用［J］.中国实用儿科杂志,2016,31(10):734-739.

［29］周惠莲,游春华.儿童保健门诊的家长健康教育需求的调查分析［J］.中国儿童保健杂志2000,8(6):418-419.

［30］陈重,毕桂芬.婴幼儿健康教育的思考［J］.中国妇幼保健,1993,8(4):29-30.

图书在版编目(CIP)数据

婴幼儿健康管理/付奎亮主编. —上海:复旦大学出版社,2023.7
ISBN 978-7-309-16799-3

Ⅰ.①婴…　Ⅱ.①付…　Ⅲ.①婴幼儿-保健　Ⅳ.①R174

中国国家版本馆 CIP 数据核字(2023)第 062737 号

婴幼儿健康管理
付奎亮　主编
责任编辑/夏梦雪

复旦大学出版社有限公司出版发行
上海市国权路 579 号　邮编:200433
网址:fupnet@ fudanpress.com　http://www.fudanpress.com
门市零售:86-21-65102580　　团体订购:86-21-65104505
出版部电话:86-21-65642845
上海丽佳制版印刷有限公司

开本 890×1240　1/16　印张 10.75　字数 318 千
2023 年 7 月第 1 版
2023 年 7 月第 1 版第 1 次印刷
印数 1—4 100

ISBN 978-7-309-16799-3/R·2039
定价:45.00 元